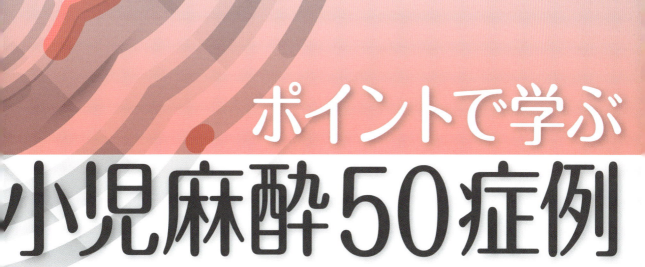

ポイントで学ぶ
小児麻酔50症例

監修 埼玉県立小児医療センター
蔵谷　紀文

編集 埼玉県立小児医療センター
小原　崇一郎
釜田　峰都

克誠堂出版

執筆者一覧

▶ 監修

蔵谷　紀文	埼玉県立小児医療センター麻酔科部長，東北大学医学部臨床教授	

▶ 編集

小原　崇一郎	埼玉県立小児医療センター麻酔科
釜田　峰都	埼玉県立小児医療センター麻酔科

▶ 執筆者

名和　由布子	北海道立子ども総合医療・療育センター麻酔科	今井　一徳	あいち小児保健総合医療センター集中治療科
住吉　理絵子	福岡市立こども病院麻酔科	池山　貴也	あいち小児保健総合医療センター集中治療科
宮本　義久	神奈川県立こども医療センター麻酔科	松本　麻里花	静岡県立こども病院小児集中治療科
野中　崇広	福岡市立こども病院麻酔科	川崎　達也	静岡県立こども病院小児集中治療科
水野　圭一郎	福岡市立こども病院手術・集中治療センター	蜷川　純	国立成育医療研究センター手術・集中治療部
市原　靖子	キッコーマン総合病院麻酔科	鈴木　康之	国立成育医療研究センター手術・集中治療部
北村　祐司	千葉大学医学部附属病院麻酔・疼痛・緩和医療科	馬場　千晶	国立成育医療研究センター手術・集中治療部
小原　崇一郎	埼玉県立小児医療センター麻酔科	宮澤　典子	東京都立小児総合医療センター麻酔科
大嶽　浩司	昭和大学医学部麻酔科学講座	位田　みつる	奈良県立医科大学麻酔・ペインクリニック科
川村　篤	大阪母子医療センター麻酔科	川口　昌彦	奈良県立医科大学麻酔・ペインクリニック科
橘　一也	大阪母子医療センター麻酔科	加古　裕美	あいち小児保健医療総合センター麻酔科
有本　祥子	大阪母子医療センター麻酔科	五十嵐　あゆ子	宮城県立こども病院麻酔科
金子　友美	埼玉県立小児医療センター麻酔科	川名　信	宮城県立こども病院副院長
遠山　悟史	国立成育医療研究センター手術・集中治療部	萩平　哲	関西医科大学麻酔科学講座
藤原　孝志	兵庫県立こども病院麻酔科	横田　有理	兵庫県立こども病院麻酔科
香川　哲郎	兵庫県立こども病院麻酔科	中川　聡	国立成育医療研究センター手術・集中治療部
出野　智史	慶應義塾大学医学部麻酔学教室	金谷　明浩	東北大学大学院医学系研究科麻酔科学・周術期医学分野
大坂　佳子	筑波大学医学医療系麻酔・蘇生学	山内　正憲	東北大学大学院医学系研究科麻酔科学・周術期医学分野
釜田　峰都	埼玉県立小児医療センター麻酔科	谷口　周平	宇治徳洲会病院麻酔科
金澤　伴幸	岡山大学大学院医歯薬学総合研究科麻酔・蘇生学	小田　裕	大阪市立総合医療センター麻酔科
戸田　雄一郎	川崎医科大学附属病院麻酔・集中治療科	末田　彩	兵庫県立こども病院麻酔科
寺田　享志	東邦大学医療センター大森病院麻酔科	糟谷　周吾	国立成育医療研究センター手術・集中治療部
谷　昌憲	埼玉県立小児医療センター集中治療科	山口　嘉一	横浜市立大学大学院医学研究科生体制御・麻酔科学
植田　育也	埼玉県立小児医療センター集中治療科	脇本　麻由子	大阪警察病院麻酔科

監修者序文

　ここ数年の間に日本の小児麻酔はヒトの面で大きな拡大をみせている。小児麻酔科医の学術団体である日本小児麻酔学会の会員数は，2014年に1,000人を突破して2017年現在では1,300人を超えている。これは2014年に故・堀本洋先生のご尽力で設けられた小児麻酔認定医制度によるところが大きい。また，日本麻酔科学会専門医制度にも小児症例の経験症例数が明示され，麻酔科専門医になるためには一定の小児麻酔経験が必須となっている。このため，長らく人材確保に悩んでいた各地の小児病院の麻酔科には研修希望者が殺到するようになり，人員枠の調整に頭を悩ませている施設も出現するようになった。

　小児麻酔は歴史的にみても麻酔科学のサブスペシャリティとして確立した分野といえる。小児麻酔に特徴的ないくつかの疾患や病態では，麻酔管理に際して特有の考察が求められる場合が少なくない。しかしながら，現在の日本の状況では小児麻酔に専従している麻酔科医の数は十分とはいえず，多くの症例が小児麻酔を必ずしも専門としない麻酔科医により取り扱われているのが現状である。本書では一般の麻酔科医を対象として小児麻酔の代表的な疾患や病態を取り上げ，それぞれ専門の先生方に解説をお願いすることとした。

　本書ではすべての項目において実際の症例呈示から始まっている。その後に，その疾患の病態生理の解説があり，それに基づいた術前評価の注意点に関する記述が続く形となっている。臨床現場での担当症例の評価から具体的な麻酔管理計画の策定に続く流れをイメージしている。周術期管理の解説では，単にマニュアル的な記述とならないように十分に注意して編集を行った。これには，マニュアルに従って症例をこなすのではなく，疾患・病態全体を理解したうえで自ら周術期管理を組み立てられるような麻酔科医を目指してもらいたいという意図がある。麻酔管理を自ら考える中で，最低限やるべきこと，やってほしくないことは"DOs & DON'Ts"の形でまとめられており，初心者でも最低限のスタンダードから外れない形で計画が立てられるように配慮した。また，麻酔管理において専門家の中でも意見が別れている項目に関してはPros & Consの形でまとめた。この項目に書かれていることは今後の重要な臨床研究テーマでもあり，小児麻酔を専門とする麻酔科医はこれらの項目に解答が用意できるように研究を進めていかなければならない部分でもある。各項目の最後には執筆者が考えた管理方法を呈示したが，これが唯一の正答というわけではない。

　本書の企画は編集者である小原，釜田の両先生が中心になって行った。両先生ともに北米の小児病院で研修を行い，臨床現場で教育を受けた経験を持っている。北米での臨床研修は相当の熱意がなければやり遂げることができないが，困難を乗り越えた彼らが得たものも大きかったはずである。本書を通じて彼らの熱意が若い研修医達に伝わり，彼らを目標とする若き小児麻酔科医が出現することを願っている。

平成29年10月

埼玉県立小児医療センター麻酔科部長，東北大学医学部臨床教授

蔵谷 紀文

編集者序文

"Why?" "What for?" ── 臨床留学中に上司や同僚に「なぜそう考えるのか?」「なぜそうするのか?」とよく問われました。苦心しながら回答している最中に相手が眉をひそめることもありました。その理由は，解剖学や生理学，薬理学などの基本的な医学知識に基づいて「概念化」した説明ができなかった自分自身の能力にあったのかもしれません。

臨床医学の世界に限らず，具体例ばかりを長々と話していると「だから何なの?」と相手に尋ねられることがあります。「以前に経験した症例では……」などと経験例を示しながら話しを進めるのが「具体」の一例です。しかし，経験例をいくら並べてもただ量的に広がるだけで，結果として「だから，何?」と言われてしまうことになります。「具体」的ないくつかの経験に共通なものを抽出し，一般化して考え，汎用的な概念として昇華させる「概念化（抽象化）」を通じてこそ物事の本質にまで考えを深めることができるとされています。

私たち医療者は，多くの臨床経験の疑問に対する答えを過去の研究やガイドライン，教科書，講演などに求めて一般化された事項（「概念」）を学びます。そうして学んだ「概念」を次の臨床現場に生かそうとします。さらに，臨床現場での疑問から研究を行い，新たな「概念」を創出しようとします。しかし，多忙な臨床現場で医療者が「Why?」と意識して自問し，「具体⇔概念」の思考過程を実践する時間は多くはないでしょう。

今回，「Why?」に上手くは回答できなかった自身の経験も踏まえて，「具体⇔概念」の思考過程に基づいた書籍を企画いたしました。各章ともに，『症例』と『症例の経過』という「具体例」で，「概念化」された事項を挟む体裁をとりました。そのため，『症例の経過』以外では，一施設や一個人のやり方ではなく，生理学や薬理学，解剖学などの基礎医学や過去の臨床研究，ガイドラインなどに根拠を求めて，各執筆者に解説していただきました。また，新たな「概念」を創出する臨床研究の課題となりうる議論のある点を『Pros & Cons』として，「概念」の「具体化」（臨床現場での実践）のために最低限必要な事項を『DOs & DON'Ts』としてまとめていただきました。

本書が，臨床現場で働く医療者の「Why?」に対する回答，臨床現場での対応，さらに，新たな「概念」の創出である臨床研究の一助になれば幸いです。企画にご賛同いただき，編集者からのさまざまな依頼にお答えいただきながらご執筆いただいた諸先生に深く感謝申し上げます。また，編集の苦楽をともにしてくださった釜田先生，ご監修いただいた蔵谷先生，克誠堂出版の手塚雅子様にも感謝申し上げます。

平成29年10月

埼玉県立小児医療センター麻酔科

小原 崇一郎

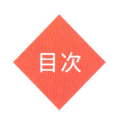

目次

本書の読み方 ... 1

1 術前不安に対する対応　名和　由布子 ... 2
2 術前の絶飲食　住吉　理絵子 ... 8
3 上気道炎を有する小児患者の麻酔　宮本　義久 ... 12
4 卵と大豆に対するアレルギーがある患者に対するプロポフォールの使用　野中　崇広／水野　圭一郎 ... 18
5 悪性高熱　市原　靖子 ... 22
6 閉塞性睡眠時無呼吸症候群　北村　祐司 ... 28
7 扁桃摘出後出血　小原　崇一郎 ... 34
8 口唇口蓋裂　大嶽　浩司 ... 40
9 若年型喉頭乳頭腫　川村　篤／橘　一也 ... 44
10 気道異物　有本　祥子／橘　一也 ... 48
11 喉頭痙攣　金子　友美／小原　崇一郎 ... 54
12 気管支痙攣　遠山　悟史 ... 58
13 困難気道　北村　祐司 ... 64
14 喉頭蓋炎　小原　崇一郎 ... 70
15 術後喘鳴　藤原　孝志／香川　哲郎 ... 76
16 肺分画症　出野　智史 ... 80
17 漏斗胸　大坂　佳子 ... 86
18 前縦隔腫瘍の診断目的のための生検　小原　崇一郎 ... 92
19 腹腔鏡手術中の換気困難　釜田　峰都 ... 98
20 心室中隔欠損症　金澤　伴幸／戸田　雄一郎 ... 102
21 フォンタン術後患者の急性虫垂炎　釜田　峰都 ... 108
22 肺高血圧症を有する患者の心臓カテーテル検査　寺田　享志 ... 114
23 末梢静脈路確保困難　釜田　峰都 ... 120
24 敗血症患者における急速輸液　谷　昌憲／植田　育也 ... 126
25 大量出血と大量輸血　今井　一徳／池山　貴也 ... 130

26	重症熱傷	松本　麻里花／川崎　達也	136
27	頭蓋骨縫合早期癒合症に対する頭蓋形成術	蜷川　純／鈴木　康之	142
28	肝移植	馬場　千晶	146
29	腎移植	宮澤　典子	150
30	小児頭部外傷の周術期管理	小原　崇一郎	156
31	もやもや病	位田　みつる／川口　昌彦	162
32	後頭蓋窩腫瘍摘出術における腹臥位管理	位田　みつる／川口　昌彦	166
33	側弯症手術	位田　みつる／川口　昌彦	170
34	重症筋無力症	金澤　伴幸	176
35	デュシェンヌ型筋ジストロフィー	加古　裕美	180
36	ミトコンドリア病疑いの筋生検	五十嵐　あゆ子／川名　信	186
37	術中覚醒	萩平　哲	190
38	壊死性腸炎	横田　有理／香川　哲郎	194
39	先天性食道閉鎖症	加古　裕美	200
40	先天性横隔膜ヘルニア	中川　聡	206
41	肥厚性幽門狭窄症	釜田　峰都	212
42	早産児の鼠径ヘルニア根治術	小原　崇一郎	216
43	覚醒時興奮	金谷　明浩／山内　正憲	222
44	術後の悪心・嘔吐	谷口　周平／小原　崇一郎	226
45	局所麻酔薬中毒	小田　裕	232
46	日帰り手術	末田　彩／香川　哲郎	236
47	MRI検査のための鎮静・全身麻酔	糟谷　周吾	240
48	肥満症	山口　嘉一	248
49	ダウン症候群	脇本　麻由子	254
50	ウィリアムス症候群	釜田　峰都	258
索引			262

本書の読み方

小児麻酔を学ぶうえでポイントとなる項目を厳選し50章にまとめました。

小児麻酔の奥深さや面白さ，また実際の臨床での問題点に対するアプローチ方法を読者に理解していただけるよう，エキスパートの先生方に解説していただきました。

箇条書きを主体とし，図表やフローチャートを適宜挿入することで読みやすい構成となるよう心がけています。新しい試みで書かれた本書の読み方について説明します。

▶ **症例**　すべての章で「症例」から始まり「症例の経過」で終わる構成となっています。頻度の高いものや，小児専門施設でもまれにしか遭遇しない症例もピックアップされていますが，周術期管理次第では患者の予後に大きく関わるような重要な症例が厳選されています。

▶ **疾患や病態の解説，周術期管理のポイント**　「症例」に応じた，疾患や病態生理，周術期管理のポイントが解説されています。周術期管理の解説では単なるマニュアル的な記述（薬物の投与方法や投薬量など）は記載しないよう配慮されています。これにはただ単なる麻酔のやり方（テクニカルスキル）ではなく，エビデンスに基づいたコアになる考え方（ノンテクニカルスキル）を学んでいただこうという意図があります。

ここで得られる知識は各施設や指導者独自のガラパゴス化したものではなく，自ら周術期管理を組み立てるために必要な知識となるはずです。

▶ **DOs & DON'Ts**　最低限覚えておくべきポイント"DOs（すべきこと）"＆"DON'Ts（すべきではないこと）"が挙げられています。

▶ **Pros & Cons**　小児麻酔はエビデンスに乏しい部分も多く，今なお多くの研究が行われています。病態や周術期管理の部分では解説しきれなかったポイントを主として，"意見がわかれている項目"や"現時点でのエビデンス"について解説されています。

▶ **症例の経過**　提示された「症例」に対し，解説された内容とそれぞれの著者による実際の管理方法を組み合わせて，その後の経過が書かれています。実際の管理方法を確認することで各項目に対する理解が深まることを期待しています。

▶ **参考文献**　さらに深く勉強したい場合に参照していただき，また今後各論文で引用されている文献をたどり，確認することは知識のアップデートに役立ちます。

埼玉県立小児医療センター麻酔科　釜田 峰都

1 術前不安に対する対応
Preoperative anxiety management

症例 3歳男児，体重14 kg。外鼠径ヘルニア根治術が予定された。
術前診察時，患児は診察を嫌がり，拒否する様子を認めた。母親からは，麻酔や手術に対する不安の訴えとともに，涙がこぼれる様子がみられた。

術前不安に対する対応の必要性

- 入院する小児は，短期間の療養であってもその環境は成長過程の生活の場としてニーズに応えられる必要があり（病院のこども憲章：EACH Charter 第1回 病院のこどもヨーロッパ協会，オランダ1988年），ストレス・コーピングは重要である。
- 外鼠径ヘルニア根治術は一般小児外科手術の中でもっとも症例数が多く，小児専門施設以外でも多くの麻酔科医が経験する疾患であるが，患児や保護者にとっては未知のことが多く，術前不安が存在するものとして対応する必要がある。

術前不安の問題点

❶ 術前

- 術前不安が解消されず，導入時に啼泣すると分泌物が増え，気道合併症のリスクが高くなる可能性がある。
- 年長児では手術室への入室拒否や処置に対する激しい抵抗により麻酔導入が困難になる。
- 不安や興奮に伴う体動による骨系統疾患の骨折，啼泣による先天性心疾患の循環動態の変動，もやもや病の脳虚血など疾患特異的な問題が生じる可能性がある。

❷ 術後

- 術前不安は覚醒時興奮や不適応な行動変容につながり，術後回復の質を低下させる[1]。
- 周術期だけではなく退院後の長期に及ぶ不眠や夜尿，怯えなどの行動変容から成長や発達にまで影響を及ぼす可能性がある[2]。
- 複数回の手術が予想される症例では麻酔に対する恐怖心がいったん発生すると，以降の診療，処置や手術の受容が困難になる可能性がある。
- 患者と家族，医療者双方の満足度が下がる。

術前不安の原因

- 手術や麻酔といった一番の不安原因は取り除くことができない。
- 術前には分離不安や未知の手術や麻酔に対する不安があり[3]，そうした不安を増減する要因は多岐にわたり，臨床では多くの要因が複合的に関与する。
  本人：年齢，性格，発達，家庭環境，病状，通院・手術の既往など
  保護者：性格，社会環境，宗教，経験など
  環境：施設の規模，小児専門施設や設備

日程：入院期間，絶飲食時間，手術開始時間

手術：手術時間，術後の痛みや行動制限，ギプス固定やドレーン挿入・留置，聴覚や視覚などの変化

医療従事者：主治医，麻酔科医，看護師，保育士，チャイルドライフスペシャリスト（child life specialist：CLS），音楽療法士，臨床心理士，理学療法士，社会福祉士など

- 出生6ヵ月頃から分離不安が生じるともいわれている。2-3歳頃から認知機能が構築され，言葉で表出しなくとも状況を理解している可能性がある。
- 年長児では手術，麻酔や痛みに対する恐怖を明確に表出するようになる。しかし，思春期になると表面上は感情の表出に乏しく，羞恥心のために不安や恐怖心を表出しなくなる可能性に留意する。
- 自閉症や注意欠陥多動障害などコミュニケーションに障害がある場合においても患者本人の納得なしに手術や麻酔に臨むことはすすめられない。
- 入院による環境の変化，絶飲食による脱水や空腹も不快や不安の要因となる。
- 保護者の不安も患児に影響を及ぼす。

術前不安に対する術前の管理

❶ プレパレーション

- プレパレーション（preparation）は周術期では「心理的準備」の意味で使用される。
- 本格的なプレパレーションは，CLSを含めたチームによる多くの時間や人的資源を必要とする。日本では手術室や病棟スタッフによる簡易的なプレパレーションが行われていることが多く，その効果は本格的なプレパレーションを用いた臨床研究の結果と異なる可能性があることには注意が必要である。
- さまざまな職種の医療従事者がそれぞれのアプローチでプレパレーションに関与することが可能であり，そこにおける麻酔科医の役割も重要である。
- 小児の術前不安に対する介入の必要性は以前より報告されており，術後の覚醒時興奮や鎮痛剤使用量の減少に寄与することが報告されている[4]。
- 小児では抗不安目的に麻酔前投薬を使用することも多いが，術前訪問や準備は前投薬の選択よりも重要である[4]。
- 日本看護協会は「小児看護領域で特に留意すべき子どもの権利と必要な看護行為」を1999年に提唱し[5]，プレパレーションが実施されている。
- 米国小児科学会は小児医療におけるCLSの必要性を宣言しており[6]，日帰り手術においてもCLSの関与が不安の軽減に効果的であるとされている[7]。
- 近年，携帯可能な機器（ビデオゲームやタブレットなど）を使用した気をそらすこと（distraction）の臨床研究も散見される[8,9]。前投薬やプレパレーションに比して時間や人的・物的資源を必要とせず，今後の有用性が期待されている。
- プレパレーションに効果的な方法として，本や漫画による解説，ワークショップ[10,11]，アプリケーションソフトウェア[12]も報告されている。
- プレパレーションにより全身麻酔30日後のネガティブな行動変容が減少することが報告されている[13]。

■ プレパレーションの実施にあたってのポイント
・患児の成長や発達に合わせたプレパレーションを行う。
・何が患児の不安要因になっているかを知り，共有する。
・幼児期以降では本人に嘘をつかず，手術や麻酔の必要性をありのまま伝える。
・説明は患児や保護者の理解力に合わせて平易な言葉で行う。
・本やパネル，動画などを用いてわかりやすいように工夫する。
・実際に使用するマスク，モニタリングのセンサーなどを見せて触れてもらう。
・麻酔前投薬を使用しない患児に対しては事前に手術室ツアーを行い，手術室を見学してもらう。
・本人に選択をしてもらうことは重要で，意志を尊重し選択権を与えるような質問の工夫をする。
・好みのキャラクターや音楽，いつも持っているお気に入りのものなどを把握して，distractionの一環として一緒に手術室入室するものを決めてもらっておく。
・好みのフレーバーをきいておき，マスク導入時に希望のフレーバーを使用する。
・事前に約束しておいたものを提供することで満足度があがる。
・周術期管理チームとして関連する部署間で情報を共有しておく[14]。

❷ 抗不安目的の麻酔前投薬（表1）

■ 前投薬で術前不安をコントロールすると術後回復の質がよい[15]。
■ 閉塞性睡眠時症候群や困難気道の可能性など，気道管理の危険性がある症例では前投薬を安易に処方しない。
■ 啼泣や体動が悪影響を及ぼすことが予想される病態（先天性心疾患，骨系統疾患，もやもや病，喉頭・気管軟化症，分泌物増加など）や精神疾患や発達障害などで協力が得られない可能性が高い場合は積極的な前投薬の使用を検討する。
■ 前投薬の種類および一般に推奨されている投与量
　ミダゾラム：0.5 mg/kg[16,17]　最大 10-15 mg[17]（経口・注腸）
　　　　　　　ミダゾラムは苦みがあるため，経口ではシロップに混ぜて投与することが多い。
　　　　　　　諸外国で前投薬としてもっとも一般的に用いられているのはミダゾラムの内服で

表1　前投薬の投与経路の利点と欠点

	利点	欠点
経静脈	・速効性がある ・確実性が高い ・タイトレーションが可能	・静脈路確保は侵襲的処置であり，時間を要する ・静脈路確保に伴いかえって不安を増強させる
経口	・痛みを伴わない ・摂取できれば，確実性は比較的高い	・ミダゾラムなど苦味のために摂取を拒否されうる
筋肉注射	・非協力的な患者に有用	・痛みを伴う
挿肛	・3歳未満の小児に有用	・薬物吸収が不安定 ・挿肛時に不快感が生じうる
経鼻	・薬物吸引の信頼性は高い	・鼻粘膜の痛みや不快感が生じうる ・患児の協力が不可欠

(Tripi PA. Preoperative anxiolysis and sedation. In：Essentails of Pediatric Anesthesiology. Kaye AD, et al. (Eds), Cambridge University Press, Cambridge, UK, 2017, 315-22 より改変引用)

ある。わが国では麻酔前投薬としては筋注のみの適応であるが，筋注は侵襲的であるため，一般的には，各施設の倫理委員会の承認を得るなどして小児には経口や注腸で用いられている。

ジアゼパム：0.2-0.7 mg/kg[16]　最大 10-15 mg[17]（経口・坐薬）
　　　　　　中時間作用時間型であり，鎮静効果の遷延に注意が必要である。
トリクロホス：20-80 mg/kg（最大 2 g，10%シロップの場合 20 mL）（経口）
抱水クロラール：30-50 mg/kg（注腸）
ブロチゾラム：0.25 mg/錠　1-2 錠（経口）

❸ 保護者の参加

- 保護者に対する術前の教育や行動変容も，小児の不安の軽減に関与する[18,19]。
- 保護者へのプレパレーションも重要である[20,21]。
- 保護者へのプレパレーションに対する積極性は個人差が大きいが，国籍や言語，文化によっても保護者同伴の導入に対する積極性は異なる[22,23]。

❹ 入院期間や空腹時間の短縮

- 日常環境変化を少なくすべく，可能であれば日帰り手術を考慮する[24]。
- 術前絶飲食が長くなると空腹や口渇感などの苦痛や不快感を与えることになる[25]。術前絶飲食時間を最小にするようにする。

術前不安に対する術中・術後の管理

- 処置を実施する前に必ず患児本人に声をかけて説明する。
- 術後診察の際に，術前不安の影響を確認する。

DOs & DON'Ts

- ◆ 術前不安には可能な限り対応する。
- ◆ 患児のみならず保護者の不安にも対応する。
- ◆ 患児には嘘をつかず，手術や麻酔の必要性や重要性を納得してもらうように努める。
- ◆ 術前不安は術後管理に影響を及ぼす。その観点から，医療従事者は，麻酔管理は手術室入室後ではなく，術前管理から開始していると認識する。
- ◆ 患児を個人として尊重し，多職種が連携しながらプレパレーションに積極的に関与し，術前不安の軽減に努める。
- ◆ 術前不安の軽減のために，さまざまな方策（プレパレーション，前投薬，保護者同伴入室，distraction など）を組み合わせることも検討する。
- ◆ 術後訪問では患児の精神状態も含めた術前不安の影響についても評価を行う。

Pros & Cons

▶ 麻酔導入時の保護者同伴

　一般的に母親の同伴は患児の不安を軽減させるが，保護者の不安が強い場合，患児がより強く不安を感じる可能性がある。そのため症例ごとの判断が求められる[26]。プレパレーションや前投薬の甲斐もなく入室時に啼泣や拒否を認めた場合は，患児本人と意思疎通を図れるのであれば本人と相談し時間をおく，前投薬の追加を行う，一緒に入室する希望のものを準備する，気分転換を図るなどの方策を試みるが，泣き叫んで体動が激しい場合は転落や外傷の恐れがあるため複数名で抑制したり，手術室入口にてケタミン筋注（2-3 mg/kg，希釈せずに使用，数分で効果発現）により鎮静を図らざるを得ない場合もある。

▶ 術前不安のスコア化

　術前不安の評価スケールとして，modified Yale preoperative anxiety scale（mYPAS）[27]が用いられることが多い。鎮痛や鎮静と同様に術前不安もスケールを用いてスコア化することにより，周術期チームで情報共有しやすい可能性がある。

　手術前日に入院しており，術前診察のため病室を訪問した。患児は目を合わせず母にしがみついていたが，持っていたおもちゃなどの話題から反応が良くなり好きなキャラクターやフレーバーを教えてくれた。母は麻酔の説明中に不安そうな表情で涙を浮かべていたが，説明用紙に沿って丁寧に説明し，質問に答えた。母児同伴入室は母の不安が強いため行わないことにして，前投薬を使用することにした。また手術室看護師も訪室し，当日の流れがわかるパネルで説明し，患児と麻酔導入で用いるマスクを顔に当てる練習をした。午前中に手術室に入室できるように調整し，入室2時間前まで清澄水を飲んでもらった。当日は児のお気に入りの動画をみながら，約束していたフレーバーをつけたマスクを顔にあてることができ，泣かずに麻酔導入が可能であった。麻酔および手術は問題なく終了し，術後診察時には患児と母親には笑顔がみられた。

参考文献

1) Kain ZN, et al. Anesth Analg 2004；99：1648-54.
2) Kain ZN, et al. Anesthesiology 2007；106：65-74.
3) Kain ZN, et al. Anesthesiology Clin N Am 2002；20：69-88.
4) Cote CJ, et al. Br J Anaesth 1999；83：16-28.
5) 日本看護協会看護業務基準集 2007年改訂版．日本看護協会出版会：東京，2007.
6) Wilson JM. Pediatrics 2006；118：1757-63.
7) Brewer S, et al. J Pediatr Nurs 2006；21：13-22.
8) Mifflin KA, et al. Anesth Analg 2012；115：1162-7.
9) Lee J, et al. Anesth Analg 2012；115：1168-73.
10) Kassai B, et al. Br J Anaesth 2016；117：95-102.
11) Hilly J, et al. Paediatr Anaesth 2015；25：990-8.
12) Liguori S, et al. JAMA Pediatr 2016；170：e160533.
13) Stargatt R, et al. Paediatr Anaesth 2006；16：846-59.
14) 日本麻酔科学会・周術期管理チーム委員会．周術期管理チームテキスト第3版．2016.
15) Kain ZN, et al. Anesthesiology 1999；90：758-65.
16) エビデンスで読み解く小児麻酔．克誠堂出版：東京，2016：10-3.

17）臨床小児麻酔ハンドブック改訂第3版．診断と治療社：東京，2013：9．
18）Berghmans J, et al. Paediatr Anaesth 2012；22：386-92．
19）Martin SR, et al. Anesthesiology 2011；115：18-27．
20）Frisch AM, et al. Pediatr Nurs 2010；36：41-7．
21）松森直美，ほか．日本小児看護学会誌 2011；20：1-9．
22）Fortier MA, et al. Paediatr Anaesth 2012；22：1094-9．
23）Bailey KM, et al. Anesth Analg 2015；121：1001-10．
24）Smith I, et al. Ambulatory (outpatient) anesthesia, Miller's Anesthesia, 8th ed. Edited by Miller RD. Elsevier：Philadelphia, 2015：2012-45．
25）エビデンスで読み解く小児麻酔．克誠堂出版：東京，2016：15-9．
26）Messeri A, et al. Paediatr Anaesth 2004；14：551-6．
27）Kain ZN, et al. Anesth Analg 1997；85：783-8．

（名和 由布子）

2 術前の絶飲食
Preoperative fasting

 10歳男児，体重65 kg，身長140 cm，BMI 33。腹痛の精査目的に上部消化管内視鏡が予定された。
術前6時間前まで軽食を摂取，術前2時間前まで清澄水を摂取。
入室時刻に入院病棟より，「患者がチューインガムを噛んでいる」と連絡があった。

術前の絶飲食

- 術前絶飲食の目的は，周術期の嘔吐および誤嚥の予防である。
- 従来行われてきた長時間の絶飲食が誤嚥の予防になるというエビデンスはなく，むしろ空腹感や口渇感を与え，脱水や低血糖（特に幼少児）および周術期の合併症を増加させる可能性がある。

術前絶飲食ガイドライン

- 各国のガイドラインの概要はおおむね一致している（表1）[1-7]。
- 清澄水とは具体的には水，お茶，コーヒー，果肉を含まない果物ジュースである。それらに加えて米国麻酔科学会は炭酸飲料および炭水化物含有飲料を，ヨーロッパ麻酔科学会は高濃度炭水化物含有飲料（hyper concentric carbohydrate drink：HCHO）およびミルクを加えた（総量の1/5まで）お茶・コーヒーも清澄水としている。

小児麻酔に関連した誤嚥リスク

❶ 誤嚥の発生率

- 1980-1990年代の報告によると，全身麻酔に伴う小児の誤嚥発生率は1-10/10,000件，誤嚥による死亡率は1/71,829件であった[8]。
- 2008年3月-2009年4月に英国で行われた調査では[9]，誤嚥は23/2,900,000（成人および小児）例に認め，そのうち8例（成人）が死亡していた。
- 2013年のWalker[10]および2016年のTanら[11]の報告では，誤嚥の発生はそれぞれ24/118,371例（0.02％），22/102,425例（0.02％）であり，いずれも死亡症例はなかった。

❷ 誤嚥の発生要因

- 誤嚥は，①胃内容量の増加，②嘔吐あるいは胃食道逆流，③気管への流入，の3段階を経て生じる。それぞれに患者因子と麻酔・手術因子がある（表2）。
- 誤嚥のリスク因子として高齢，肥満，緊急手術，上部消化管疾患，麻酔科研修医（trainee anesthetist）が挙げられる[9]。また誤嚥を来した症例の多くでは，誤嚥のリスク評価が不十分で，判断・対応も不適切であった，という麻酔管理上の問題も指摘されている。

術前絶飲食と術後痛[12]

- 術前2時間前までの清澄水の摂取は，①術後痛の有意な減少，②より早期からの術後経口摂取再

表 1　各国の術前絶飲食ガイドライン

	清澄水	母乳	人工乳牛乳	軽食[†]	肉・油脂を含む	注釈
日本 2012	2時間	4時間	6時間			・適応：全身麻酔，区域麻酔，鎮静・鎮痛を要する待機的手術患者 ・除外：消化管疾患，気道確保困難が予想される患者，緊急手術，リスクの高い妊婦 ・固形物に関してはエビデンスが不十分として明確な指針を示さない
米国 (ASA) 2017	2時間	4時間	6時間	6時間	8時間	・適応：健康な待機的手術患者，陣痛のない妊婦 ・除外（あるいは症例ごとに対応）：胃排泄時間延長患者（妊婦，肥満，糖尿病，食道裂孔ヘルニア，胃食道逆流症，消化器疾患，緊急手術，経管栄養など），気道確保困難が予想される患者 ・軽食：トーストあるいはシリアルと清澄水
カナダ 2017	2時間	4時間	6時間	6時間	8時間	・2時間前までの清澄水摂取を強く推奨
欧州 (ESA) 2011	2時間	4時間	6時間	6時間		・適応：肥満・糖尿病患者，胃食道逆流症のある患者，陣痛のない妊婦 ・2時間前までの清澄水摂取を強く推奨 ・ミルク入り（総量の1/5まで）のお茶・コーヒーも清澄水とみなす ・ガム・飴・喫煙を理由に手術室搬入延期やキャンセルはすべきでない
北欧 2005	2時間	4時間	4時間[#] 6時間[##]	6時間		・1時間前までの水150 mL可（成人） ・2時間前までの高濃度炭水化物含有飲料（HCHO）を推奨 ・ガム・喫煙は2時間前まで
英国[††] 2011	2時間	4時間	6時間	6時間		・除外：消化器疾患，緊急手術 ・ガムは清澄水と同様2時間前まで
豪州 2016	2時間	3時間[*] 6時間[**]	4時間[*] 6時間[**]	6時間		・除外：消化器疾患，陣痛のある妊婦，緊急手術 ・ガムは異物となるので要注意

ASA：American Society of Anesthesiologists（米国麻酔科学会），ESA：European Society of Anesthesiology（ヨーロッパ麻酔科学会），HCHO：hyper concentric carbohydrate drink（高濃度炭水化物含有飲料）
[†]：脂肪を含まないもの　[††]：Association of Anaesthetists of Great Britain and Ireland：AAGBI
[#]：6週未満の小児，[##]：6週以上の小児，[*]：6ヵ月未満の小児，[**]：6ヵ月以上の小児

開，③空腹感や口渇感の減少，と関連があるが，④術後悪心・嘔吐の発生率は上昇させない。

術前絶飲食の現状と今後の展望

- 2010年に50施設を対象に行われた日本でのアンケート調査ではASAの術前絶飲食ガイドラインが推奨する時間を採用している施設は少なく，小児16.7%，乳児39.0%であった[13]。
- 術後回復強化プロトコール〔enhanced recovery after surgery (ERAS) protocol〕では，麻酔前の絶飲食時間の短縮および炭水化物負荷が推奨されている。
- 術後回復強化プロトコールの利点として，下記の点が挙げられている。
    - 患者のストレス軽減：口渇感や空腹感のみならず，術前の不安感も軽減する。

表2 誤嚥のリスクファクター

	胃内容量増加	逆流増加	喉咽頭機能障害
患者因子	・不十分な絶飲食，食べ過ぎ ・胃排出時間延長 　特発性：主にウイルスに起因 　非特発性疾患：糖尿病，慢性腎不全，門脈圧亢進症，筋ジストロフィー，摂食障害　その他 　外傷	・胃食道逆流症 ・食道狭窄 ・食道癌 ・食道アカラシア ・食道裂孔ヘルニア ・妊娠 ・病的肥満	・神経筋疾患 ・筋ジストロフィー ・頭部外傷 ・反回神経麻痺
麻酔・手術因子	・薬物：オピオイド，水酸化アルミニウム，オンダンセトロン，アトロピン，ジフェンヒドラミン，三環系抗うつ薬，カルシウム拮抗薬，リチウム，アルコール ・声門上器具：位置異常による胃の膨張 ・緊急手術	・全身麻酔：LES・UES 弛緩 ・不十分な麻酔深度：咳嗽，怒責 ・筋弛緩薬作用残存：LES・UES 弛緩 ・手術体位：砕石位，頭低位 ・腹腔鏡手術	・全身麻酔：気道防御反射抑制 ・食道挿管 ・頻回の気道操作 ・筋弛緩薬作用残存

LES：lower esophageal sphincter（下部食道括約筋），UES：upper esophageal sphincter（上部食道括約筋）

- 輸液管理に比べ経口管理による術前管理は看護師の業務量を軽減する。
- 輸液によるインシデントの減少。
- HCHO 摂取による術後のインスリン抵抗性の改善[14]。

DOs & DON'Ts

◆ 長時間の術前絶飲食は不要であり，術前の絶飲食時間は清澄水2時間，母乳4時間，人工乳・牛乳および油脂を含まない軽食は6時間とする。

◆ 2時間前までの清澄水摂取は積極的に推奨する。「飲んでかまいません」ではなく「飲ませてください」。

◆ 気道確保困難が予測される病的肥満を除き，基本的にガイドラインに従う。

◆ ガムを飲み込んでいた場合は，固形物摂取として対応する。

Pros & Cons

▶ 肥満患者における絶飲食の考え方

・肥満はGERDや誤嚥リスクと認識されているが，それを支持する高いレベルのエビデンスはない。胃内容排出時間は非肥満患者と同様であり[15]，多くのガイドラインで肥満患者は除外されていない。気道確保困難が予測される肥満患者の誤嚥リスクは高い[9-11]。

▶ 直前までのガムの摂取

・ガムに関してはいまだ一定した見解は示されておらず，ASAガイドラインでは言及されていない。英国のガイドラインなどでは，ガムは清澄水と同様に扱われている（表1）。

- ガムが胃内容量およびpHに与える影響についてのメタ解析[16]によると，胃液量は有意に増加したが誤嚥リスクになる量ではなく，胃内容のpHに有意な変化は認められなかった．

▶ **小児に対する術後回復強化プロトコール（ERAS protocol）**

- 小児ERASプロトコールに関するシステマティック・レビュー[17]では，①有害事象は認められていない，②入院期間の短縮および麻薬投与量の減少との関連性が認められるかもしれない，とまとめられている．
- 高いレベルのエビデンスが確立しているHCHOは，欧州で使用されているマルトデキストリン12.5％飲料（浸透圧が低く胃排出が速い）のみである．日本で術前に使用されることもある糖質濃度18％のHCHOは，アミノ酸を含有しており浸透圧が高いため胃排出が遅延することがある[18]ため，麻酔前3時間までの摂取に留めたほうがよいかもしれない．

　　ガムを飲み込まず吐き出したことを確認した．高度の肥満から誤嚥リスクがあると判断して，ガムの摂取を清澄水と同様と考え，手術室入室時間を2時間遅らせた．

　入室後，末梢静脈路を確保し，酸素投与後にプロポフォール（3 mg/kg），ロクロニウム（0.6 mg/kg），フェンタニル（2 μg/kg）で迅速導入を行い，気管挿管した．麻酔維持はセボフルランで行い，内視鏡検査終了時に胃内の空気を十分に吸引してもらった．

　検査終了後数分で自発呼吸を認めたが，TOF（train-of-four）比60％であったためスガマデクス2 mg/kgを投与した．開眼したところで抜管した．酸素投与なくSpO$_2$ 95％以上が維持できることを確認して一般病棟に帰室させた．2時間後に飲水を再開した．

参考文献

1) http://www.anesth.or.jp/guide/pdf/guideline_zetsuinshoku.pdf（2017年9月閲覧）
2) Anesthesiology 2017；126：376-93．
3) Dobson G, et al. Can J Anesth 2017；64：65-91．
4) Smith I, et al. Eur J Anaesthesiol 2011 Aug；28：556-69．
5) Søreide E, et al. Acta Anaesthesiol Scand 2005；49：1041-7．
6) http://www.aagbi.org/sites/default/files/preop2010.pdf．
7) https://www.anzca.edu.au/getattachment/resources/professional-documents/ps07_guidelines_pre-anaesthesia_consultation_patient_preparation.pdf
8) Kelly CJ, et al. Pediatr Anesth 2015；25：36-43．
9) Cook TM, et al. Br J Anaesth 2011；106：617-31．
10) Walker RWM. Pediatr Anesth 2013；23：702-11．
11) Tan Z, et al. Pediatr Anesth 2016；26：547-52．
12) Klemetti S, et al. J Clin Nurs 2010；19：341-50．
13) 冨田麻衣子，ほか．麻酔 2012；61：643-8．
14) Smith MD, et al. Cochrane Database Syst Rev 2014；8：CD009161．
15) Scott D, et al. Aneth Analg 2009；109：727-36．
16) Ouanes JP, et al. J Clin Anesth 2015；27：146-52．
17) Shinnick JK, et al. J Surg Res. 2016；202：165-76．
18) Nakamura M, et al. Aneth Analg 2014；118：1268-73．

（住吉 理絵子）

3 上気道炎を有する小児患者の麻酔
Anesthesia for the child with a recent upper respiratory infection

症例
2歳女児，体重12 kg。鼓膜切開・チューブ留置術が予定された。
既往歴：繰り返す中耳炎のほか，特記事項なし。過去半年の間に上気道炎のため鼓膜切開・チューブ留置術が2回中止になっている。
現病歴：手術予定日の1週間前まで上気道炎および中耳炎に罹患していた。手術当日発熱はないが，膿性鼻汁と湿性咳嗽を認めた。

上気道炎とは

- 上気道炎は小児期にもっとも多く見られる感染症で，小児は1年間に3〜8回罹患し，特に乳幼児は1年間に6〜8回罹患する[1]。
- ウイルス感染により気道上皮細胞が障害され，さまざまな機序により気道過敏性が亢進する。挿管や分泌物などの物理的刺激や吸入麻酔薬などの化学的刺激に対する反応性が増し，気管支痙攣，喉頭痙攣，咳嗽が起こりやすくなる。気道過敏性は発症後6〜8週間持続する[2,3]。
- 上気道炎に伴い，酸素飽和度低下[4,5]，喉頭痙攣[6,7]，気管支痙攣[5,8]，咳嗽，息こらえ[9]など，周術期呼吸関連有害事象（perioperative respiratory adverse events：PRAE）の危険性が高くなる[10]。有害事象の多くは適切に対処すれば重大な合併症にはつながらない[9]。

術前評価

- 症状の出現時期，発熱の有無，咳・鼻汁の性状，鼻閉の有無など上気道炎症状についての詳細な情報を保護者から得る。
- 食欲の有無，活気の程度，喘息や慢性肺疾患など反応性気道疾患の有無，出生歴，受動喫煙の有無について確認する。
- 診察では，下気道感染を疑わせる呼吸副雑音の有無に注意する。

❶ PRAEに関連する因子[10,11]

- 患者関連因子：低年齢（6歳未満，特に1歳未満），黄色鼻汁・鼻閉・湿性咳嗽などの症状，RSウイルス感染・喘息・慢性肺疾患・肺高血圧症などの呼吸器合併症，早産の既往，全身状態の悪化（ぐったりしている，38.5度以上の発熱，細菌感染の合併），"かぜをひいている"という親の申告，アトピー性皮膚炎の合併，アレルギー性疾患の家族歴（喘息，アトピー性皮膚炎，鼻炎），受動喫煙。
- 麻酔関連因子：気道確保方法（気管挿管＞ラリンジアルマスクエアウェイ（laryngeal mask airway：LMA）＞マスクの順にリスクが高い），麻酔薬（デスフルラン＞セボフルラン＞プロポフォールの順にリスクが高い），担当麻酔科医の小児麻酔経験の不足，小児麻酔科医の不在。
- 手術関連因子：気道に関連する手術（耳鼻咽喉科手術），上腹部手術，心臓手術（開心術）。
  PRAEのリスクを評価するツールとして，COLDSスコアが提唱されている[12]（**表1**）。統計学的に検証されたものではなく，確立されたカットオフポイントもないが，リスクを推定する目安やリスク因子のリマインダーとして有用である。

表1 COLDS スコア

	1点	2点	5点
C (Current signs/symptoms)	なし	軽度 かぜをひいているという保護者の申告または，鼻閉，鼻炎，咽頭痛，くしゃみ，微熱，乾性咳嗽などの症状	中等度/重度 膿性鼻汁，湿性咳嗽，呼吸副雑音，活気のなさ，ぐったりとした様子（'toxic' appearance），高熱など
O (Onset)	4週間以上前	2-4週間前	2週間以内
L (Lung disease)	なし	軽度 RSウィルス感染の既往，間欠型の喘息，慢性肺疾患の既往（1歳以上），いびき，受動喫煙など	中等度/重度 中等症持続型の喘息，慢性肺疾患の既往（1歳未満），閉塞性睡眠時無呼吸，肺高血圧症など
D (Airway device)	なし，またはフェイスマスク	声門上器具	気管チューブ
S (Surgery)	その他（鼓膜ドレーン留置術など）	気道に関連する小手術 扁桃摘出±アデノイド切除，鼻涙管ブジー，軟性気管支鏡，抜歯など	気道に関連する大手術 口蓋形成術，硬性気管支鏡，顎顔面手術など

(Lee BJ, et al. Paediatr Anaesth 2014；24：349-50 より改変引用)

表2 全身麻酔可否を判断する際に考慮すべき要因

実施を考慮する因子	延期を考慮する因子
乾性咳嗽 透明鼻汁 平熱 活気があり，機嫌がいい 明らかな心疾患，呼吸器疾患がない 小手術 非侵襲的な気道管理	1歳未満 緑色または黄色の鼻汁 湿性咳嗽 喘鳴や水泡音などの呼吸副雑音 38度を超える発熱 易刺激性 経口摂取困難 活気がなく，普段と様子が異なる 大手術または気道に関連する手術 小児麻酔経験が乏しい麻酔科医

(von Ungern-Sternberg BS. Respiratory illnesses and their influence on anaesthesia. In：Sims C, et al, eds. Your guide to paediatric anaesthesia.：McGraw-Hill Education Australia；2011. pp.165-78 より改変引用)

❷ 全身麻酔可否の判断（表2）

- 児の安全を最優先し，症状，年齢，基礎疾患，手術の内容などから全身麻酔の可否を判断する。
- 上記に加え，手術の緊急度，予定される気道管理方法，社会的事情（保護者の仕事の都合，遠方からの来院，手術延期の既往など），保護者の不安，担当麻酔科医の小児麻酔経験，施設の体制（入院，集中治療が必要になった際に対応可能か）などから，個々の症例に応じて総合的に判断する（図1）。

麻酔管理

❶ 前投薬

- ミダゾラムを前投薬として投与した場合，PRAEが増加する可能性がある[10]。

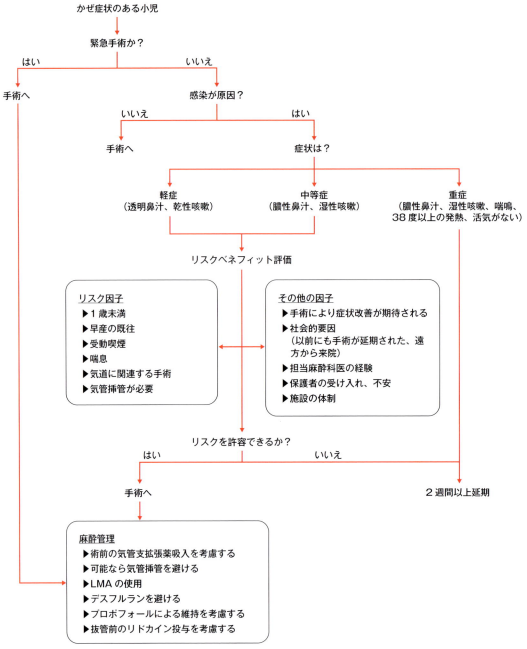

図 1　全身麻酔可否を判断するアルゴリズム
(Tait AR, et al. Anesth Analg 2005；100：59-65
Becke K. Curr Opin Anaesthesiol 2012；25：333-9 より改変引用)

❷ 導入方法

■ 吸入導入と比較して，プロポフォールによる静脈導入のほうが PRAE が減少する可能性がある[10]。

❸ 気道確保

- PRAE のリスクは，気管挿管＞LMA＞マスクの順で高い[13]。
- 手術内容が許せば気管挿管を避け，LMA またはマスクを選択する。
- LMA を使用する場合は，挿入時や手術中の分泌物の垂れ込みを予防するため，十分な麻酔深度のもと挿入前に口腔内，鼻腔内の吸引を行う[14]。
- カフ付き気管チューブとカフなし気管チューブでは気管支痙攣の発生割合に有意差はないが，喉頭痙攣，吸気性喘鳴の発生はカフ付き気管チューブのほうが少ない[10]。
- いずれの気道確保器具を選択しても，挿入時は十分な麻酔深度で挿入する。

❹ 麻酔維持

- デスフルランは刺激性が強く気道抵抗を高め[15]，PRAE を増加させる可能性がある[10]。
- セボフルラン群とプロポフォール群で喉頭の刺激により誘発される気道反射を調べた研究では，咳嗽反射や呼気反射の発生はセボフルラン群で少なかったものの，喉頭痙攣の発生はプロポフォール群で少なかった[16]。コホート研究では，喉頭痙攣の発生はプロポフォールによる麻酔維持で少なかった[10]。したがって，吸入麻酔薬と比較してプロポフォールによる麻酔維持の方が喉頭痙攣の発生が少ない可能性がある。

❺ 気道確保器具の抜去

- 深麻酔下または覚醒下に抜去するかは，担当麻酔科医が慣れている方法を選択する。
- 深麻酔下に抜去する場合は，分泌物の垂れこみを予防するため，抜去前に口腔内，鼻腔内の分泌物を吸引する。また，口腔内吸引や気管チューブを動かすなどの刺激で呼吸パターンが乱れないことを確認する[17]。
- 気管内吸引が必要な場合は，麻酔深度が深いうちに行う。

術後管理

❶ 深麻酔下抜管後の体位

- 深麻酔下に気道確保器具を抜去した場合，気道の開通性や分泌物などの喉頭への垂れこみ予防を目的として側臥位を考慮する。

❷ 抜管後の刺激を避ける

- 深麻酔下に気道確保器具を抜去した場合，覚醒するまでに喉頭痙攣を起こす危険性があるため，自然に覚醒するのを待ち，不要な刺激は行わない。

❸ 回復室への移送

- 深麻酔下に気道確保器具を抜去し，手術台から搬送用ベッドに移動させる際は，麻酔が深い状態で行い，気道の開通性を確認した後遅滞なく搬送用ベッドへ移動させる。
- 移送中は胸郭運動の視診などで呼吸をモニターする。
- 開眼や合目的な体動などといった覚醒の兆候を確認せずに病棟へ帰室させない。

DOs & DON'Ts

- 周術期呼吸関連有害事象への対処方法を習得しておく。
- 中途半端な麻酔深度での抜管は行わない[17]。
- フルストマック症例，導入時に換気や挿管が困難であった症例，口腔内の出血や分泌物が多い症例，担当麻酔科医が不慣れな場合は深麻酔下抜管は行わない。
- 咳嗽や体動による創部への影響を抑えたい場合，覚醒下抜管は行わない。

Pros & Cons

▶ 上気道炎罹患後の全身麻酔延期期間

上気道炎に伴う気道過敏性が6-8週間持続することから古くは6週間延期することが薦められていた。乳幼児は年に6-8回上気道炎に罹患する[1]ことから，上気道炎のたびに6週間延期すると手術可能な時期がほとんどなくなってしまい現実的ではない。PRAEのリスクが高いのは上気道炎後4週間までとする報告[9]や2週間までとする報告[10]があり，何週間延期すれば安全であるかについて明確な結論は得られていない。

▶ 術前の気管支拡張薬吸入

上気道炎後の気道過敏性に対して気管支拡張薬吸入が有用である可能性がある。術前2週間以内に上気道炎症状があった小児で，術前のサルブタモール吸入によりPRAEが減少したとする研究[18]がある一方，6週間以内の上気道炎患者で術前のイプラトロピウムやアルブテロール（サルブタモール）吸入によりPRAEの発生は変わらなかったとする研究[19]もある。

▶ 抗コリン薬の使用

アセチルコリン放出の増加が気道過敏性の一因であることから，抗コリン薬は理論上有効である。しかし，グリコピロレートを用いた研究では，PRAEは減少しなかった[20]。

▶ 気道分泌物が多い症例での気道確保

気道への低刺激性の観点からはLMAがすすめられるが，気管内吸引ができないこと，分泌物の垂れ込みによる喉頭痙攣の危険性[14]の観点からは気管挿管が好ましい。

▶ 抜管前のリドカイン投与

抜管前5分以内のリドカイン1-2 mg/kg静脈投与により喉頭痙攣の発生リスクが1/3になる[21]が，気道過敏性の高い小児での効果は不明である。

▶ 覚醒下抜管 vs. 深麻酔下抜管

気管チューブ，LMAの抜去時の麻酔深度とPRAEの発生に関連はなかったとする研究[9]がある一方，覚醒下のLMA抜去と深麻酔下の気管チューブ抜管がPRAEの増加に関連があったとする研究[10]もある。気道過敏性を考慮すれば，気道への刺激を避けるという意味で深麻酔下抜管が適していると考えられるが，気道分泌物の排出や気道の開通性を重視するなら覚醒下抜

管が適しているとも考えられ，最適なタイミングは不明である。

 過去2回延期になっており，今回こそは手術を受けさせたいという保護者の強い希望と声門上器具で管理可能な短時間の小手術であったことから，全身麻酔を行うこととした。

　酸素，亜酸化窒素，セボフルランによる吸入導入後，末梢静脈路を確保し，アトロピン0.01 mg/kg，フェンタニル1 μg/kgを投与した。鼻腔・口腔内吸引後，LMAを挿入した。麻酔維持はセボフルランで行い，フェンタニル0.5-1 μg/kgを適宜投与した。

　手術終了後，セボフルラン投与（2.5％）を継続し，自発呼吸下に呼吸回数，1回換気量が十分であることを確認し，鼻腔・口腔内吸引後に深麻酔下でLMAを抜去した。抜去後自発呼吸は十分で，気道開通性に問題はなかったが，回復室への移送のため搬送用ベッドに移し，側臥位にしたところ咳嗽があり，その後呼吸を止め，胸郭，腹壁の硬直を認めた。10秒程度で自発呼吸は再開したが，十分な胸郭運動を認めず，酸素飽和度が低下し始めたため下顎挙上，マスクによる補助換気を行った。補助換気なしで気道開通性が保たれ，胸郭運動が十分になった時点で，側臥位のまま酸素投与しつつ回復室へ移送した。回復室で覚醒を待ち，酸素投与が必要ないことを確認した後，病棟へ帰室させた。

参考文献

1) Monto AS, et al. JAMA 1974；227：164-9.
2) Empey DW, et al. Am Rev Respir Dis 1976；113：131-9.
3) Little JW, et al. Am Rev Respir Dis 1978；118：295-303.
4) Levy L, et al. Anaesthesia 1992；47：678-82.
5) Rolf N, et al. J Clin Anesth 1992；4：200-3.
6) Olsson GL, et al. Acta Anaesthesiol Scand 1984；28：567-75.
7) Schreiner MS, et al. Anesthesiology 1996；85：475-80.
8) Olsson GL, et al. Acta Anaesthesiol Scand 1987；31：244-52.
9) Tait AR, et al. Anesthesiology 2001；95：299-306.
10) von Ungern-Sternberg BS, et al. Lancet 2010；376：773-83.
11) Becke K. Curr Opin Anaesthesiol 2012；25：333-9.
12) Lee BJ, et al. Paediatr Anaesth 2014；24：349-50.
13) Parnis SJ, et al. Paediatr Anaesth 2001；11：29-40.
14) Smith BL. Anesth Analg 1999；88：693.
15) von Ungern-Sternberg BS, et al. Anesthesiology 2008；108：216-24.
16) Oberer C, et al. Anesthesiology 2005；103：1142-8.
17) Polaner DM. 全身麻酔の管理. 小児の麻酔. 蔵谷紀文監訳. メディカルサイエンス・インターナショナル, 2011, p.117-35.
18) von Ungern-Sternberg BS, et al. Paediatr Anaesth 2009；19：1064-9.
19) Elwood T, et al. Can J Anaesth 2003；50：277-84.
20) Tait AR, et al. Anesth Analg 2007；104：265-70.
21) Mihara T, et al. Anaesthesia 2014；69：1388-96.

（宮本 義久）

4 卵と大豆に対するアレルギーがある患者に対するプロポフォールの使用
Egg and soy allergies and propofol use

症例　5歳女児，体重17 kg。腹痛の精査目的で，上部消化管内視鏡検査が予定された。
既往歴：
　気管支喘息；フォローアップ中。入院歴なく，コントロールは良好。最終発作は6ヵ月前。
　アレルギー；卵・大豆アレルギー。いずれもアナフィラキシーの既往はなし。
術中のプロポフォール使用について，研修医から質問があった。

卵や大豆のアレルギーを有する患者に対するプロポフォール投与

- 卵や大豆，ピーナッツ（大豆と交叉アレルギーを起こす）アレルギーを有する患者へのプロポフォール投与の是非は，いまだ議論されるところだが，明確なエビデンスはない。
- プロポフォールは卵黄由来のレシチンと大豆油，グリセロールによる乳化剤を含む。
- 卵アレルギーのアレルゲンは，卵白由来蛋白のオボアルブミンやオボムコイド，コンアルブミンで，卵黄からレシチンを精製する過程で除去される。大豆アレルギーのアレルゲンは大豆の蛋白質に含まれるが，大豆油を精製する過程で除去される。このため卵および大豆アレルギーとプロポフォールに対するアレルギー反応の関連は否定的とする報告がある[1]。
- IgE依存性卵アレルギー既往を有する小児にプロポフォールを投与した後方視的研究[2]では，28人，43回のプロポフォール投与を含む麻酔でアレルギー反応を示したのは，卵アナフィラキシーの既往に加えて多種の食物に対するIgE依存性アレルギー（全身の蕁麻疹と紅斑）を有する1人のみであった。
- 卵や大豆のアレルギーを有する64人の小児の上部消化管内視鏡検査に対するプロポフォールを用いた全身麻酔の観察研究では，アレルギー反応は認められなかった[3]。
- 成人を対象とした2つの研究でも，いずれも対象患者数が60人[4]，99人[5]と多くはないが，いずれも卵や大豆のアレルギーを有する患者の全身麻酔や鎮静でのプロポフォールの使用によるアレルギー反応は認められなかった。
- このように，食物アレルギーを有する患者に対するプロポフォール投与によるアレルギー反応の危険性は最小限であるとする複数の報告があるが，いずれの研究も対象症例数が少ない後方視的研究であり，極微量のアレルゲンの存在によりアナフィラキシーを発症する可能性を完全に否定できるとはいえ，安全性が証明されるわけではない。
- 卵や大豆のアレルギーを有する患者における，卵や大豆に対するアナフィラキシーの既往[6]やアトピー性皮膚炎の合併[7]は，プロポフォール投与によるアレルギー反応の危険因子と考えられている。こうした患者に対しては，可能な限りプロポフォール投与を回避したほうがよい。
- プロポフォール投与後にアナフィラキシーを発症した場合でも，他の原因によるアナフィラキシーの可能性があるため，発症4-6週後にプリックテストや皮内反応試験，特異的IgE抗体測定を実施して原因物質を特定することが望ましい。

アナフィラキシーの病態生理

- 免疫学的アナフィラキシーには，Ⅰ型アレルギーであるIgEや肥満細胞を介したIgE依存性アナフィラキシーと，IgGやマクロファージを介するIgE非依存性アナフィラキシーがある。非免疫学的アナフィラキシーとは，従来アナフィラキシー様反応と呼ばれていた，免疫学的機序を介さない非特異的な反応である。
- 特異抗原が肥満細胞や好塩基球と反応して，多くの化学伝達物質（ヒスタミン，ロイコトリエン等）が放出され，気管支や肺，心臓，末梢血管に作用してアナフィラキシーの症状が出現する。
- アナフィラキシーを発症した場合，補助診断として，血中トリプターゼ（発症1-2時間後と24時間後），血中ヒスタミン（発症1時間以内）の上昇を採血で確認する。ヒスタミンは血中濃度上昇が1時間程度しか持続しないため，実臨床ではトリプターゼが有用である。

周術期アナフィラキシー

❶ 疫学

- 発生頻度は，麻酔3,500～20,000件につき1症例と報告によりばらつきがある[8]。
- 90%は麻酔導入時に認める。成人では女性にやや多いが，小児では性差を認めない。
- 原因薬物・物質としては，筋弛緩薬が最多（麻酔6,500件あたり1症例）[9]で，ラテックス，抗生物質，麻酔薬，膠質液，オピオイドが続く[11]。その他，非ステロイド性抗炎症薬，骨セメント，クロルヘキシジン，ヘパリン，プロタミン，局所麻酔薬，造影剤，輸血製剤が報告されている。プロポフォールによるアナフィラキシーは麻酔60,000件につき1例で，周術期アナフィラキシーの2％を占める[10]。
- 輸血製剤を原因とするアナフィラキシーの割合は不明だが，日本赤十字社の2013年の統計報告では，血小板製剤で8,400投与件数あたり1症例，血漿製剤19,000件あたり1症例，赤血球製剤111,000件あたり1症例の頻度でアナフィラキシーショックが発生している[11]。
- 小児では，原因として筋弛緩薬よりもラテックスのほうが高いとする報告がある[12]。ラテックスアレルギーの危険因子として，日常生活を含むラテックス曝露でのアレルギー兆候，複数回手術・処置の既往がある。二分脊椎や脊髄髄膜瘤を有する症例は感作機会が多くラテックスアレルギーの危険性が高い。アボカド，キウイ，バナナ，栗などに対するアレルギー症状も，ラテックスアレルギーの危険因子である（ラテックス・フルーツ症候群）[13]。

❷ 症状[14]

- 皮膚症状：皮膚紅潮，蕁麻疹，血管浮腫など。小児では96％に認められ，初発症状として重要である。
- 呼吸器症状：分泌物増加，喉頭浮腫，気管支痙攣など。成人と比べて小児での頻度が高い。全身麻酔管理中は，聴診所見のほかに気道抵抗増大（従量式換気：最高気道内圧上昇・アラーム，従圧式換気：1回換気量低下）やカプノグラムの呼気延長（Ⅲ相の右肩上がり）を確認する。
- 循環器症状：低血圧，頻脈，徐脈，ショック，心肺停止など。成人と比べて小児での頻度が高い。
- 二相性アナフィラキシー：1-78時間後，多くは8時間以内に症状が再燃する。発症後24時間は観察が必要である。

表 1　麻酔中のアナフィラキシーへの対応

・応援を呼び，100％酸素で換気を行う
・原因薬物の投与中止，原因物質の除去を行う
・確保されていなければ静脈路を確保する
・細胞外液による急速輸液（10-30 mL/kg）を行う
・アドレナリン静注（1-10 μg/kg）を循環動態の安定が得られるまで 3〜5 分ごとに繰り返す
　必要によりアドレナリンの持続静注（0.02-0.2 μg/kg/min）を開始する
・その他
　β刺激薬吸入：（サルブタモール）気管支攣縮に対して
　ステロイド投与：メチルプレドニゾロン（2 mg/kg 静注，最大 100 mg）
　抗ヒスタミン薬投与：ジフェンヒドラミン（1 mg/kg 静注，最大 50 mg）
　　　　　　　　　　　ファモチジン（0.25 mg/kg 静注）またはラニチジン（1 mg/kg 静注）
※ショックが遷延する場合は，体外補助循環の導入を考慮する

（Gonzarez-Uribe V, et al. J Allergy Ther 2016 ; 7 : 4 より引用）

❸ 対処法[15]（表 1）

■ アドレナリンを可及的速やかに投与する。アドレナリンは循環動態の改善やメディエーターの遊離を抑制する。小児のアナフィラキシーでは 6-19％の症例で 2 回目の投与が必要だが，それ以上の投与は不要であることが多い[16]。

■ アドレナリンの静注と比較して，筋注（10 μg/kg，最大 0.5 mg）のほうが，過量投与による有害反応が少ない[17]。

■ アドレナリンの筋注部位は，筋肉量が多く血流豊富な部位が好ましく，大腿外側の外側広筋が第一選択とされる。上腕二頭筋への筋注は，皮下注と同等の血中濃度しか得られないため推奨されない[18]。臀筋は皮下脂肪が厚く針先が筋肉に到達しない可能性がある。

DOs & DON'Ts

◆ アナフィラキシーの既往がない食物アレルギー患者におけるプロポフォール投与とアナフィラキシー発症の関連は不明確である。プロポフォール投与のメリットがデメリットより上回ると考えられる症例では，患者・家族への十分な事前説明と了解ならびにアナフィラキシー発症時の対応準備を行ったうえで使用する。

◆ アナフィラキシーは，プロポフォールに限らず麻酔中に使用するほぼすべての薬物で起こしうる。術中気道症状，低血圧の鑑別診断として常に考慮する。

◆ アナフィラキシー発症時は，アドレナリンを可及的速やかに投与する。

◆ 発症早期はトリプターゼの血中濃度測定がアナフィラキシー診断に有用であるが，結果を待って治療を遅らせてはならない。

Pros & Cons

▶ **術前のプリックテストや皮内試験**

術前スクリーニングとしては有効性が示されていない。World Allergy Organization は，前回の麻酔で原因不明のアナフィラキシー反応を起こした，また，麻酔中に使用するものと同系統の薬物でアレルギーを持つ，といった特定のリスクを有する症例でのみの実施を推奨している。偽陰性の可能性や，試験でアナフィラキシーを起こす可能性がある。

▶ **アナフィラキシー発症時の初期輸液量**

日本アレルギー学会によるアナフィラキシーガイドライン[19]では，初期輸液として細胞外液 10 mL/kg を 5-10 分で投与することが推奨されているが，周術期アナフィラキシーでは，さらに多量の輸液負荷が必要になる場合がある。

▶ **アナフィラキシーショックに対するグルカゴン投与**

ACE 阻害薬や β 受容体拮抗薬を使用中の患者に対して，治療抵抗性のショックにグルカゴン投与（20-30 μg/kg，最大 1 mg，単回静注後に 5-15 μg/min 持続静注）が推奨されている[20]が，有効性を裏付ける大規模な臨床研究はない。

症例の経過　症例は卵や大豆によるアナフィラキシーの既往がなかったことから，プロポフォールの投与によるアナフィラキシーの危険性は高くないと考えた。しかし，予定された検査の麻酔は他剤で対応可能であり，あえてプロポフォールを選択する利点はないと判断し，プロポフォールは使用しなかった。セボフルランによる導入，気管挿管下の麻酔維持，抜管の経過に問題を認めなかった。筋弛緩薬を含めた他薬物による周術期アナフィラキシーを疑う兆候は認めなかった。

参考文献

1) Bradley AE, et al. Anaesthesia 2008；63：439.
2) Murphy A, et al. Anesth Analg 2011；113：140-4.
3) Mehta P, et al. J Pediatr Gastroenterol Nutr 2017；64：546-9.
4) Molina-Infante J, et al. Allergy 2014；69：388-94.
5) Asserhøj LL, et al. Br J Anaesth 2016；116：77-82.
6) Audicana Berasategui MT, et al. J Investig Allergol Clin Immunol 2011；21：496-506.
7) Laxenaire MC, et al. Anesthesiology 1992；77：275-80.
8) Hepner DL, et al. Anesth Analg 2003；97：1381-95.
9) Mali S. Anesth Essays Res 2012；6：124-33.
10) Chidambaran V, et al. CNS Drugs 2015；29：543-63.
11) 日本赤十字社 http://www.jrc.or.jp
12) Mertes PM, et al. J Allergy Clin Immunol 2011；128：366-73.
13) Mertes PM, et al. J Investig Allergol Clin Immunol 2011；21：442-53.
14) 光畑裕正編．アナフィラキシーショック．克誠堂出版：東京，2016.
15) Gonzarez-Uribe V, et al. J Allergy Ther 2016；7：4.
16) Sicherer SH, et al. Pediatrics 2017；139.
17) Campbell RL, et al. J Allergy Clin Immunol Pract 2015；3：76-80.
18) Simons FE, et al. J Allergy Clin Immunol 2001；108：871-3.
19) 一般社団法人日本アレルギー学会．アナフィラキシーガイドライン 2014.
20) Cheng A, et al. Paediatr Child Health 2011；16：35-40.

（野中 崇広，水野 圭一郎）

5 悪性高熱
Malignant hyperthermia

症例 6歳男児，体重20 kg。特記すべき既往歴や家族歴はなし。腹腔鏡下虫垂切除術が予定された。

プロポフォール，サクシニルコリンによる迅速導入・気管挿管後，セボフルラン，酸素，空気の吸入，レミフェンタニル持続静注により，麻酔維持。

手術開始10分後に，頻脈，人工呼吸設定の変更でも改善しない呼気二酸化炭素濃度の上昇（35 mmHgから70 mmHg），その直後より体温が37℃から40℃へ急激な上昇を認めた。

悪性高熱症の病態生理と臨床症状（図1）[1,2]

- 主に全身麻酔中に突然高熱を発する，常染色体優性遺伝の筋肉疾患。
- 発症には遺伝素因，抑制因子の欠如，および誘発因子が関与する。
- 頻度は全身麻酔10万件に1.08-1.37件とまれであるが，発症した場合は重篤な経過をたどる[3]。
- 遺伝性の潜在的な疾患でかつ日常生活ではほとんど症状がないため，素因者を術前に診断することは困難である。
- 病因として骨格筋のカルシウムチャネルを構成しているリアノジン受容体（RYR1）の機能異常であると考えられている。
- 発症は，素因者への誘発薬〔すべての揮発性吸入麻酔薬（ハロタン，エンフルラン，イソフルラ

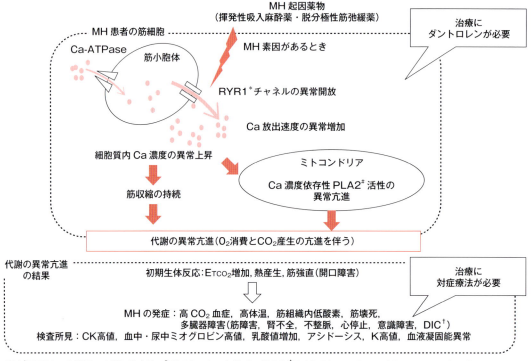

（注）*RYR1：1型リアノジン受容体，#PLA2：ホスホリパーゼA2，†DJC: Disseminated Intravascular Coagulation

図1　悪性高熱症（MH）の発症機構と治療薬の作用

- ン，セボフルラン，デスフルランなど），脱分極性筋弛緩薬（サクシニルコリン）〕の投与による[4]。
- トリガーとなる誘発薬への曝露があっても必ずしも発症するわけではない。
- 初期〜続発症状は麻酔開始 1-2 時間後から見られる事が多い。
- 初期症状として咬筋硬直，終末呼気二酸化炭素濃度（end-tidal carbon dioxide：E_{TCO_2}）の上昇，頻脈などが挙げられる。それに引き続いて体温上昇，酸素飽和度（SpO_2）低下，不整脈が出現する。
- さらに悪性高熱症が進行すると横紋筋融解症が生じ，カリウム，クレアチンキナーゼ（CK），ミオグロビンの血中濃度が上昇する。
- ミオグロビンによる急性腎不全，播種性血管内凝固症候群（disseminated intravascular coagulation：DIC），肺水腫，脳浮腫，肝不全等が発生し，多臓器不全状態に陥る。
- ダントロレンの投与の遅れに伴って最高体温が高い症例ほど死亡率が高かったとする報告もある[3]。
- 悪性高熱症は一度発症すると症状が急激に悪化し，治療開始が遅れると死に至る[3]。

術前評価

- 悪性高熱症は潜在的な薬物誘発性の筋疾患であるため，原則的には術前に診断することは困難である。
  ① 麻酔歴：全身麻酔の既往の有無について必ず確認する[5]。
  ② 家族歴：悪性高熱症は常染色体優性遺伝である。家族の麻酔歴を聴取し，術中・術後に問題がなかったか聴取する[6]。
  ③ 運動誘発性横紋筋融解症，労作性熱中症の既往および家族歴—悪性高熱症との関連が示唆されている[6]。
  ④ 高 CK 血症：高 CK 血症と悪性高熱症の関係は明らかではない。
  ⑤ 筋疾患：悪性高熱症と同じリアノジン受容体遺伝子の変異であるセントラルコア病，マルチコア病は悪性高熱症発症の危険性がある[7]。また他にも非常にまれな疾患ではあるが King-Denborough 症候群，Evans Myopathy，先天性関節強直症，Schwartz-Jampel 症候群も悪性高熱症との関連が報告されている。
  ⑥ 外表奇形：斜視，眼瞼下垂，側彎などが悪性高熱症と関連があるといわれていたが，エビデンスはなく，筋疾患の一症状である可能性が高い[5]。

診断のための臨床検査

- 悪性高熱症の素因を確定する検査には筋生検，遺伝子検査があるがその検査が陰性であっても必ずしも完全には否定できない。また，悪性高熱症の確定診断に筋生検，遺伝子検索は必須ではない。
- 骨格筋を用いた検査[7]
  1）筋束を用いた筋収縮テスト
  　悪性高熱症患者の骨格筋は，カフェインおよび揮発性麻酔薬であるハロセンの感受性が亢進していることを根拠に，筋束を用いたカフェイン・ハロセン収縮テストの欧州（*in vitro* contracture test：IVCT），北米（caffeine-halothane contracture test：CHCT）の二標準法が採

用されている。

2）スキンドファイバー法

スキンドファイバーは細胞膜を化学的あるいは機械的になくした骨格筋細胞（筋線維）であり、筋線維1-2本を用いて行う。検査に必要な筋肉量は紙マッチ棒1/3程度の量ですむ。

① カフェイン・ハロセン感受性テスト：筋束を用いた筋収縮テストをスキンドファイバーで行う検査。

② CICR速度のテスト[8]：細胞内Ca濃度を変化させ、それによりRYR1を介して放出されるCaの速度を半定量的に測定する方法。1983年にEndoらが悪性高熱症患者でCICR機能の異常亢進を報告して以来、本邦での診断に用いられている。

■ 遺伝子診断[9]：日本人の点変異の認められた患者の数は、CICR速度異常亢進者の約60%であり、共通する点変異の人数も少なく、悪性高熱症の発症原因がRYR1以外も考えられ、遺伝子診断までには至っていない。

日本麻酔科学会における悪性高熱症管理ガイドライン〈2016年8月19日制定〉[1]

■ 日本麻酔科学会では悪性高熱症の指針を設けていなかったことから学会として新たにガイドラインを作成した。

■ 会員が悪性高熱症に対する理解を深め、実践できるよう、患者救命を最優先にする必要な処置が記載されたもの。

■ ただし、ガイドラインでは原則を記載したのみで現場の状況によって適宜修正する必要がある。

■ 悪性高熱症は、麻酔科医といえどもまれにしか遭遇しない疾患であるにもかかわらず、迅速な対処が求められる。よってガイドラインでは悪性高熱症の確定診断を待たず、疑わしい場合にはダントロレンの投与を優先させ、治療アルゴリズムは単純・明瞭となっている。

術中管理（図2）[1,10]

■ 悪性高熱症に対する対処法

悪性高熱症の治療の第一歩は本症を疑うことから始まる。

① 揮発性吸入麻酔薬・脱分極性筋弛緩薬の投与により発症することからただちに本薬の投与を中止し、静脈麻酔・非脱分極性筋弛緩薬への変更を行う。

② 人手を集め、手術の早期終了を要請する。

③ 高流量純酸素（10 L/分以上）で過換気（分時換気量を2倍以上）して呼吸回路内の吸入麻酔薬を洗い流す（麻酔器の交換は人手と時間がかかるので必須ではない）。

④ ダントロレン投与の準備を開始する。（次項参照）

⑤ 可能なら管理のための動脈ライン確保

⑥ 体温冷却—冷却した輸液、全身冷却

⑦ 対症療法—不整脈治療、電解質補正、アシドーシス補正

ダントロレンの投与

■ 日本国内での添付文書および論文等で小児のダントロレンの投与量についての記載はなく、ダントリウムの米国添付文書[11]では成人と同じ容量でよいとの記載がある（少なくとも1 mg/kgから開始し、症状が改善するか、総量10 mg/kgに達するまでの投与）。

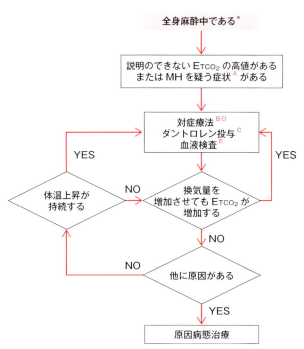

図2 悪性高熱症（MH）の治療手順

（注1）＊「安全な麻酔のためのモニター指針」を遵守したうえで、体温とETCO₂の連続モニターがなされていること
（注2）図中の肩文字 A, B, C, D, E は右のチェック項目に対応
（注3）DIC: disseminated intravascular coagulation

- MHAUS (Malignant Hyperthermia Association of United States) も同様に、年齢による開始用量の調節は必要ないとしている。
- 投与経路の確保：ダントロレンは1瓶20 mgを60 mLの注射用蒸留水で溶解させるが、難溶解性であることに留意する。溶解しながら、専用の末梢静脈路を確保するように努める（輸液と混注すると成分が析出し薬効がなくなる）。

術後管理[1,10]

- 症状の安定は以下の項目が目安となる。
  ① E_{TCO_2}が低下しているか正常化している
  ② 心拍数が安定しているか不整脈が減少している
  ③ 体温が平熱で維持できる
  ④ 筋硬直が消失している
- 術後最低24時間はモニターで監視し、悪性高熱症の再発の可能性を熟知する。
- 不穏・興奮のないよう十分に鎮痛・鎮静を行う。
- 異常頻脈、体温上昇等、症状の再燃が考えられればダントロレンの追加投与を行う。

術後悪性高熱症[1,12]

- 術中の悪性高熱症とは異なる病態とされている。

■ 術中は悪性高熱症を生じることなく経過し，術後悪性高熱症症状が生じるもの．多くは術後 30 分以内に発症する．

術中・術後に悪性高熱症を発症した患者，家族への説明

■ ほとんどの患者・家族は，悪性高熱症についての知識に乏しい．また"悪性"とついているのでガンのような病気を想像される場合が多い．そこで下記のことについて図を用いるなどしてわかりやすく説明する必要がある．
① 悪性高熱症は遺伝性（常染色体優性）の筋疾患であり，特に揮発性吸入麻酔薬・脱分極性筋弛緩薬の曝露により発症する致命的な疾患である．
② 一般的な術前検査では悪性高熱症の素因を予測することはほぼ不可能である．
③ 日常生活に特異的症状がない．しかし運動誘発性横紋筋融解症，労作性熱中症を発症する可能性がある．
④ 血縁者は悪性高熱症を発症する可能性がある．特に手術を受ける際は十分な注意が必要であり，血縁者に悪性高熱症を発症した既往がある旨を麻酔科医に必ず伝える必要がある．

DOs & DON'Ts

- 悪性高熱症は潜在的な薬物誘発性の筋疾患であるため，原則的に術前診断は困難である．
- 高 CK 血症と悪性高熱症の関連は明らかでない．
- 悪性高熱症の確定診断を待たず，疑わしい場合にはダントロレンの投与を優先する．
- ダントロレンは輸液と混注すると成分が析出し薬効がなくなるため，専用の末梢静脈路を確保する．
- 可能であれば気化器を取り外し，麻酔回路，麻酔器を交換しても構わないが人手が余っている場合のみでよい．
- 術後最低 24 時間はモニターで監視し，悪性高熱症の再発の可能性を熟思する．
- 悪性高熱症は遺伝性の筋疾患であり，血縁者は悪性高熱症を発症する可能性があり，特に手術を受ける際は十分な注意が必要である．

Pros & Cons

▶ ダントロレンの最大投与量

ダントロレンの最大投与量は日本では 7 mg/kg としているが，米国では 10 mg/kg，欧州悪性高熱症ガイドラインでは 10 mg/kg を超える投与量が必要となる可能性もあるとしている．

▶ 米国では

ダントロレンが難溶解性であるため易溶解性である Ryanodex®（日本では未承認のダントロレン製剤）が米国では発売されている．

▶ 発症時の輸液

　悪性高熱症発症時の輸液は，欧米では生理食塩水が推奨されている。しかし乳酸リンゲル液以外の輸液剤である酢酸リンゲル液や重炭酸リンゲル液でも構わないはずであるが根拠はない。

▶ 治療直後の注意点

　悪性高熱症発症後安定した状態であるならば，気管内挿管や人工呼吸を行う必要はないが，ダントロレン大量使用後であれば筋力低下が起こり，長時間持続するため呼吸や誤嚥に注意が必要である。

　悪性高熱症の誘因薬物であるサクシニルコリン，揮発性吸入麻酔薬であるセボフルランを使用していたこと。悪性高熱症の特徴である代謝の異常亢進による体温上昇，コントロール不良な呼気二酸化炭素濃度の上昇，また頻脈を認めたことから悪性高熱症と診断した。

　ただちに吸入麻酔薬の投与を中止し，応援を要請した。ダントロレンの投与と全身の冷却を開始し，手術は中止した。ダントロレン投与などにより症状の安定が得られたところで，集中治療室へ入室させ経過観察を行った。

参考文献

1) 日本麻酔科学会　悪性高熱症管理ガイドライン＜2016年8月19日制定＞
2) 菊地博達. 日本醫事新報. 1997；3812：11-16.
3) Larach MG, et al. Anesth Analg 2014；119：1359-66.
4) 向田圭子, ほか. 臨床症状. 菊地博達編. 悪性高熱症. 克誠堂出版, 2006. p.63-92.
5) Rosenberg H, et al. Orphanet J Rare Dis 2015；10：93
6) Sagui E, et al. PLoS One. 2015；10：e0135496
7) 向田圭子, ほか. 診断―骨格筋検査. 菊地博達編. 悪性高熱症. 克誠堂出版, 2006. p.93-123.
8) Endo M, et al. Biomed. Res. 1983；4：83-92.
9) Ibarra M, ほか. 遺伝子解析の可能性. 菊地博達編. 悪性高熱症. 克誠堂出版, 2006. p.133-142.
10) 市原靖子. 治療―急性期, 素因者の麻酔. 菊地博達編. 悪性高熱症. 克誠堂出版, 2006. p.153-62.
11) Dantrium® 米国添付文書
12) 右田貴子, ほか. 麻酔と蘇生 2013；49：7-11.

（市原 靖子）

6 閉塞性睡眠時無呼吸症候群
Obstructive sleep apnea syndrome

症例 2歳男児，体重10 kg。口蓋裂に対する形成術が予定された。術前の問診で，閉塞性睡眠時無呼吸症候群が疑われたため，夜間オキシメトリ検査を施行した。
夜間オキシメトリ検査結果：3%ODI 45, nadir SpO_2 70%

小児の睡眠関連呼吸障害

- 睡眠関連呼吸障害（sleep-related disordered breathing：SDB）とは，睡眠中に生じる異常な呼吸様式（無呼吸や低呼吸）や換気不全を特徴とする呼吸障害を包括した疾患概念である。
- SDBは，成人の閉塞性睡眠時無呼吸（obstructive sleep apnea：OSA），小児のOSA，中枢性無呼吸，睡眠時低換気障害に分類される[1]。生理学的背景や発症機序，診断基準，治療が成人OSAと異なるため，小児OSAは独立したSDBとして扱われている。
- 小児OSAは小児全体の1〜5%にみられる。その好発年齢は2〜6歳で，小児OSAの原因として最多の口蓋扁桃肥大・アデノイド増殖症の好発年齢と一致している。
- 小児OSAの治療の第一選択は扁桃摘出・アデノイド切除（tonsillectomy and adenoidectomy：T＆A）で，T＆AによるOSA改善率は約70%である[2]。顎顔面の形態異常や肥満を伴う症例では手術後もOSAが残存，再燃する可能性がある。
- 重症OSAは周術期呼吸関連有害事象（perioperative respiratory adverse events：PRAE）の三大因子（他は3歳未満，複合疾患の合併）のひとつである[3]。小児OSAに対する不適切な周術期管理は重篤な合併症を生じる可能性がある[4]。

術前評価

❶ スクリーニングの重要性

- 小児のSDBは，軽症例を含める有病率は10〜20%ともいわれるため，意識せずとも，麻酔科医は潜在的な小児OSAの麻酔管理を日常的に行っている可能性がある。
- T&A以外の予定手術の術前に重症OSAが判明した場合には，T&Aを含むOSA治療を先行すべきかを主診療科および耳鼻咽喉科医と検討する必要がある。例えば，OSA症例に対する口蓋裂術後には口咽頭容積の減少からOSAの悪化を認める可能性がある[5]。

❷ 問診

- 小児OSA診断の第一歩は保護者からの問診である。成人OSAは問診により高い感度でスクリーニングが可能であり（STOP-BANG法）[6]，小児OSAにおいても問診によるスクリーニングが試みられているが[7]，質の高いエビデンスはまだない。
- 落ち着きのなさや年長児の夜尿などは小児OSAで特徴的であるが，問診によるOSAの予測や重症度評価の精度は低い（**表1**）[8]。
- 脳波上の覚醒を伴わずに睡眠中に呼吸が再開する生理学的反応（sub-cortical arousal）が小児には存在するため，成人OSAと比較して小児OSAでは睡眠構築が比較的保たれて，日中の眠

表1 問診による小児OSAの診断精度

症状		予測精度	小児OSAにおける有症状率
いびき	ふつう	29%	48%
	うるさい	31%	44%
無呼吸の目撃		32%	88%
日中の眠気		33%	20%
口呼吸		30%	36%
夜尿		46%	44%

(Wang RC, et al. Otolaryngol Head Neck Surg 1998；118：69-73 より引用)

気が生じにくい[9]。日中の眠気がないことは小児OSAを除外できない。
■ OSA合併の可能性を考慮する疾患として，顎顔面の形態異常，ダウン症候群，神経筋疾患，漏斗胸，炎症性気道疾患がある。
　・顎顔面の形態異常症例：成長や形成手術によりOSA重症度が変化する。
　・漏斗胸：OSA治療による改善例，OSA無治療による漏斗胸術後再発例の報告がある。
　・炎症性気道疾患：口蓋扁桃肥大・アデノイド増殖症のために上気道感染や中耳炎の反復を認める場合がある。また，下気道の炎症性疾患である気管支喘息もOSAと相互に関連する[10]ため，難治性気管支喘息ではOSA合併の可能性を考える。

❸ 睡眠検査

■ OSA重症度は睡眠検査によって評価する。OSAが重症なほどPRAE発生頻度が高いため，安全な周術期管理計画にはOSA重症度判定が必要である。
■ 主な睡眠検査：
① ポリソムノグラフィー（polysomnography：PSG）：小児OSAを含むSDBの詳細な評価や診断のゴールドスタンダードである。脳波を同時にモニター記録するため，睡眠の深さや質，睡眠中断と呼吸様式変化との関係の総合的な判断が可能である。実施施設が限られており，検査の待機時間も長い場合が多く，手術までに時間的猶予がない症例での術前検査としては現実的ではないとされる。
② 夜間オキシメトリ検査：睡眠時にパルスオキシメータを装着してSpO_2を記録する方法である。手術までに時間的猶予がなくても施行と解析が可能である。欠点は，脳波による睡眠状態の確認ができないことである。また，自動計算される無呼吸低呼吸指数（apnea hypopnea index：AHI）や酸素飽和度低下指数（oxygen desaturation index：ODI）の分母時間は，実際の睡眠時間ではなく検査時間となる。したがって，夜間オキシメトリ検査によるAHI値やODI値は，PSGから得られる値よりも小さい可能性があり，OSA重症度が過小評価される場合がある。
③ ビデオ撮影：睡眠中の様子のビデオ撮影により，異常呼吸の様式やその頻度，頭位や体位など，有益な情報を得ることができる。患者にモニターを装着する必要がないため，自然な睡眠状態の観察が可能である。解析時は，早送り再生により呼吸様式が変化したタイミングを発見しやすい。
■ OSA重症度評価に用いられる指標：

表2 AHIによるOSA重症度分類

OSA重症度	小児AHI	成人AHI
OSAなし	0	0-5
軽症	1-5	6-20
中等症	6-10	21-40
重症	>10	>40

AHI：無呼吸低呼吸指数（apnea hypopnea index）
(Patino M, et al. Br J Anaesth 2013；111：i83-95 より引用)

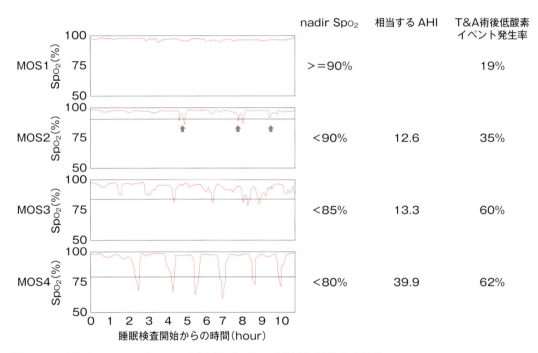

図1 McGill Oximetry Score（MOS）とAHI，PRAE発生率の関係

睡眠中のSpO₂低下のクラスタ（赤矢印）が3つ以上あるものを異常（MOS 2, 3, 4）とし，最低酸素飽和度（nadir SpO₂）によって4段階に分類。MOS 2以上は全てAHI>10の重症OSAに相当する。T&A術後低酸素イベント発生率はMOS 2とMOS 3で大きく異なり，MOS 3以上はPRAE高リスク群として周術期管理を行う。AHI：無呼吸低呼吸指数（apnea hypopnea index），PRAE：周術期呼吸関連有害事象（perioperative respiratory adverse events）。
(Nixon GM, et al. Planning adenotonsillectomy in children with obstructive sleep apnea：the role of overnight oximetry. Pediatrics 2004；113：e19-25 より引用改変)

① 無呼吸低呼吸指数（AHI）：時間あたりの無呼吸や低呼吸の回数。
② 酸素飽和度低下指数（ODI）：時間あたりの酸素飽和度低下回数。ベースラインからのSpO₂値低下の程度によって，3%以上低下した回数/時を3%ODI，4%以上低下した回数/時を4%ODIと表現する。3%ODIがAHIにもっとも近い測定値になると考えられている。
③ 最低酸素飽和度（nadir/lowest SpO₂）：測定時間内で最低のSpO₂値。nadir SpO₂に基づいてPRAE発生リスクを分類したものがMOS（McGill Oximetry Score）である（後述）。

❹ 重症度分類とPRAE発生リスク

■ OSA重症度評価には，無呼吸の頻度（AHIまたはODI），低酸素血症の程度（nadir SpO₂）を考える。

- OSA重症度基準は小児と成人で異なる。同じAHI値の場合，成人よりも小児のほうがより重症と診断される（表2）。その理由として，①小児では体重あたりの酸素消費量が大きく，また機能的残気量が少ないため，より重篤な低酸素血症に陥りやすいこと，②成人と比較して小児では上気道を維持する神経筋活動が活発であるため通常は上気道閉塞が発生しにくいこと，が挙げられる。
- MOSは，夜間オキシメトリ検査をPSGの代替検査として発展させ，小児OSAの治療適応決定や周術期管理に役立てようと開発された（図1）[11]。
- MOS分類に基づいた周術期管理によるPRAE発生率の減少が報告されている[12]。

術中管理

❶ オピオイド投与量の調節

- OSA患者ではオピオイドに対する感受性が亢進している。OSAによる慢性的な間欠的低酸素血症による，オピオイド受容体のアップレギュレーションの誘導が主な機序と考えられている。
- OSA患者の術後オピオイド必要量と年齢，nadir Sp_{O_2}には相関があるという報告がある[13]〔術後モルヒネ必要総量（mg/kg）＝0.0007×月齢＋0.0021×nadir Sp_{O_2}（%）−0.1138〕。この研究によれば，nadir Sp_{O_2}が低いほど，つまりOSAが重症なほど，また，年齢が低いほど，オピオイド必要量は少ない。

❷ T&Aにおけるステロイド投与

- ステロイド投与には，気道浮腫や鎮痛補助，術後嘔吐の予防効果が期待できる。
- ステロイド投与を回避する理由がなければ，OSA重症度に応じて，麻酔導入時にデキサメタゾン0.1-0.3 mg/kg〔重症OSA（MOS 3および4）では0.3 mg/kg〕を静注する[12]。

❸ 気道確保困難に対する準備

- アデノイド増殖や中顔面低形成では鼻気道閉塞のため，マスク換気のときには開口や口咽頭エアウェイの使用など，口気道を活かすような手技が必要になる場合がある。
- 小顎症の場合は，マスク換気困難に加えて気管挿管困難の危険性が高くなる。体重から予測されるサイズよりも小さいサイズの声門上器具を準備しておく。

❹ 維持麻酔の選択と覚醒の質

- 維持麻酔薬に禁忌はないが，就眠時に上気道閉塞が起こりやすいため，覚醒がより速やかな麻酔薬が好まれる。一方で，覚醒時興奮や啼泣は上気道閉塞を助長する。覚醒の質の観点からは，維持麻酔薬として吸入麻酔薬よりも静脈麻酔薬を支持する臨床研究が多い[14]。

❺ 残存筋弛緩の回避

- 小児では成人よりも活発な神経筋活動によって上気道の開通が維持されている。したがって，とくに小児OSAでは術後の残存筋弛緩を回避する。

術後管理

- 手術当日の夜は麻酔薬・オピオイドの影響でOSAがさらに重症化する可能性があるため，たとえ低侵襲な小手術でも，OSA症例には日帰り手術は推奨されない[15]。
- PRAE発生リスクのより高い重症OSA（MOS 3および4）では，少なくとも手術当日夜はより慎重な監視が求められる。最重症例（MOS 4）は術後集中治療室での観察が望ましい。

DOs & DON'Ts

- OSA重症度に基づく周術期管理を計画する。
- 反復する上気道感染や難治性の気管支喘息の場合，OSA合併を疑う。
- OSA重症度評価は睡眠検査によって行う。
- 麻酔導入時の気道確保困難に備える。
- 重症OSA例，特に3歳未満ではオピオイド投与量を減量する。
- OSA症例には日帰り手術は推奨されない。

Pros & Cons

▶ 気道確保法（気管挿管 vs. 声門上器具）

T&Aに対する声門上器具の利点として，気道刺激が低いこと，麻酔維持において自発呼吸を温存しやすいこと，抜去時の咳反射が生じにくいことなどがある。気管挿管と比較して，声門上器具のほうがPRAE発生リスクが高いとする研究と，差がないとする研究があり，優位性に関しては議論がある[16,17]。

▶ 抜管方法（覚醒下 vs. 深麻酔下）

OSA患者には覚醒下抜管が推奨されてきたが，近年，T&Aにおいて覚醒下抜管と深麻酔下抜管との比較対照研究がある[18,19]。上気道維持や気道防御反射の回復といった覚醒下抜管における利点に対して，深麻酔下抜管では術後出血の原因となりうる覚醒時の興奮や啼泣，咳反射の予防といった利点がある。一方，それぞれの欠点として，覚醒下抜管では咳反射などの気道反射がより多くみられ，深麻酔下抜管では上気道閉塞がより起こりやすい。したがって，覚醒下抜管の際には興奮や啼泣，咳反射を防ぐ工夫が，深麻酔下抜管では抜管後の上気道閉塞に対する準備が必要である。

　　睡眠検査の結果から，最重症OSA（MOS 4）と診断されたため，耳鼻咽喉科に相談したところ，T&Aの適応ありと評価された。年齢が3歳未満であること，予定されている手術が口蓋裂手術であることを考慮し，OSA治療のためのT&Aを先行することとなった。
　　T&Aに対する麻酔導入は，アトロピン0.01 mg/kg，デキサメタゾン0.3 mg/kg，リドカイン1 mg/kg，プロポフォール3 mg/kg，ロクロニウム0.6 mg/kg，フェンタニル

1 µg/kg による急速導入で行った．導入直後のマスク換気が困難であったため，口咽頭エアウェイ挿入のうえ，両手マスク換気としたところ，換気は容易となった．カフ付き RAE チューブを用いて経口気管挿管を施行し，プロポフォールとレミフェンタニル，フェンタニル 1 µg/kg 追加投与により麻酔を維持した．手術終了前，アセトアミノフェン 15 mg/kg を点滴静注した．

手術終了後，執刀医による口咽頭腔内の吸引後，麻酔薬投与を終了し，スガマデクス投与後に筋弛緩モニターで TOF 比が 100％であることを確認した．呼気二酸化炭素濃度 70 mmHg で自発呼吸が出現し，次第に自発呼吸回数が増加し 12 回/分程度となった．呼吸様式に問題なく，眉間に皺を寄せる覚醒反応や嚥下運動を認めたため抜管した．

抜管後は酸素投与を継続し，計画通り小児集中治療室へ入室させた．手術当日夜，就眠時に酸素投与下でも酸素飽和度低下を認めたため，側臥位管理とした．手術翌日，一般病棟へ移動した．

手術 3 ヵ月後の夜間オキシメトリ検査で 3％ODI 8，nadir SpO_2 94％（MOS 2）と OSA の改善を認めたため，口蓋裂に対する形成術が予定された．

参考文献

1) Sateia MJ. Chest 2014；146：1387-94.
2) Brietzke SE, et al. Otolaryngol Head Neck Surg 2006；134：979-84.
3) Patino M, et al. Br J Anaesth 2013；111：i83-95.
4) Coté CJ, et al. Anesth Analg 2014；118：1276-83.
5) Robison JG, et al. Arch Otolaryngol Head Neck Surg 2011；137：269-74.
6) Wolfe RM, et al. J Am Board Fam Med 2016；29：263-75.
7) Raman VT, et al. Paediatr Anaesth 2016；26：655-64.
8) Wang RC, et al. Otolaryngol Head Neck Surg 1998；118：69-73.
9) McNamara F, et al. J Appl Physiol（1985）1996；81：2651-7.
10) Ross K. Curr Opin Pulm Med 2013；19：79-83.
11) Nixon GM, et al. Pediatrics 2004；113：e19-25.
12) Raghavendran S, et al. Anesth Analg 2010；110：1093-101.
13) Brown KA, et al. Anesthesiology 2006；105：665-9.
14) Costi D, et al. Cochrane Database Syst Rev 2014；9：CD007084.
15) Nixon GM, et al. Pediatr Pulmonol 2005；39：332-8.
16) Sierpina DI, et al. Laryngoscope 2012；122：429-35.
17) Lalwani K, et al. Int J Pediatr Otorhinolaryngol 2013；77：25-8.
18) von Ungern-Sternberg BS, et al. Eur J Anaesthesiol 2013；30：529-36.
19) Baijal RG, et al. Paediatr Anaesth 2015；25：392-9.

（北村 祐司）

7 扁桃摘出後出血
Post-tonsillectomy tonsillar bleeding

6歳女児，体重18 kg。2時間前からの口腔内からの出血，吐血のために救急外来受診。扁桃摘出術後出血の診断にて，緊急止血術を施行することとなった。

既往歴：8日前の両側口蓋扁桃摘出術のほか，特記事項なし。

バイタルサイン：HR 124，BP 84/40，RR 36，SpO$_2$ 94%（酸素6 L/分マスク投与下），BT 36.8℃

小児の口蓋扁桃・アデノイド摘出術[1]

- 扁桃の構造と機能
  - 粘膜関連リンパ装置（mucosa-associated lymphoid tissue：MALT）の一つである扁桃は口腔・咽頭でリング状に位置し（ワルダイエル扁桃輪），口蓋扁桃，咽頭扁桃（アデノイド），舌扁桃，耳管扁桃により構成されている。
  - 扁桃の基本的な免疫機能：①抗原の認識，②免疫記憶の作成（B細胞の活性化など），③実効性のあるものへの変換（免疫グロブリンの産生など）
- 口蓋扁桃・アデノイドの加齢性変化：幼小児期の免疫成熟過程で扁桃は機能亢進し，肥大する。アデノイドは4-5歳ごろ，口蓋扁桃は6-7歳ごろに肥大のピークをむかえ，成長とともに退縮する。
- 小児の口蓋扁桃・アデノイド摘出術（tonsillectomy & adenoidectomy：T&A）の適応疾患：近年，反復性扁桃炎に対する手術は減少し，閉塞性睡眠時無呼吸症候群（obstructive sleep apnea syndrome：OSAS）に対する手術が増加している。小児OSASガイドライン[2]，小児・思春期扁桃摘出術ガイドライン[3]により，手術治療の位置づけが明確化されたためとされている（第6章参照）。
- 反復性扁桃炎の病態と手術適応
  - 口蓋扁桃はMALTとして抗原の取り込みを行おうとするために易感染性を来しやすく，感染臓器としての一面を有する。
  - 理論的には，反復感染には口蓋扁桃の摘出が，感染制御には有効である。しかし，小児では免疫学的な安定期に入ると自然寛解がみられるようになる。このため，まずは保存的治療を選択し，なお寛解しない症例は手術適応と考えられている。
  - 反復性扁桃炎に対する口蓋扁桃摘出術の効果に関する無作為化比較対照試験の結果[4]に基づいて提唱されたParadise criteria（年7回以上，2年間5回以上，3年間3回以上の扁桃炎の反復）が，反復性扁桃炎に対する手術適応基準として採用されている[3]。
- 術後悪心・嘔吐，術後痛のリスクが高い手術である[3]。
- 術中のデキサメタゾン単回静注[3]
  - 効果：術後24時間以内の嘔吐の減少（必要治療数，number needed to treat＝4），術後1日目からの固形物の経口摂取の開始，術後痛の減少，創部の浮腫の減少に寄与する。
  - 投与量：通常，気道浮腫に対しては0.5-0.6 mg/kg，術後悪心・嘔吐に対しては0.1-0.15 mg/kg（最大投与量6-8 mg）（第44章参照）。

- 周術期の抗生物質のルーティン投与：術後合併症（感染，出血，痛み，経口摂取の遅れなど）の減少に寄与しないため，推奨されていない[3]。
- 術後痛[1,3]
  - 術当日がもっとも強く，術後 3-5 日目に咽頭の痛みや違和感が再び増強した後，術後 7-10 日間で消褪する[5]。
  - 夕方よりも朝方に増強する。夜間就寝中は経口鎮痛剤の投与間隔があくこと，夜間就寝中の相対的な脱水，創周辺の筋攣縮などが関与している[3]。
  - 術中の局所浸潤麻酔は術後痛の減少に寄与しない[4]。
  - 鎮痛剤の定時投与は，必要時のみの投与と比較して，術後痛を有意には減少させない[3]。
  - 術後痛に対してコデインが汎用されてきたが，遺伝的に CYP2D6 の活性が過剰である患者（ultra-rapid metabolizer）では血中モルヒネ濃度が過剰になり，致死的合併症を来す可能性がある[6]。ultra-rapid metabolizer の割合は人種間で差があり，北アフリカ系民族では 28%，コーカソイド（白人種）10%，アフリカ系アメリカ人（黒人種）3%，日本人 1% と推定されている[7,8]。
  - 小児 T&A 後にコデインを処方しないようにとする米国食品医薬品局（FDA）からの勧告[9]に準じ，厚生労働省も 12 歳未満の小児に対するコデインやトラマドールの処方に対して注意を喚起している[7]。

小児の T&A 後の出血[1,3,11]

- T&A の術後合併症には，術後出血，気道閉塞，創部感染，皮下気腫，音声・構音障害，味覚障害などがある。
- 口蓋扁桃摘出術後の出血は，発生時期から早期出血と後期出血に分類される（**表 1**）。
- 早期出血（primary hemorrhage）：術後 24 時間以内。発生率：0.2-2%。
- 後期出血（secondary or delayed hemorrhage）：術後 2-14 日目，多くは術後 5-10 日目。発生率：1-5%。術後 1 週間までに術創部に新たな粘膜組織・肉芽組織の定着を認めフィブリン塊が剥がれるため，この時期に一致して出血を認める。
- アデノイド摘出術のみの場合，術後出血の頻度は少ない。発生率：約 0.25%。
- T&A 後の出血のリスク因子の検討
  - 非ステロイド性抗炎症薬（nonsteroidal anti-inflammatory drugs：NSAIDs）：
    シクロオキシゲナーゼの阻害によるトロンボキサン A_2 の合成阻害により血小板凝集を抑制する。このため，術後出血を増加させる可能性が懸念されてきた。しかし，メタアナリシスによると NSAIDs は重篤な術後出血を必ずしも増加させない[12,13]。
  - デキサメタゾン単回静注：術後出血を有意に増加させるとはいえない[14]。
  - トラネキサム酸（tranexamic acid：TXA）：
    リジンと類似した構造（リジン類似体）を有し，プラスミノゲンのリジン結合部位と結合してプラスミノゲンのフィブリンへの吸着を阻止することにより抗線溶作用を示す。T&A に対するメタ解析によると，TXA は術中出血量を有意に減少させるが，術後出血の発生率は減少させなかった[15]。ただし，このメタ解析の対象研究の多くは 1980 年以前のものであった。近年の小児 T&A に対する TXA の無作為化比較対照試験（TXA 10 mg/kg を，麻酔導入前，術後 8 時間，16 時間に投与）によると，TXA による術中出血量および術後 10 日目での後出血

表1 口蓋扁桃・アデノイド摘出術後の出血

	早期出血	後期出血
出血時期	術後 24 時間以内	術後 2-14 日目 (多くは術後 5-10 日目)
頻度	0.2-2%	1-5%
	早期・後期あわせて 2-5%	
術者の技量	非熟達者が術者の場合，頻度が高くなる可能性	熟達者と非熟達者との間で有意差なし
手術手技	"hot" tonsillectomy では，早期出血が少なく，後期出血が多い	
手術適応疾患	OSAS 症例と比較して，反復性扁桃炎症例に多い	

(Isaacson G. Pediatrics 2012；130：324-34 より引用)

の減少は有意ではなかった[16]。
- 年齢：成人では，年齢に比例して術後出血の発生が増加する[11]。
- 手術の適応疾患：

  扁桃周囲膿瘍，反復性扁桃炎，慢性扁桃炎の場合，術後出血の発生が増加するといわれているが，明確な結論はでていない[11]。
- 凝固異常：フォン・ウィルブランド病や血友病では周術期に欠乏因子を補充しても術後出血の発生率が高い[11,17]。
- 手術手技：

  古典的な扁桃摘出・結紮による "cold" tonsillectomy に対して，"hot" tonsillectomy（モノポーラー，バイポーラー電気メス，ラジオ波（コブレーション），超音波振動メス（ハーモニックスカルペル®）など）が増加傾向にある。"hot" tonsillectomy は，手術時間の短縮や術中出血量の減少という利点はあるが，術後出血を増加させる可能性が指摘されている[11]。

  また，近年，OSAS 症例に対する口蓋扁桃切除術（tonsillotomy または partial tonsillectomy）の見直しが議論されている。口蓋扁桃切除術は，完全摘出とは異なり術後の扁桃再肥大の可能性が指摘されているが，手術時間，術後痛，後期出血の減少に寄与する[18]。
- 食事内容や活動性：ポテトチップスなどの "鋭利な" 食事の摂取や，激しい運動などの活動は，術後出血の発生率を増加させない[11]。

術前評価[19-21]

■ 以下の4事項について留意する。

① もともとのT&Aの適応：OSASの場合，摘出術直後はOSASが改善していない可能性がある。

② 挿管困難の可能性：気道浮腫や活動性出血などによる。

③ 胃内容充満（full stomach）：血液や食物残渣による。

④ 循環血液量の減少：出血や経口摂取低下による。

■ 出血の多くを嚥下している可能性のため出血量の推測は困難であり，バイタルサインや身体所見から循環血液量を評価するよう努める。

■ 早期出血と比較して後期出血の方が，中期的な痛みに伴う経口摂取量低下と出血により，循環血液量のさらなる減少を認めることが多い。

- 術前に末梢静脈路を確保し，輸液による蘇生（fluid resuscitation）を考慮する．低血圧性ショックのために末梢静脈路の確保が困難な場合には，骨髄輸液路の確保をためらわない．

術中管理[19-21]

- 迅速導入を考慮する．
- OSAS によるバッグマスク換気困難や口腔内出血による挿管困難などの困難気道の可能性を考慮し，困難気道カートなどのバックアップを準備する．
- もともとの T&A の際の挿管困難と，術後出血の麻酔に際しての挿管困難との間に相関はなかったとする報告があり[19]，困難気道の可能性を排除せずに対応する．
- 口腔内の凝血塊のために吸引管が閉塞する可能性があるため，吸引管を 2 本準備しておくことを推奨する意見もある．
- 術前の評価に応じて輸血を準備する．ただし，術中に輸血を必要とすることは多くない[19]．
- 止血後，執刀医に経口胃管を挿入してもらい，嚥下した出血を吸引する．
- 胃内および口咽頭腔・鼻腔内を十分に吸引した後，覚醒下に抜管することを考慮する．側臥位での抜管を推奨する意見もある．
- 475 件の T&A 後出血の麻酔についての後方視的検討[19]によれば，周術期低酸素血症の発生を 47 症例（9.9％）にみとめていた．全身麻酔からの覚醒・抜管時にもっとも多く，ついで導入時に多かった．

術後管理[19-21]

- 経口摂取開始後に痛みのコントロールが良好であることを確認する．
- 出血性素因が疑われる場合，血液科へコンサルテーションを行う．
- 施設内において T&A 後出血の症例が増加してきた場合，術後出血のリスク因子（手術手技など）について耳鼻咽喉科と検討する[1,2]．

DOs & DON'Ts

- ①循環血液量減少の可能性，②胃内容充満の可能性，③困難気道の可能性，④もともとの口蓋扁桃・アデノイド摘出術の適応，について前評価を行う．
- 術前に末梢静脈路を確保し，輸液による蘇生を開始する．
- 困難気道の可能性を考えて，安易な麻酔導入は回避する．
- 12 歳未満の小児に対して，術後鎮痛目的にコデインやトラマドールを使用しない．

Pros & Cons

▶ T&A 前スクリーニングとしての凝固系検査

血小板数減少や凝固異常が術後出血のリスク因子であることから，血小板数や凝固系検査

(PT，aPTT，出血時間）を術前スクリーニング項目として推奨する意見もある。一方，スクリーニング検査は術後出血の検出の感度と陽性予測値がともに低いという観点，コストの観点から，問診や家族歴から出血性素因を疑う場合にのみ検査を推奨する意見もある[22,23]。

▶ 吸入導入 vs. 迅速導入

　術後出血の麻酔導入において側臥位での吸入導入でもよいとする意見もあり[20]，475件のT&A後出血の麻酔についての後方視的検討においても吸入導入例（15症例，3.2%）をみとめていた[19]。しかし，術前の胃内容充満と循環血液量減少の可能性を考慮すれば，軽症例に対して経験が豊富な熟練した小児麻酔科医が吸入導入を選択する以外は事前の末梢静脈路確保の上での迅速導入を選択したほうがよい[21]。

▶ スガマデクス投与直後の迅速導入・気管挿管

　T&A後の早期出血においてスガマデクス投与から数時間以内に迅速導入・気管挿管を必要とする場合がある。この場合，①サクシニルコリンの使用，②ロクロニウムの大量投与，③ベンジルイソキノリン系筋弛緩剤（cisatracurium や mivacurium など。日本では未発売）の使用，のいずれかを考慮する。

　スガマデクス4 mg/kg 投与直後でもロクロニウム1.2-1.5 mg/kg で再筋弛緩が可能であるとされる[24]。しかし，スガマデクス投与30分後にロクロニウムで再筋弛緩を得るために大量（2 mg/kg）かつ長時間（6分）を要したとする症例報告もあり[25]，スガマデクス投与後のロクロニウムの投与量については議論がある。

　患者はぐったりとしており，顔色蒼白であった。頻脈に加え，末梢皮膚の冷感，毛細血管充満時間（capillary refill time）の延長（4秒）をみとめた。末梢静脈路を確保し，ベッドサイド迅速血糖検査を施行し，血算，凝固系検査，クロスマッチを提出。迅速血糖値 116 mg/dL を確認し，代償性ショックに対して生理食塩水 20 mL/kg を15分で点滴静注。ヘモグロビン値は9 g/dL であった。8日前の口蓋扁桃摘出術の麻酔記録を参照したところ，もともとの手術適応は反復性扁桃炎であった。

　困難気道カートを手術室内に準備のうえ，患者を入室させ，前酸素化の後，プロポフォール2 mg/kg，フェンタニル2 μg/kg，ロクロニウム1.2 mg/kg により迅速導入・気管挿管施行。口腔内吸引施行後，カフ付き RAE 気管チューブ5 mm を用いて，経口挿管。執刀開始前に，デキサメタゾン8 mg 静注。手術終了前にアセトアミノフェン15 mg/kg を点滴静注。止血が得られた後，術者に依頼して経口胃管を挿入してもらい，胃内容を吸引。覚醒下に抜管し，術後回復室に移動した。

参考文献

1) Isaacson G. Pediatrics 2012；130：324-34.
2) Marcus CL, et al. Pediatrics 2012；130：576-84.
3) Baugh RL, et al. Otolaryngol Head Neck Surg 2011；144：S1-30.
4) Paradise JL, et al. N Engl J Med 1984；310：674-83.
5) Moir MS, et al. Laryngoscope 2000；110：1824-7.

6) Gasche Y, et al. N Engl J Med 2004 ; 351 : 2827-31.
7) 厚生労働省安全対策課. 資料 3-1. コデインリン酸塩等の小児等への使用制限について. 2017 年 6 月 22 日.
8) Tobias JD, et al. Pediatrics 2016 ; 138 : e20162396.
9) Kuehn BM. JAMA 2013 ; 309 : 1100.
10) Kelly LE, et al. Pediatrics 2015 ; 135 : 307-13.
11) Mitchell RM, et al. Otolaryngol Clin N Am 2016 ; 49 : 615-26.
12) Riggin L, et al. Clin Otolaryngol 2013 ; 38 : 115-29.
13) Chan DK, et al. Laryngoscope 2014 ; 124 : 1289-93.
14) Bellis JR, et al. Br J Anaesth 2014 ; 113 : 23-42.
15) Chan CC, et al. Eur Arch Otorhinolaryngol 2013 ; 270 : 735-48.
16) Brum MR, et al. Int J Pediatr Otorhinolaryngol 2012 ; 76 : 1401-5.
17) Sun GH, et al. JAMA Otolaryngol Head Neck Surg 2013 ; 139 : 245-9.
18) Wang H, et al. PLoS One 2015 ; 10 : e0121500.
19) Fields RG, et al. Paediatr Anaesth 2010 ; 20 : 982-6.
20) Strauss L. S Afr Fam Pract 2012 ; 54 : S17-20.
21) Dalesio NM, et al. In Smith's Anesthesia for Infants and Children, 9th edition. Elsevir : Philadelphia, 2016, p.828-9.
22) Asaf T, et al. Int J Pediatr Otorhinolaryngol 2001 ; 61 : 217.
23) Cooper JD, et al. Pediatr Blood Cancer 2010 ; 55 : 1153-9.
24) de Boer HD, et al. Can J Anesth 2008 ; 55 : 124-6.
25) 西雅利ほか. 麻酔 2011 ; 60 : 1189-91.

（小原 崇一郎）

8 口唇口蓋裂
Cleft lip and palate

症例　10 ヵ月女児，体重 9 kg．口蓋形成術が予定された．
手術予定日の 5 日前に上気道感染に罹患，手術当日には症状の改善を認めている．
既往歴：唇顎口蓋裂のほか特記事項なし．
麻酔・手術歴：3 ヵ月時，口唇形成術．

口唇口蓋裂の疫学と病態生理

- 口唇裂，口蓋裂の発生頻度は，600-700 出生に 1 症例である[1]．約 50％は口唇口蓋裂で，口唇裂単独，口蓋裂単独がそれぞれ 25％を占める．性差は，口唇口蓋裂，口唇裂単独は男児に多く，口蓋裂単独は女児に多い[2]．
- 両側発症と比較して片側発症が 4 倍多い．片側例の場合は左側に多いが理由は不明である[2]．
- 原因には環境要因と遺伝要因がある．父親の農業への従事[3]，母親の葉酸の代謝異常[4]などがリスクとして挙げられており，また，遺伝子変異も関連がある．
- ピエール・ロバン（Pierre Robin）症候群，ダウン（Down）症候群，クリッペル・フェール（Klippel-Feil）症候群など，400 以上の先天性の症候群との関連が指摘されており（**表 1**）[5]，合併奇形の評価や対応が必要となる．
- 口唇裂は，一次口蓋が形成される胎生 4-7 週の上顎突起と内側鼻突起の癒合障害により発症する．一方，口蓋裂は，二次口蓋が形成される胎生期 7-12 週の外側口蓋突起の間葉細胞塊の癒合障害により発症する．

表 1　口唇口蓋裂を有することがある代表的な症候群

ピエール・ロバン（Pierre Robin）症候群
トリーチャー・コリンズ（Treacher Collins）症候群
ネイガー（Nager）症候群
ゴールデンハー（Goldenhar）症候群
ダウン（Down）症候群
クリッペル・フェール（Klippel-Feil）症候群
22q11.2 欠失症候群
胎児アルコール症候群

口唇口蓋裂の診断と外科的治療

- 胎児超音波診断技術の向上により胎児期の診断が可能である．妊娠中に診断された場合には，出生前に親に対するカウンセリングの実施が望ましい．
- 口唇裂に対し，生後 3 ヵ月前後に口唇形成術が施行される．両側例に対しては，二期的に手術が施行される場合がある．
- 口蓋裂に対する口蓋形成術は，鼻咽腔閉鎖機能の獲得や正常発声の獲得，顎発育障害の改善を目的として施行される．手術時期は 1 歳から 1 歳 6 ヵ月までが多いが，施設や症例に応じてさま

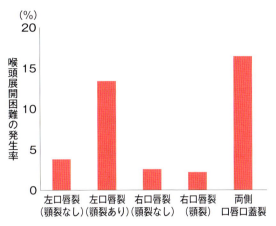

図1 口唇口蓋裂の部位別でみた喉頭展開困難の発生率

(Xue FS, et al. The clinical observation of difficult laryngoscopy and difficult intubation in infants with cleft lip and palate. Paediatr Anaesth 2006 ; 16 : 283-9 より改変引用)

ざまである。
- 症例に応じて，3-6歳時に口唇や鼻の修正術，5-10歳時に咽頭形成術や顎裂修成術，骨移植術，17-20歳時に鼻修正術や顎矯正術が施行される。

術前評価

- 初回手術の場合はとりわけ，保護者の心理的ストレスに配慮する必要がある。しばしば児の口唇口蓋裂に対する保護者の受容が不十分な場合がある。
- 口唇口蓋裂を有する症例の4.7%[6]から6.5%[7]に困難気道を認めるため，術前の気道評価は重要である。
- 口唇裂の場所や顎裂合併の有無により挿管困難の頻度が異なることが報告されている[6]。この報告によると，片側の口唇裂よりも両側の口唇裂のほうが挿管困難の頻度が高かった（図1）。
- 小顎症は挿管困難の危険因子であり，小顎症を合併する口唇口蓋裂患者の50%に挿管困難が認められるとする報告がある[6]。他の合併奇形を認めない小顎症の症例は出生6ヵ月までは挿管困難の危険性が高いが，2歳前後で下顎の発達が上顎の発達に追いつき，挿管困難の危険性は低下する。
- 口唇裂，口蓋裂の手術適応時期は上気道感染の罹患が多い時期と重なる（第3章参照）。上気道炎罹患時は周術期呼吸関連有害事象が増加するため，手術延期を考慮する。また，口蓋裂を有する症例には，耳管機能不全による慢性中耳炎の合併を認める場合がある。

術中管理

- 気道管理は，RAEチューブを用いた経口気管挿管で行われる場合が多い。
- 術野と気道が競合する。手術操作によって，気管チューブの位置異常や事故抜管，屈曲が起こりうるため，気管チューブを念入りに固定する。
- 頭位変換時や開口器装着時，血液の気管への垂れ込みを防ぐ目的の咽頭ガーゼ挿入時などに，気管チューブのトラブルが起こりやすいため，術者とのコミュニケーションを怠らない。

- 口唇裂手術における眼窩下神経ブロックの有効性を示した報告がある[8]。眼窩下神経ブロックのアプローチ方法としては，体表からと上口唇裏からの二通りの方法が存在する。いずれの方法でも，ブピバカインであれば20万倍アドレナリン入りの0.25％ブピバカインや0.25％レボブピバカインなどを片側0.5-1.0 mLずつ投与する。ただし，有効性に関するエビデンスレベルは低い[9]。

術後管理

- 術後合併症として，出血と気道閉塞が多い。
- 手術終了前に，術者に咽頭出血と咽頭ガーゼ残存がないことを確認してもらう。
- 術後上気道閉塞に対する懸念から，覚醒下抜管を推奨する意見がある。
- 他の合併奇形を認める症例や困難気道症例では，上気道閉塞の懸念から，術後オピオイドの使用に注意し，より慎重な呼吸状態の観察が必要となる。
- 口蓋形成術後は，口咽頭腔の容積の減少に起因する上気道閉塞を認めることがあり，上気道閉塞は術後浮腫によって増悪する。上気道閉塞の危険性が高いと予測される場合には，抜管前に鼻咽頭エアウェイの挿入を考慮してもよい。術当日には抜管せず，創部の浮腫が軽減する術後1日目以降に抜管する施設もある[10]。
- 開口器の圧迫による術後の舌腫脹や，舌根沈下などの気道閉塞に対処するために，鼻咽頭エアウェイ挿入とともに唇への舌の縫着や，気道閉塞時に舌が牽引できるよう舌に糸をかけておく場合がある[11]。

DOs & DON'Ts

- 先天性症候群の一徴候である場合は，合併奇形の評価を行う。
- 困難気道の可能性があり，術前気道評価を怠らない。
- 術野と気道が競合するため，術中気管チューブのトラブルに留意する。
- 口蓋形成術術後は口咽頭腔の容積減少や術後浮腫による上気道閉塞に注意する。

Pros & Cons

▶ 気管チューブの形状

　気管チューブとしては，経口RAEチューブが用いられ，正中固定される場合が多い。しかし，施設によっては，らせん入り気管チューブや通常の気管チューブが用いられる場合もある。気管チューブの選択と周術期合併症や手術合併症との関連性を示す高いレベルのエビデンスはない。

▶ 気管チューブのカフ[12,13]

　解剖学上，小児の気管は漏斗状の形状で声門下がもっとも細いといわれてきたが，近年の研究では必ずしも漏斗状ではないことが報告され，小児でもカフ付き気管チューブの使用が可能

であると考えられてきた．吸入麻酔薬の術者への曝露の減少や，血液や分泌物などの気道内への垂れ込みの予防の観点から，口唇口蓋裂におけるカフ付き気管チューブの利点は高いと考えられる．しかし，口唇口蓋裂手術におけるカフ付き気管チューブの優位性を示す高いレベルのエビデンスはない．

▶ 抜管のタイミング（覚醒下抜管 vs. 深麻酔下抜管）

　口唇口蓋裂患者の術後の上気道閉塞の懸念から，覚醒下抜管を推奨する意見がある[5,13]．しかしながら，小児の場合は覚醒下抜管により啼泣や興奮，激しい体動を認めることがあり，覚醒下抜管が術後の創離開や出血の一因になる可能性があり，深麻酔下抜管を勧める意見もある．口唇口蓋裂術後において，どちらの抜管方法が安全面から優位であるかについて，定まった見解はない．

　全身状態は良好であったが，上気道感染直後であり，周術期呼吸関連有害事象の発生が懸念されたため，手術は2ヵ月延期され，1歳時に口蓋形成術が施行されることになった．

　口蓋形成術時，緩徐導入，末梢静脈路確保の後，フェンタニル，ロクロニウムを投与し，経口RAEチューブを用いて気管挿管を施行した．マスク換気，気管挿管ともに問題はなかった．術中はセボフルラン，レミフェンタニルで全身麻酔を維持した．手術は問題なく終了し，覚醒下に手術室で抜管した．抜管後，出血や上気道閉塞は認めなかった．アセトアミノフェン定時点滴静注により術後鎮痛を図った．

参考文献

1) Nargozian C. Paediatr Anaesth 2004；14：53-9.
2) 土佐泰祥. 日本医事新報 2010；4520：65-8.
3) Mirilas P, et al. Int J Pediatr Otorhinolaryngol 2011；75：695-9.
4) Blanton SH, et al. Birth Defects Res A Clin Mol Teratol 2011；91：50-60.
5) Engelhardt T, et al. Plastic and Reconstructive Surgery, A plastic of anesthesia for infants and children 5th edition, Chapter 33. Elsevier 2013, p.697-8.
6) Xue FS, et al. Paediatr Anaesth 2006；16：283-9.
7) Rinaldi PA, et al. Anaesthesia 1993；48：358-9.
8) Rajamani A, et al. Paediatr Anaesth 2007；17：133-9.
9) Feriani G, et al. Cochrane Database Syst Rev 2016；(4)：CD011131.
10) Kishimoto T, et al. J Anesth 2016；30：20-5
11) Cladis FP, et al. Smith's Anesthesia for infants and children 9th edition, Chapter 34. Elsevier, 2017, p853-9.
12) Tobias JD. Paediatr Anaesth 2015；25：9-19.
13) Shi F, et al. J Anesth 2016；30：3-11.

（大嶽 浩司）

9 若年型喉頭乳頭腫
Juvenile laryngeal papillomatosis

症例　1歳女児，身長75.2 cm，体重9.8 kg，正期産。喉頭乳頭腫の疑いで，腫瘍生検と切除を目的とした喉頭微細手術，軟性喉頭・気管支鏡検査が申し込まれた。

　主訴：嗄声，喘鳴

　現症：感冒症状をきっかけに近医を受診した。吸気性喘鳴が強く，クループ症候群の疑いで当院に紹介となった。

　バイタルサイン：HR 130回/分，BP 82/48 mmHg，RR 34回/分，Spo$_2$ 96%（room air），BT 36.8℃。

　呼吸：安静時に喉頭で狭窄音を聴取するが，陥没呼吸は認めない。啼泣すると喘鳴，陥没呼吸が著明となる。

　術前検査：炎症所見は認めず，以前より嗄声を認めておりクループ症候群とは矛盾する点があった。覚醒下に軟性喉頭鏡が施行され，声門付近に乳頭状の腫瘍を認めた。

若年型喉頭乳頭腫の疫学および病態生理

- 再発性・多発性の強い喉頭気管乳頭腫（recurrent respiratory papillomatosis：RRP）の発症には，ヒト乳頭腫ウイルス（human papillomavirus：HPV）が関連している。
- RRPは発症年齢から，若年発症型と成人発症型に分けられる。若年発症型RRPの罹患率は（人口10万対）：0.24-4.3[1,2]である。
- 若年発症型の約2/3は5歳までに診断される[3]。カリフラワーのような形状が特徴の腫瘍であり（図1），確定診断は病理組織学的診断による。
- 線毛上皮と扁平上皮の接合部が好発部位で，軟口蓋鼻腔面，喉頭蓋喉頭正面正中付近，喉頭室の上・下縁，声帯下唇が好発部位となる[4]。
- 米国における集計では，若年型の25%が5回以下の手術で治癒するが，2割程度の患者で40回以上の手術を要していた[5]。

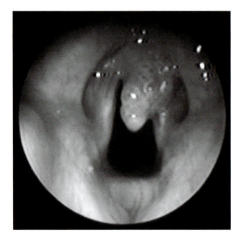

図1　喉頭乳頭腫の軟性喉頭鏡所見
声帯部にカリフラワー様の腫瘍を認める。

- 臨床症状としては嗄声が初発症状である場合も多いが，小児の場合は喘鳴で気づかれることが多く，気管支喘息や気管支炎と診断される場合がある．腫瘍の位置や大きさにより呼吸困難が生じる[2]．

術前評価

- 気道狭窄症状を確認することが重要である．特に初回手術前は，事前に軟性喉頭鏡により観察を行い，腫瘍の位置や大きさを確認しておく．再発性の喉頭乳頭腫では繰り返しの手術が必要となり，患者・家族の心理的負担[2]となる．気道症状と照らし合わせて，抗不安目的の前投薬の使用を考慮する．

術中管理

❶ 麻酔計画

- 大きく分けて，自発呼吸を温存した非挿管下全身麻酔（spontaneous respiration anesthesia：SRA）[6]と，気管挿管を行う方法がある．気管挿管を行った場合，一時的に術野を確保するために適宜チューブを抜管するapneic anesthesia with intermittent ventilationも考慮される．
- 麻酔管理上は気道確保と術野確保の両立が問題となる．気管挿管は腫瘍の部位や大きさにより，通常より細いサイズの気管チューブを選択しなければならない可能性や，気管チューブが術野と競合する可能性を念頭におく．
- 外科的治療としては，鉗子やマイクロデブリッダーによる切除，CO_2レーザーやKTPレーザーなどが挙げられ，これらを単独または組み合わせて治療する．
- わが国では小児に適したサイズのレーザー耐性気管チューブも限られる．高頻度ジェット換気も選択肢として挙げられるが，小児での報告は多くない．

❷ 非挿管下全身麻酔における麻酔維持

- SRAでの喉頭微細手術では調節性に富むプロポフォールと，短時間作動性で直達鏡などの刺激に対応しやすいレミフェンタニルを用いた完全静脈麻酔は投与が確実であり，麻酔管理上有用と考えられる[7]．
- 静脈路確保後プロポフォール10-12 mg/kg/h，レミフェンタニル0.05-0.1 μg/kg/minで開始し，吸入麻酔薬は中止する．この際自発呼吸が消失している場合は，マスク換気を行い自発呼吸の出現を待つ．必要時にはプロポフォールの単回投与や，または維持量を増量する．導入時に静脈路がある場合はプロポフォール2 mg/kg程度で導入後，同様に維持を行う[7]．Malherbeらはプロポフォール12-30 mg/kg/h，レミフェンタニル0.1-0.2 μg/kg/minを初期投与量とし漸減していく方法を報告している[8]．
- SRA時のモニターとして，心電図，非観血的血圧計，パルスオキシメータ，BISモニターを使用する．呼気二酸化炭素濃度のモニタリングは，非挿管下の状況では信頼性が低い．呼吸数，胸郭の動きや心拍数の上昇などに十分配慮する．換気のモニタリングとして胸壁聴診器の使用も考慮する．
- SRA下での喉頭微細手術では，刺激，特に直達鏡による喉頭展開時の喉頭痙攣の予防，対策が必要である．術野への表面麻酔の使用も考慮する．

❸ 術後管理

■ 問題なく手術が終了すればただちに麻酔から覚醒させ，一般病棟で経過観察が可能であることが多い。

DOs & DON'Ts

◆ 腫瘍が徐々に大きくなり症状が重症化する場合には早期の手術を考慮する。
◆ 直達鏡挿入による刺激が強いため，これに耐えうる麻酔深度に調整する。
◆ 気管挿管した際も，腫瘍がチューブ内腔を閉塞する可能性を念頭におく。
◆ レーザー治療中は気道熱傷のリスクを下げるために，可能な限り吸入酸素濃度を下げる。また亜酸化窒素は助燃性があるため使用しない。

Pros & Cons

▶ **若年型喉頭乳頭腫の治療**

インターフェロンなどを用いた補助療法もあるが，現時点で決定的な治療法はない。喉頭機能を温存することを念頭に，頻回な外科的治療を行わざるをえない[9]。

▶ **気道管理**

機械刺激や化学刺激は線毛上皮の扁平上皮化を起こし，病変の進展を引き起こす可能性があるため，気管切開や長期気管挿管は RRP の増悪因子となりうる[10-12]が，こうした気道管理が RRP 増悪の直接的原因かについては議論がある。術中に確実な気道確保が必要な場合，気管挿管を躊躇すべきでない[13,14]。

▶ **喉頭への表面麻酔**

小児において，リドカインによる喉頭痙攣の予防効果に関しては議論がある。表面麻酔と静脈投与はいずれも有効であるというシステマティックレビュー・メタ解析[15,16]も報告されている一方で，表面麻酔が喉頭・気管支痙攣のリスクファクターであったという大規模な前向きコホート研究[17]もある。海外では小児の表面麻酔の極量は 3-4 mg/kg と推奨されているが，議論のあるところである[18]。静脈投与，表面麻酔の効果時間は 10-15 分程度であるため，頻回に投与する場合は総投与量に留意する。

▶ **レーザー治療中の酸素濃度**

Anesthesia patient safety foundation（apsf）は酸素濃度を 30% 以下に保つべきという声明を出しているが，気道熱傷を予防しうる酸素濃度の上限は報告によってさまざまである[19,20]。

症例の経過

術前に末梢静脈路が確保されており，前投薬は投与しなかった。安静時の喘鳴は強くなかったため，プロポフォール2 mg/kgを投与し麻酔導入を行った。マスク換気が可能であることを確認し，プロポフォール10 mg/kg/h，レミフェンタニル0.05 μg/kg/minの持続投与を開始した。まず軟性喉頭鏡を行い，気道が開存していることを再確認した。耳鼻咽喉科医により直達鏡を用いて喉頭展開された。声門上に表面麻酔が行われた後，腫瘍生検，切除が施行された。喉頭展開時や術中に体動を認めた際にはプロポフォール0.5-1.0 mg/kg単回投与を行った。手術はマイクロデブリッダーによる切除とCO_2レーザーによる焼灼術が行われ，約40分で手術は終了した。手術終了後は上気道狭窄症状を認めるものの自発呼吸で呼吸様式は安定しており，手術室を退室した。

参考文献

1) Campisi P, et al. Laryngoscope 2010；120：1233-45.
2) Derkay CS, et al. Laryngoscope 2008；118：1236-47.
3) Strong MS, et al. Ann Otol Rhinol Laryngol 1976；85：508-16.
4) Kashima H, et al. Ann Otol Rhinol Laryngol 1993；102：580-3.
5) Derkay CS, et al. Arch Otolarungol Head Neck Surg 1995；121：1386-91.
6) Goon P, et al. Eur Arch Otorhinolaryngol 2008；265：147-51.
7) 鳥井直子，ほか．麻酔2015；64：524-9.
8) Malherbe, et al. Paediatr Anaesth 2010；20：434-8.
9) 齋藤康一郎，ほか．日耳鼻2014；117：614-30.
10) Kashima H, et al. Otol Rhinol Laryngol 1993；102：580-3.
11) Cole RR, et al. Head Neck 1989；11：226-30.
12) Shapiro AM, et al. Ann Otol Rhinol Laryngol 1996；105：1-5.
13) Li SQ, et al. Paediatr Anaesth 2010；20：1084-91.
14) Lei W, et al. Acta Otolaryngol 2010；130：281-5.
15) Mihara T, et al. Anaesthesia 2014；69：1388-96.
16) Qi X, et al. Sci Rep 2016；6：32308.
17) von Ungern-Sternberg BS, et al. Lancet 2010；376：773-83.
18) Roberts MH, et al. Paediatr Anaesth 2016；26：337-44.
19) Ossoff RH. Laryngoscope 1989；99：1-26.
20) 佐藤雅美，ほか．気管支学2002；24：119-27.

（川村 篤，橘 一也）

10 気道異物
Airway foreign body retrieval

症例 2歳男児，体重12 kg。気管支異物の疑いに対して，緊急異物摘出術が申し込まれた。
現病歴：12時間前に食卓のピーナッツを口にしていたところ，突然のせき込みとともに，一時的に顔色不良となった。その後，次第に増悪傾向にある咳嗽と喘鳴のために救急外来受診。
聴診所見：右呼吸音の減弱
胸部単純X線：明らかな異物陰影は認めず。深吸気・深呼気位での撮影は困難。
最終経口摂取：3時間前にゼリー

気道異物の疫学，症状，診断

■ 好発年齢は3歳以下で，特に1-2歳に多い。この時期は探索欲求が強くなんでも口に入れてしまうのに加えて，十分な嚥下機能や咳嗽反射を獲得していないため気道異物を来しやすい[1]。また，精神発達遅滞児は年齢に関わらず異物誤嚥を繰り返す傾向がある。

■ 異物は食物が多く，特にピーナッツなどの豆類の頻度が高い[2]。

■ 異物の好発部位は異物の種類や大きさにより異なるが，小児では喉頭・気管・左右主気管支が多い[3]。左右の気管支では頻度に差はない[4]。

■ 初発症状として咳嗽（80％）や喘鳴（58％），呼吸困難（28％），嘔吐（17％），チアノーゼ（12％）などがみとめられるが，異物が特定の部位に固定されると軽い咳嗽が残存する程度でいったん無症状になることが多い。この無症状期は，金属のような無機物では長く，食物性異物では短い傾向がある。これに引き続き，異物による気道刺激症状として咳や喘鳴が出現し，反復性もしくは難治性の気道感染を主訴として医療機関を受診し，気道異物の診断に至るケースが多い[4]。

■ 気道異物の典型的な臨床所見は，①喘息様喘鳴，②患側の鼓音の聴取，③患側の呼吸音減弱，であるが，すべて揃っている症例は40％に満たず，診断には詳細な病歴の聴取や画像診断と合わせた総合的な判断が必要となる[5]。

■ 気道異物がX線非透過性であれば，胸部単純X線写真によって診断が可能である。異物がX線透過性の場合でも，異物による気管支の不完全閉塞がチェックバルブ機構となることで呼気が障害され，患側肺の透過性亢進・過膨張の所見から診断が可能である（図1）。特に，縦隔陰影が吸気時に患側に，呼気時に健側に移動するHolzknecht's signが陽性であれば診断されうる。小児においてはX線透過性の食物異物が多いため単純X線写真で診断されることは11％と少なく[2]，また呼吸相に合わせた撮影も困難であるため，Holzknecht's signが陰性であっても異物の存在を否定することはできない。

■ 胸部CTは診断感度100％と非常に有用である。しかし，緊急性や被曝の問題，鎮静が必要な場合に呼吸状態悪化のリスクを考慮したうえで撮影を行うべきである[6]。

■ 意識下喉頭ファイバーは上気道異物の位置の確認や異物による声帯付近の浮腫などを確認できるため術前の検査として有用な場合もあるが，検査の侵襲自体による呼吸状態のさらなる悪化や気道異物の移動を招く可能性がある。

■ 下気道異物の摘出や，気道異物が疑われる症例では診断的治療として硬性気管支鏡または気管支

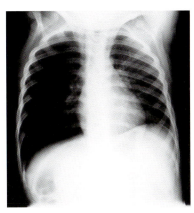

図 1　右気管支異物症例の胸部単純 X 線
右気管支異物を主訴に来院した 2 歳 7 カ月男児の胸部単純 X 線写真。右肺野の透過性亢進，気腫性変化がみられる。

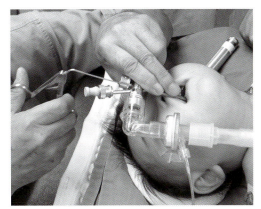

図 2　硬性気管支鏡による異物摘出術の様子
硬性気管支鏡の換気ポートに麻酔回路を接続し麻酔管理を行う。

ファイバー（軟性気管支鏡）による検査が施行される（図 2）。硬性気管支鏡は観察が容易で，摘出用の器具が多岐にわたるため小児領域では頻用されているが，処置中は換気が不十分となる。気管支ファイバーは手技としては簡便で麻酔管理もストレスが少ないが，小児に使用できるファイバー径では摘出器具の選択肢が少ない。

術前評価

■ 術前評価のポイントは，①異物の種類，②誤嚥からの時間，③異物の位置である。

① 異物の種類：気道異物は異物自体による閉塞や局所粘膜に対する物理的刺激のみならず，時間経過とともに異物の化学的変化や組織反応性によりさまざまな傷害をひきおこす。一般的に金属やプラスチックといった無機物は反応性に乏しく長期間経過していても症状が乏しいことが多い。ただし，ボタン電池は誤嚥後 3 時間以降から組織傷害性を持つため，可及的速やかな摘出が求められる。その一方でピーナッツなどの豆類は油脂を多く含むため，油脂が分解された際に生じる遊離脂肪酸が血管内皮細胞を傷害し化学性肺炎を来す。でんぷん質の食物は時間経過ともに浸軟膨張し気道の閉塞が進行する危険がある。鋭利な異物の場合は摘出の際に気道損傷のリスクがある。

② 誤嚥からの時間：誤嚥からの時間の把握は，手術の緊急性の判断のみならず，周術期合併症の予測にも有用である。急性の誤嚥症例の場合，呼吸困難症状が強く窒息のリスクが高い。また異物が固着していないため咳嗽や体動で異物が末梢気道に移動する危険性がある。それに対して，誤嚥から時間が経過している症例では，閉塞以遠の無気肺や気道浮腫，炎症性変化に伴う肉芽形成のため，異物の確認や摘出が困難な可能性や，異物の腐敗や無気肺から引き起こされる感染により麻酔中に呼吸状態が悪化する可能性がある。

③ 異物の位置：異物の位置により完全気道閉塞の危険性や摘出方法が異なる。喉頭など気道の中枢側近くに位置しているほど呼吸困難症状は強く，また麻酔管理中や摘出操作による異物の移動が気道の完全閉塞を来す可能性が高いため，より緊急の対応が必要となる。

■ 気道異物の麻酔では手術の緊急度と術前絶飲食時間のバランスが問題となる。異物が中枢側に近く呼吸状態が不安定な場合は，手術の緊急性が術前絶飲食時間よりも優先される。しかし，誤嚥

から数日は経過している症例や，異物が主気管支以遠にあり現時点で呼吸状態が安定している症例は，6-4-2ルールにのっとった術前絶飲食時間を順守したうえでの準緊急手術としたほうがよい[6]。

術中管理

- 上気道異物の摘出や喉頭ファイバーによる観察の多くは意識下に行われるため，鼻腔や喉頭への局所麻酔が主で，場合によっては静脈麻酔で鎮静を行うこともある。
- 下気道異物に対する摘出術の麻酔は，術者と気道を共有するため，必ず術前に術者と綿密にコミュニケーションをとり，麻酔導入方法や術中換気方法について意見をまとめておく必要がある。

❶ 麻酔導入

- 抗不安目的の麻酔前投薬は，鎮静による上気道閉塞を招く可能性があるため，投与しないほうがよい場合が多い[7]。
- 気道異物が疑われる症例は術前から末梢静脈路が確保されている場合が多い。しかし，小児の場合は末梢静脈路確保による啼泣や体動の結果，異物の移動，呼吸状態の悪化が引き起こされる可能性も考慮し，末梢静脈路を術前には確保しない選択肢も考慮する。
- 麻酔導入は緩徐導入，急速導入のいずれでもよい。しかし，フルストマックが疑われる緊急症例の場合は迅速導入が望ましい[6]。
- 小児麻酔科医への聞き取り調査では，異物が気管分岐部までに存在する場合は自発呼吸を温存した吸入導入を選択する者が多かった[8]。
- 現時点では，麻酔導入方法や異物の最初の位置，気道閉塞の程度と，麻酔導入中の低酸素や心肺停止などの合併症の頻度が相関するという根拠はない[6]。
- 胸部単純X線写真で過膨張の所見がある場合には亜酸化窒素は禁忌である[9]。

❷ 気道確保と麻酔維持

1）麻酔薬の選択（表1）
- 主にセボフルランなどの揮発性吸入麻酔薬による吸入麻酔と，プロポフォールとレミフェンタニルなどによる全静脈麻酔の方法がある（「Pros & Cons」参照）。

2）換気方法（表2）
（1）自発呼吸を温存する場合
　① 利点
　　・硬性気管支鏡の操作中も換気が中断されないため酸素飽和度低下が起こりにくい[6]。
　　・筋弛緩薬を使用しないため自己の吸気努力が温存され気道の完全閉塞が起こりにくい[10]。
　② 欠点
　　・筋弛緩薬を使用しないことで咳や体動が起こり，手術操作が困難となり気道を損傷する可能性がある[6]。
　　・吸入麻酔薬を使用する場合は頻回に麻酔が中断されるため，気道反射を十分に抑制しつつ，十分な自発呼吸機能を温存させ，かつ安定した循環動態を保つような麻酔深度の調節が難しい[6]。

表1　吸入麻酔と全静脈麻酔

	吸入麻酔	全静脈麻酔
麻酔の中断	あり（摘出操作時）	なし
手術室の汚染	あり	なし
喉頭痙攣・息こらえ	少ない	多い
酸素飽和度の低下	起こりにくい	起こりやすい

表2　自発呼吸と調節換気

	自発呼吸	調節換気
換気の中断	なし	あり
咳・体動の可能性	あり	なし（確実な不動化）
喉頭痙攣・息こらえ	多い	少ない
チェックバルブ→気胸	きわめて少ない	まれだが可能性あり
麻酔深度のコントロール	困難	容易
異物移動の可能性	少ない	あり

(2) 調節換気を行う場合

① 利点
- 筋弛緩薬を使用しているため，咳や体動がなく安全で良好な視野を確保して手術を施行でき，術中の喉頭痙攣の頻度も低い[10]。これにより自発呼吸温存下手術と比較して手術時間が短くなる傾向がある[10]。

② 欠点
- 気管支鏡操作の間は無換気となり酸素飽和度の低下を来しやすい[10]。
- 陽圧によって異物がより末梢側に押し込まれることで，換気不全や摘出困難を招く可能性がある[11]。
- 異物がチェックバルブになっている状態で陽圧による調節換気を行うと，閉塞以遠の肺の過膨張を来し，気胸になる危険がある[6]。

■ 自発呼吸を温存する方法，調節換気を行う方法のいずれを選択しても，術中は常に突然の換気不全の可能性を念頭に置く。気管支痙攣，気道浮腫の進行などによって換気不能となる可能性がある。その場合の対処として，浮腫部より末梢に細い径の挿管チューブを留置することを考慮する必要がある。

■ 摘出の過程では，異物による完全気道閉塞の結果としての酸素化・換気不全も考慮する。上気道異物であれば喉頭展開による早急な異物摘出を試みるのも有効である。また，硬性気管支鏡の観察中に発生した場合は，異物をより末梢側の気管支に押し込み，酸素化・換気を確保することも考慮する。

■ 最終的には鉗子で異物を把持し，硬性気管支鏡ごと抜去して摘出する。異物が脆く摘出中に破砕してしまった場合は可能な限りすべての破片の回収に努め，気管内洗浄や吸引を行う。また，異物は一つとは限らないので広い範囲の観察を行う[6]。

■ 近年は気管支ファイバーの発達に伴い，年長児であればラリンジアルマスクや気管挿管チューブで気道確保を行ったうえで，気管支ファイバーのポートから鉗子を挿入して行う異物摘出術も増えてきている。

術後管理

■ 異物摘出後は気管支ファイバーを用いて可能な限り広い範囲を観察し，異物の長期嵌頓による炎症や，摘出時の操作によって出血や気道損傷，喉頭浮腫，気道の攣縮や浮腫などについて評価する。

■ 軽症例では，硬性気管支鏡による異物摘出後はフェイスマスクで補助換気を行いながら麻酔からの覚醒を待つ。

■ 多くの症例は術後の酸素投与と抗生物質の短期間投与により転帰は良好である。しかし，異物を

摘出すれば炎症が改善するというわけではない。術前から無気肺や慢性感染をきたし呼吸機能が低下している症例や長時間手術による中等度以上の喉頭浮腫が懸念される場合は，術後気管挿管下に人工呼吸管理を必要とする場合がある。
- 異物摘出後少なくとも24時間は呼吸状態を厳重に観察するべきである。
- ピーナッツなどの豆類は摘出の際に破砕され，炎症が複数の箇所に波及しやすく，気道浮腫や分泌物増加に伴う二次的な感染や肉芽形成を来す場合がある。
- 喉頭や気道粘膜の浮腫が予想される場合の副腎皮質ステロイドの全身投与については，高いレベルのエビデンスはないが，明らかな気道浮腫の所見を認めた場合に短期間使用する施設が多い[2]。

DOs & DON'Ts

◆ 異物の種類と位置，誤嚥からの時間を把握し，個々の症例に合わせた麻酔計画を立案する。
◆ 重篤な呼吸症状があれば摘出術の緊急性を優先し，その一方，呼吸状態が安定していれば通常の術前絶飲食時間を順守して準緊急的な摘出術を考慮する。
◆ 術式や換気方法について，術前から術者と綿密なコミュニケーションをとる。
◆ 摘出術中は適切な麻酔深度を維持する。
◆ 術後の挿管・人工呼吸管理の継続は必須ではないが，喉頭浮腫や無気肺，感染がある場合は考慮する。

Pros & Cons

▶ 自発呼吸を温存した異物摘出術における吸入麻酔 vs 全静脈麻酔

- 自発呼吸下での異物摘出術においては，吸入麻酔の方が息こらえや喉頭痙攣，酸素飽和度低下の頻度が少なく，より落ち着いた循環動態を維持できると報告されている[12]。硬性気管支鏡挿入中は換気ポートから換気を行うことができるが，鉗子を操作している間は無換気となり，麻酔深度のコントロールが難しい。また，口側のリークが大きいため手術室内の環境汚染も問題となる。
- プロポフォール（200-400 μg/kg/min）とレミフェンタニル（0.05-0.2 μg/kg/min）による全静脈麻酔に加えて声帯への局所浸潤麻酔（リドカイン 1 mg/kg）を追加することで自発呼吸を温存した麻酔管理を行ったという報告もある[13]。息こらえや酸素飽和度の低下が起こりやすいといわれているが，麻酔薬の調節や入念な喉咽頭への局所麻酔の追加などの工夫により安全な麻酔管理は可能と考えられる。全静脈麻酔は換気状態に麻酔深度が左右されないという利点がある（表1）。

▶ 自発呼吸温存 vs 調節換気

- 自発呼吸温存と筋弛緩薬併用の調節換気の優位性について，一定の見解はない。
- 自発呼吸を温存すれば気管支鏡操作時に呼吸の中断がなく，気道の開通性が維持されるため，酸素飽和度の低下は来しにくいが，気道反射を十分に抑制する麻酔深度を維持するのは

難しい．
- 筋弛緩薬を使用した調節換気は，咳や体動のリスクがなく良好な視野を確保でき，麻酔深度の調節も容易だが，陽圧によって異物を押し込むことによる換気不全や閉塞部より末梢側の過膨張から肺損傷を来すリスクがある．

症例の経過

　胸部単純X線で明らかな異物陰影を認めなかったが，ピーナッツ摂取中の窒息エピソードと，増悪する咳嗽と喘鳴，右呼吸音の減弱などから右気管支異物が疑われた．気道症状の増悪，ピーナッツによる局所炎症，ピーナッツ自体の浸軟による高度な気道閉塞の可能性を考慮し，可及的速やかな摘出が必要と考えられた．しかし，呼吸状態は安定していたため，通常の絶飲食時間を順守したうえでの準緊急手術を施行することとし，それまでの間，厳重なモニタリングを行った．

　痛み刺激による啼泣や体動による異物移動，完全気道閉塞の危険性を考慮し，事前に末梢静脈路は確保せず，吸入導入を施行することとした．胸部単純X線で過膨張所見を認めなかったが，進行性の気道狭窄症状を認めたため，亜酸化窒素は使用せず，酸素とセボフルランによる導入を行った．入眠が得られたのちに末梢静脈路を確保し，プロポフォールとレミフェンタニルによる完全静脈麻酔へ移行した．

　喉頭展開を行い，喉頭浮腫の観察を行うと同時にリドカインによる局所浸潤麻酔を施行し，硬性気管支鏡による摘出術を開始した．回収に時間がかかる可能性や気管内洗浄や吸引など侵襲の大きい処置が予想されたため，術者と相談のうえ筋弛緩薬を使用し十分な麻酔深度を保って調節呼吸による管理を行い，異物の除去を行った．

　摘出術後は二次性肺炎の可能性や，気道浮腫進行のリスクを考慮して気管挿管を行い，集中治療室で人工呼吸管理を継続した．副腎皮質ステロイドの全身投与を行い，翌日に右気管支の開存，気管チューブリークがあることを確認したのちに抜管した．

参考文献

1) Salih AM, et al. World J Emerg Med 2016；7：5-12.
2) Fidkowski CW, et al. Anesth Analg 2010；111：1016-25.
3) Baharloo F, et al. Chest 1999；115：1357-62.
4) 香取幸夫，ほか．小児耳 2005；26：67-74.
5) Denny MK, et al. Dis Chest 1968；53：613-6.
6) Zur KB, et al. Paediatr Anaesth 2009；19（Suppl. 1）：109-17.
7) Tan HK, et al. Singapore Med J 2000；41：506-10.
8) Kain ZN, et al. J Clin Anesth 1994；6：28-32.
9) Gregory GA. Pediatric Anesthesia Third Edition. 1990：Churchill. Livingstone.
10) Liu Y, et al. Paediatr Anaesth 2014；24：1023-30.
11) Litman RS, et al. Anesth Analg 2000；91：1389-91.
12) Liao R, et al. Eur J Anaesthesiol 2010；27：930-4.
13) Buu NT, et al. Paediatr Anaesth 2005；15：533.

（有本 祥子，橘 一也）

11 喉頭痙攣
Laryngospasm

症例　1歳女児，体重10 kg。口蓋裂に対する口蓋形成術が予定された。
麻酔・手術歴・既往歴：正期産出生。4ヵ月時に口唇形成術施行。
現病歴：手術予定日の1週間前まで鼻汁と咳嗽を認めた。
家族歴：父，自宅で喫煙。
麻酔導入および術中経過に問題なく，手術終了。口腔内吸引後，覚醒下抜管を試みたが，抜管直後から顔色不良，著明な上気道閉塞を認め，SpO_2が80％まで低下した。

喉頭の解剖と喉頭痙攣の病態生理[1-4]

- 喉頭は，気道反射，嚥下，発声などの機能を有する。
- 喉頭筋には，喉頭軟骨の関節運動に関与する内喉頭筋群と，喉頭の外部から喉頭を支持する外喉頭筋群（舌骨上筋，舌骨下筋，咽頭筋）がある。
- 喉頭の閉鎖や声帯の緊張などに関与する内喉頭筋群は，声帯に対する作用から，①声門閉鎖筋（甲状披裂筋，外側輪状披裂筋，披裂筋），②声門開大筋（後輪状披裂筋），③声帯緊張筋（輪状甲状筋），の3つに分類される。
- 内喉頭筋群の支配神経は，迷走神経から分枝する上喉頭神経（外側枝）および下喉頭神経（反回神経終枝）である。輪状甲状筋以外は，すべて下喉頭神経の支配を受ける。
- 喉頭痙攣は，分泌物，異物，吸入物質などの刺激（下喉頭神経への反復刺激）による反射的な声門閉鎖が惹起され，その声門閉鎖が遷延した状態（声門閉鎖筋の痙攣による）である。

喉頭痙攣の疫学と症状[1,2]

- 成人よりも小児に多い。発生率：1,000症例あたり成人8.7に対して，小児17.4。
- 診断は臨床所見に基づく。
- 喉頭痙攣が発生すると，声門閉鎖のため吸気努力が大きくなり，胸骨上・鎖骨上の陥凹呼吸，シーソー呼吸をみとめる。部分的な声門閉鎖の段階では吸気性喘鳴を聴取しうるが，完全閉鎖では喘鳴が消失し，呼吸音を聴取せず，カプノグラフィーの波形が消失する。
- 胸郭の上下運動があるからといって上気道が開通しているとはかぎらない。
- 喉頭痙攣が改善されない場合，重篤な低酸素血症，陰圧性肺水腫，徐脈，心停止が発生する。喉頭痙攣は，呼吸原性周術期心停止の最多原因である[5]。

喉頭痙攣のリスク因子：患者関連と手術関連[1,2,6]

- 低年齢：喉頭痙攣などの周術期呼吸器関連有害事象（perioperative respiratory adverse event：PRAE）の発生頻度は，患者年齢が1歳高くなるごとに11％減少する。
- 上気道炎：2週間以内の上気道炎罹患は喉頭痙攣の発生を増加させるという報告がある[6]。ただし，上気道炎罹患後いつまで全身麻酔を延期すべきかについては議論がある（第3章参照）。
- 家族歴：気管支喘息やアトピーを有する家族の存在，受動喫煙
- 手術関連：咽頭や喉頭の手術，緊急手術

喉頭痙攣のリスク因子：麻酔関連[1,2,6]

❶ 気道管理物品の選択

- 上気道炎罹患中・後で気道過敏性を有する小児において，非侵襲的な気道管理の選択はPRAEの発生を減少させる可能性がある[7]。マスクがもっとも非侵襲的である。

❷ 麻酔導入

- 吸入導入，静脈導入のいずれがよいかについて，結論はない。
- 小児麻酔の経験が少ない麻酔科医による吸入導入は，導入時の喉頭痙攣の発生を増加させる[6,8]。
- セボフルラン吸入麻酔下とプロポフォール静脈麻酔下で喉頭反射を検討した研究では，静脈麻酔下の方が咳反射や呼気反射が多かった一方，喉頭痙攣や無呼吸は吸入麻酔下の方が多かった[9]。

❸ 麻酔維持

- 麻酔深度が不十分な時に，痛みなどの身体刺激が加わると，喉頭痙攣が誘発される。
- 静脈麻酔と比べて，吸入麻酔による麻酔維持中の方が喉頭痙攣の発生が多かったという報告がある[6]。

喉頭痙攣の予防法[1,2]

- 喉頭痙攣のリスクが高い症例で，38℃以上の発熱，膿性気道分泌物，下気道炎症状（呼気性喘鳴や湿性咳嗽など）などをみとめた場合，非緊急手術であれば手術延期を考慮する。
- 小児麻酔の経験豊富な麻酔科医とともに綿密な麻酔計画をたて，麻酔に臨む。
- 可能な限り非侵襲的な気道管理法を選択する。
- リドカインの局所または静脈投与は予防に効果的な可能性がある[10,11]。
- 抗コリン作用の前投薬は，口腔内分泌物を減少させるが，喉頭痙攣の予防には有効ではない[12]。

喉頭痙攣の対処法（図1）[1,13]

- まずは，口咽頭吸引を行い，気道分泌物や血液などの異物を除去する。
- 100%酸素投与下に，顎先挙上や下顎挙上とともにマスクにより用手的に気道確保し，持続気道陽圧（continuous positive airway pressure：CPAP）をかける。
- 完全閉塞が疑われる場合には，CPAPに加えてマスク換気を行う。ただし，上部消化管への送気（胃膨張）に伴う胃食道逆流の危険性に留意する。
- 気道管理のみで改善しない場合，薬物投与をためらわない[14]。
  (1) 静脈路が確保されている場合：
    ①プロポフォール0.5-1 mg/kg静注：0.25 mg/kgでも有効とする報告もあるが[15]，催眠量以下の少量投与では効果不十分という意見もあり，過少量の投与は推奨されない。すでに徐脈が発生している場合のプロポフォールの効果を疑問視する意見もある[16]。
    ②サクシニルコリン0.5 mg/kg静注：0.1 mg/kgでも有効とする報告もある[17]。徐脈を来す可能性があるので，可能であればアトロピン0.02 mg/kg静注後に投与する。
  (2) 静脈路が確保されていない場合：サクシニルコリン1.5-4 mg/kg筋肉内投与，または，サ

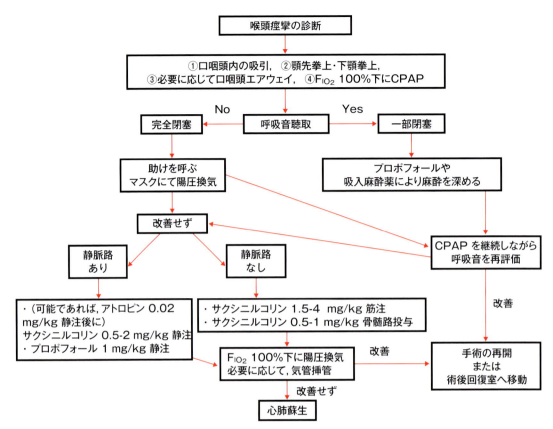

図1 喉頭痙攣の対処法
(Hampson-Evans D, et al. Pediatr Anesth 2008；18：303-7 より改変引用)

クシニルコリン 0.5-1 mg/kg 骨髄路投与。可能であればアトロピン 0.02-0.04 mg/kg 筋肉内投与，または 0.02 mg/kg 骨髄路投与後に投与する。

DOs & DON'Ts

◆ リスクが高い症例に対しては，可能な限り非侵襲的な気道確保法を選択する。
◆ 麻酔導入時や麻酔維持中は，不十分な麻酔深度の時間を最小限とする。
◆ 喉頭痙攣が発生した場合，まずは，①口咽頭の吸引，②顎先挙上や下顎挙上による用手的気道確保，③F_{IO_2} 100%下での CPAP やマスク換気，を行う。
◆ 気道管理で改善しない場合，サクシニルコリンを含めた薬物治療をためらわない。

Pros & Cons

▶ 吸入麻酔薬の選択[1,6,18]

デスフルランはセボフルランやイソフルランと比較して喉頭痙攣の発生率が高かったという

報告[6]がある一方で，声門上器具（supraglottic airway device：SGA）下全身麻酔のメタ解析ではデスフルランとセボフルランの間で喉頭痙攣の発生に有意差をみとめなかった[18]。

▶ 覚醒下抜管 vs. 深麻酔下抜管

上気道炎を有する小児において，SGA群と気管挿管群を比較した研究では，深麻酔下抜去・抜管の場合は気管挿管群のほうが喉頭痙攣の発生率が高かった。しかし，覚醒下抜去・抜管の場合は両群間の喉頭痙攣の発生率に有意差はなかった[19]。一方，覚醒下抜去・抜管の場合，SGA群のほうが気管挿管群よりもPRAEの発生率が高かったという報告もある[6]。

口蓋扁桃・アデノイド摘出術での抜管方法（覚醒下 vs. 深麻酔下）を比較した研究では，喉頭痙攣などの重篤なPRAE発生率に有意差を認めなかった[20,21]。

▶ スガマデクスと喉頭痙攣[22,23]

スガマデクス投与後の喉頭痙攣の報告例がある。

喉頭痙攣と診断し，上級医をコールした後，F_{IO_2} 100%下に用手的に気道確保しながらCPAPを施行した。しかしSp_{O_2} 40%までの低下，徐脈（HR 70回/分）をみとめた。陽圧換気を試みながら，アトロピン0.02 mg/kgとプロポフォール1 mg/kgを静注した。次第に換気が容易となり，両側呼吸音を聴取するようになった。術後回復室へ移動し，覚醒し呼吸状態が落ち着いていることを確認した後，一般病棟に帰室した。

参考文献

1) Orliaguet GA, et al. Anesthesiology 2012；116：458-71.
2) Randall PF, et al. Pediatr Anesth 2008；18：289-96.
3) Coleman L, et al. Chapter 1. Functional anatomy of the airway. In：Hagberg CA, ed. Benumof and Hagberg's airway managemet, 3rd edn. Philadelphia；Elsevir Saunders, 2013：3-20e.
4) Gal TJ. Chapter 42. Airway management. In：Miller RD, ed. Miller's Anesthesia, 6th edn. Philadelphia：Elsevir Churchill Livingstone, 2005：1618.
5) Bhananker SM, et al. Anesth Analg 2007；105：344-50.
6) von Ungern-Sternberg BS, et al. Lancet 2010；376：773-83.
7) Bordet F, et al. Pediatr Anesth 2002；12：762-9.
8) Mamie C, et al. Pediatr Anesth 2004；14：218-24.
9) Oberer C, et al. Anesthesiology 2005；103：1142-8.
10) Mihara T, et al. Anesthesia 2014；69：1388-96.
11) Koc C, et al. Otolaryngolo Head Neck Surg 1998；118：880-2.
12) Tait AR, et al. Anesth Analg 2007；104：265-70.
13) Alalami AA, et al. Pediatr Anesth 2008；18：281-8.
14) Hagenbarth MA, et al. Pediatrics 2008；121：433-43.
15) Nawfal M, et al. Anaesthesia 2002；57：1036.
16) Hampson-Evans D, et al. Pediatr Anesth 2008；18：303-7.
17) Chung DC, et al. Anaesthesia 1993；48：229-30.
18) de Oliveira GS Jr, et al. J Clin Anesth 2013；25：452-8.
19) Rachel Homer J, et al. Pediatr Anesth 2007；17：154-61.
20) von Ungern-Sternberg BS, et al. Eur J Anaesthesiol 2013；30：529-36.
21) Baijal RG, et al. Pediatr Anesth 2015；25：392-9.
22) Chrimes N. Anaesthesia 2016；71：1112.
23) Greenaway S, et al. Anaesthesia 2017；72：412-3.

（金子 友美，小原 崇一郎）

12 気管支痙攣
Bronchospasm

症例　6歳男児，体重16 kg。4歳時に気管支喘息重積発作のために挿管・人工呼吸管理を含めた集中治療を必要とした。現在，気管支喘息に対してステロイド吸入療法を含めた治療を継続中。最終の気管支喘息発作は3週間前で，外来治療のみで軽快した。食物や薬物にアレルギー歴はなく，手術・麻酔歴もなかった。
　今回，急性虫垂炎に対する腹腔鏡下虫垂切除術中に気管支痙攣を来した。

小児気管支喘息と周術期の気管支痙攣

■ 小児気管支喘息は，発作性に起こる気道狭窄によって喘鳴や呼気延長，呼吸困難を繰り返す疾患である。

■ 基本病態は慢性の気道炎症と気道過敏性であり，さまざまな誘発・悪化因子（運動，呼吸器感染症，アレルゲンの吸入，気候の変動など）の作用により気管支平滑筋の収縮や気道粘膜の浮腫，気道分泌亢進による気流制限が生じて喘息症状が起こる[1]。

■ 2歳未満の乳幼児は，小さい気道内径や肺弾性収縮力の低下，少ない気管支平滑筋，粘液分泌腺や杯細胞の過形成，水平な横隔膜による呼吸運動の制限などの解剖・生理学的特徴を有する。このため，喘息症状が発生した場合，その症状は強く，進行が速い[1]。

■ 全身麻酔中における換気困難の原因は，上気道閉塞（狭窄），下気道閉塞（狭窄），肺胞換気障害に分類することができる。下気道閉塞（狭窄）のうち，気管支平滑筋の攣縮による気道閉塞が気管支攣縮である。覚醒時に生じる気管支攣縮が，いわゆる「気管支喘息」である。

■ 周術期の気管支痙攣の発症頻度は1-2%であり[2-4]，さまざまな誘発因子が挙げられる（**表1**）[5,6]。これらの因子をできるだけ回避することがもっとも重要である。

気管支喘息患者に対する術前評価

❶ 既往歴

■ 喘息がコントロールされていない場合は気道過敏性の亢進により気管支攣縮が誘発されやすく，低酸素血症や陽圧換気にともなう気胸の発症など周術期呼吸関連有害事象のリスクが高くなる[2]。そのため術前評価，特に病歴聴取が重要である（**表2**）[1]。

① ステロイドの内服：6週間以内に2週間以上のステロイドの使用があった場合には，副腎不全の発症リスクが高くなるため術前の投与量や手術内容を考慮して周術期のステロイドカバーを考慮する[6,7]。

② $β_2$刺激薬の吸入：発作時の$β_2$刺激薬の吸入頻度が増加傾向にある場合，喘息のコントロールは不良であることが示唆される[5,7]。

③ 喘息発作の程度：最終発作から2週間以内である場合には，気道の過敏性が持続していると考える。発作に対して1ヵ月以内に外来，入院によらず病院での治療を必要とした場合も喘息のコントロールが不良であることが示唆される[5]。

④ その他：最近の上気道感染の既往，気管支攣縮などの周術期呼吸関連有害事象の既往，肥満，

表1　周術期の気管支痙攣の誘発因子

機械的刺激	薬物的刺激
気管挿管	筋弛緩薬（スキサメトニウム，アトラクリウム，ミバクリウム）
気管内吸引	ネオスチグミン
気管チューブ	抗生物質
気道内分泌物	チオペンタール
手術操作（腹腔操作，胸腔操作など）	β遮断薬
	非ステロイド性抗炎症薬
	ラテックス
	プロタミン
	エステル型局所麻酔薬

表2　気管支喘息の重症度分類

重症度	症状
間欠型	1. 年に数回，季節性に咳嗽や軽度喘鳴が出現 2. 時に呼吸困難が生じるが，β_2刺激薬の吸入で短時間に症状が改善
軽症持続型	1. 咳嗽，軽度喘鳴が1回/月以上，1回/週未満 2. 時に呼吸困難を生じるが，短時間に改善し日常生活が障害されることは少ない
中等症持続型	1. 咳嗽，軽度喘鳴が1回/週以上。ただし，毎日は持続しない 2. 時に，中・大発作となり日常生活が障害されることがある
重症持続型	1. 咳嗽，軽度喘鳴が毎日持続する 2. 週に1-2回，中・大発作となり日常生活や睡眠が障害される
最重症持続型	1. 重症持続型に相当する治療を行っていても症状が持続する 2. しばしば夜間の中・大発作で外来受診し，入退院を繰り返し，日常生活が制限される

小発作：軽度喘鳴，陥没呼吸なし～軽度，$SpO_2>95\%$，$PaCO_2<41$ mmHgなど
中発作：喘鳴，陥没呼吸，呼気延長，チアノーゼはなし，呼吸数増加，SpO_2 92-95%，$PaCO_2<41$ mmHgなど
大発作：著明な喘鳴・陥没呼吸，呼気延長，チアノーゼ，呼吸数増加，$SpO_2<92\%$，$PaCO_2$ 41～60 mmHgなど
呼吸不全：喘鳴軽度～消失，著明な陥没呼吸・呼気延長，チアノーゼ，呼吸数不定，$SpO_2<92\%$，$PaCO_2>60$ mmHgなど
（日本小児アレルギー学会：小児気管支治療・管理ガイドライン　2012より改変引用）

家族内喫煙者の存在は，周術期気管支痙攣の発症リスクを上昇させる[2,7]。

❷ 身体的所見

■ 喘鳴や呼吸努力が認められる場合や，咳嗽や鼻汁，咽頭発赤などの上気道感染症状がある場合には周術期の気管支攣縮発症リスクが高い[2]。

❸ 検査所見

■ 呼吸機能検査における1秒率やピークフロー値は喘息コントロールの評価として有用であるが，5歳未満の患者では信頼性が低い[7]。呼吸機能検査は治療の効果判定に有用ではあるが，周術期の気管支攣縮の発症の予測には有用ではない[7]。

■ 好酸球内特異顆粒球中に含有されているeosinophilic cationic protein（ECP）は，種々の刺激により活性化された好酸球から放出され，炎症を惹起する。末梢血や喀痰中のECP測定は，喘息の重症度や治療効果判定に用いられることがある。ECPと周術期の気管支攣縮の発症との関連性が示唆されている[7]。

気管支喘息患者に対する麻酔管理

❶ 前投薬

- 小児喘息患者では**表 1**に挙げた因子以外に術前の強い不安やストレスも喘息発作の誘発に関与する可能性があるため抗不安目的の前投薬の投与や保護者同伴入室を考慮する[7]（第 1 章「術前不安に対する対応」参照）。
- 手術開始直前までのβ_2刺激薬吸入の継続は，気管挿管後の気道抵抗の上昇を予防しうる[5-7]。喘息のコントロールが良好な場合は，手術 1-2 時間前の短時間作用性β_2刺激薬の吸入のみで十分であるが，喘息のコントロールが不良な場合はβ_2刺激薬吸入とステロイド吸入の併用や，経口ステロイド（プレドニゾロン 1 mg/kg/日，最大投与量 60 mg またはデキサメタゾン 0.6 mg/kg/日，最大投与量 16 mg）の手術 3-5 日前からの内服の併用，手術 48 時間前のメチルプレドニゾロン 1 mg/kg 内服の併用を行う。ステロイド内服治療中の患者では，手術 5 日前から内服量の増量を考慮する。喘息の症状をみとめる患者の手術では，β_2刺激薬の持続吸入や静脈内持続投与を考慮する。気管支拡張薬やロイコトリエン受容体拮抗薬を内服している場合は術前まで内服を継続する。

❷ 麻酔導入

- 気道確保に関連した手技（喉頭展開，気管挿管，気管内吸引など）は気管支攣縮を誘発しうる[6]。迷走神経刺激や C 線維の刺激によるサブスタンス P やニューロキニン A などの放出が関与している[7]。気道確保方法については，気管挿管と比較して，フェイスマスクや声門上器具の方が安全とされているが，気管支痙攣を発症した場合には気管挿管されている方が対処しやすい。
- 気管挿管 1-3 分前のリドカイン 1-1.5 mg/kg 静脈内投与は気管挿管手技に伴う気管支攣縮の発症を予防しうる[7]。
- 急速導入の際には導入薬としてはプロポフォールやケタミンの静脈内投与がよい[6,7]。
- 筋弛緩薬の投与が必要である場合は，ヒスタミン遊離作用のないものを使用する[7]。ヒスタミン遊離作用のないロクロニウムやベクロニウム，パンクロニウム，cisatracurium（シスアトラクリウム）は安全に使用可能である。
- 副交感神経亢進にともなう気管支痙攣の発症予防にアトロピン投与を考慮する。

❸ 麻酔維持

- 気管支痙攣は浅麻酔の状態で発症することが多い。
- セボフルランやイソフルランには気管支拡張作用があるが，デスフルランは気道過敏性の亢進した患者では気道抵抗を増加させる[5-7]。
- プロポフォールやケタミンにも気管支拡張作用がある[6,7]。
- モルヒネはヒスタミン遊離作用があるとされているため，喘息患者での使用は避けられる傾向にある[6,7]。一方，フェンタニルやレミフェンタニルはヒスタミン遊離作用が弱く，喘息患者で使用しやすい。ただし，フェンタニルやレミフェンタニルでは咳嗽反射を誘発しやすく，それに引き続き気管支痙攣が誘発されることもある。
- 術後疼痛は気管支攣縮を誘発する因子であるため，区域麻酔や創部の局所浸潤麻酔を併用し積極

- 的に術後鎮痛を図る。
- 人工呼吸管理では、気道抵抗の増加にともなう呼気延長によるエアートラッピングを避けるために十分な呼気時間を設定する[6]。気管吸引は深麻酔下に行う[6,7]。
- 術中に気管支痙攣を発症した場合には、気道内圧の上昇や呼気延長を認め、喘鳴を聴取するようになる。
- まず100％酸素による手動換気を行い、吸入麻酔薬を使用中であればその濃度を上昇させる。改善が得られない場合、β_2刺激薬の吸入を行う[5-7]。吸入には定量噴霧式ネブライザー（metered dose inhaler：MDI）を使用し、人工呼吸器回路用スペーサーを用いて通常よりも多めの量を投与する[6]。コルチコステロイド（ヒドロコルチゾン4 mg/kg）は、抗炎症作用やβ刺激薬の増強作用を介して気管支拡張作用を有するが作用発現が遅い[6]。マグネシウム25-75 mg/kgを20分以上かけて投与することも有用である[6,7]。気管支痙攣が重度の場合には、アドレナリン1-10 μg/kgの静注を行う[7]。

❹ 抜管時

- 抜管の刺激も気管支痙攣を誘発しうる。
- 口腔内吸引や気管内吸引は深麻酔下に行う[6]。
- 筋弛緩拮抗薬の投与時には、抗コリンエステラーゼ薬投与は気道分泌物の増加や気道過敏性の亢進を来す危険性がある。
- 呼吸音の低下や喘鳴の減弱を認める場合、十分な酸素投与下でも低酸素血症を認める場合、高二酸化炭素血症を認める場合などでは術後挿管・人工呼吸管理継続を考慮する。

気管支喘息患者に対する術後管理

- 術後痛は気管支攣縮を誘発する因子であるため、区域麻酔や局所浸潤麻酔などを用いた積極的な鎮痛を心掛ける。
- 軽度から中等度の疼痛に対してはアセトアミノフェンが使用されることがあるが、アスピリンに過敏性のある場合には使用を避ける[6,7]。ジクロフェナクは喘息患者にも安全使用できるという報告もあるが、喘息患者でのジクロフェナクの使用は推奨されていない[6,7]。
- オピオイドを用いた患者自己調節性疼痛管理（patient-controlled analgesia：PCA）の使用を考慮する場合、モルヒネによるヒスタミン遊離作用に注意する。
- 回復室にてネブライザーによるβ_2刺激薬の吸入（生理食塩水2 mlまたはクロモグリク酸ナトリウム吸入薬2 mlにサルブタモールまたはプロカテロールを乳幼児0.1-0.3 ml、学童以上0.3-0.5 mlを混ぜたもの）を行うのもよい[1]。
- 術前から吸入や内服による治療を行っている場合には速やかに再開する。
- ストレスの軽減に努めるような環境整備も気管支痙攣の予防に有用である。

DOs & DON'Ts

◆ 術前評価にて気管支喘息の重症度を適切に把握し、重症例やコントロール不良例では手術の延期を考慮する。

- 手術当日も β_2 刺激薬の吸入や気管支拡張薬の内服を継続させる。
- 周術期の気管支痙攣は麻酔導入時にもっとも発症しやすい。発症リスクが高い症例の気道操作は十分な麻酔深度のもとで行う。
- 気管支痙攣を誘発しやすい薬物はできるだけ使用しない。
- 術後疼痛は気管支攣縮を誘発する因子であるため，区域麻酔や局所浸潤麻酔などを用いた積極的な鎮痛を心掛ける。軽度から中等度の疼痛に対してはアセトアミノフェンが使用されるが，アスピリンに対して過敏性のある場合には使用を避ける。ジクロフェナクの使用は推奨されない。
- 術後も β_2 刺激薬の吸入や気管支拡張薬の内服を継続する。

Pros & Cons

▶ セボフルランとプロポフォール

揮発性麻酔薬が気管支拡張作用を有していることは知られているが，小児麻酔でもっとも使用されているセボフルランに関しては議論が分かれている。Rookeらは，喘息のない成人患者において 1.1 MAC のセボフルランは 1.1 MAC のイソフルランやハロタンよりも気管挿管後の気道抵抗を低下させることを示した[8]。一方，Habre らは，小児でセボフルラン 1.2 MAC 下での呼吸機能を測定し，非喘息患者では認められなかった気道抵抗の上昇が，軽症から中等症の喘息患者において認められたことを示した[9]。ただし，この気道抵抗の上昇は周術期呼吸器合併症とは無関係で，1.7 MAC のセボフルランでは喘息患者でも非喘息患者でも気道抵抗は低下した。また，動物実験ではセボフランは末梢肺組織の変性や炎症性メディエータの増加を認める[10,11]。

プロポフォールには気管支収縮作用が少ないと考えられているが，Habre らは小児において喘息患者と非喘息患者でプロポフォール麻酔中の呼吸機能を比較し，両群で有意差を認めないことを示した[12]。動物実験でもプロポフォールは中枢気道の拡張と肺のインピーダンスを減少させる[13]。しかし，いずれの麻酔薬が喘息患者に対しより安全に使用できるのかを示した高いレベルのエビデンスはない。

▶ オピオイドの使用

オピオイドにはヒスタミン遊離作用があるとされるが，気道過敏性のある患者においても一般的には安全に使用できると考えられる[5]。また，一般的にはヒスタミン遊離作用の少ないフェンタニルが周術期には好んで用いられるが，オピオイドを用いた PCA においてモルヒネを用いても特に問題とならないという意見もある[14]。

▶ アミノフィリン点滴静注[1]

気管支喘息重積発作に対するアミノフィリン点滴静注は，最近では使用される機会が減っている。アミノフィリンの有効域が非常に狭く（中毒域：20 μg/ml 以上，に対して治療域：10-

20 μg/ml），中毒時の痙攣が難治性であることが問題とされてきた．とりわけ，痙攣既往患者や中枢神経系疾患合併患者での使用は推奨されず，発熱を伴う乳幼児では慎重な判断を要する．

　最終発作は3週間前であるが，日ごろからステロイド吸入をはじめとした治療を行っているにもかかわらず外来通院を要する発作であった．そのため，気道の過敏性は亢進していると考えた方がよいが，緊急手術であるため手術をキャンセルすることはできなかった．

　麻酔はアトロピン（0.1 mg/kg），フェンタニル（2 μg/kg），プロポフォール（2 mg/kg），ロクロニウム（1 mg/kg）で迅速導入を行い，カフ付き5 mmの気管チューブを用いて気管挿管を行った．カフ圧を測定せずにカフを膨らませた．

　麻酔維持はセボフルランとレミフェンタニルを用いて行った．気腹開始とともに心拍数の上昇および気道内圧の上昇，カプノグラフィーでは呼気の延長を認めた．聴診上では著明な喘鳴を認めた．気管支痙攣を発症したと判断し，セボフルラン濃度を上げて100％酸素にて手動換気を行った．次第に気道内圧は低下し喘鳴も軽減してきたが，短時間作用性β_2刺激薬の吸入も行った．カフ圧計にてカフ圧を計測すると35 cmH_2Oであったため，カフ圧が15 cmH_2Oとなるようにカフを調節した．呼吸状態が安定したところでレミフェンタニルの濃度を上げて手術を再開した．以後，手術経過に問題はなく，術後疼痛対策として術中にフェンタニルを適宜静脈内投与するとともに手術終了前にアセトアミノフェン（15 mg/kg）を15分かけて静脈内投与し，創部には局所麻酔を行った．

　手術終了後，筋弛緩はスガマデクスにて拮抗し，十分な自発呼吸が認められた後に深麻酔下に抜管．リカバリーにて呼吸状態を観察し，完全覚醒後に病棟へ戻った．

　術後はパルスオキシメータを翌朝まで装着し，術前に行っていた吸入を再開した．特記すべきイベントを認めなかった．

参考文献

1) 日本小児アレルギー学会．小児気管支治療・管理ガイドライン　2012．濱崎雄平，他監修，協和企画：東京，2012．
2) von Ungern-Sternberg BS, et al. Lancet 2010；376：773-83.
3) Oofuvong M, et al. BMC Anesthesiol 2014；14：13.
4) Cheney FW, et al. Anesthesiology 1991；75：932-9.
5) Burburan SM, et al. Minerva Anestesiol 2007；73：357-65.
6) Woods BD, et al. Br J Anaesth 2009；103（Suppl 1）：i57-65.
7) Dones F, et al. Pediatric Reports 2012；4：e19.
8) Rooke GA, et al. Anesthesiology 1997；86：1294-9.
9) Habre W, et al. Anesth Analg 1999；89：1177-81.
10) Correa FC, et al. J Appl Physiol 2001；91：803-10.
11) Takala RS, et al. Acta Anaesthesiol Scand 2004；48：40-5.
12) Harbre W, et al. Br J Anaesth 1996；77：739-43.
13) Peratoner A, et al. Br J Anaesth 2004；92：737-40.
14) More Case Presentations in Pediatric Anaesthesia & Intensive Care. Morton NS, et al. Butterworth-Heinemann：Oxford，2000．

（遠山 悟史）

13 困難気道
Difficult airway

症例 2歳女児，体重12kg。上腕骨顆上骨折に対して，観血的整復術（腹臥位）が予定された。骨変位が大きいため，整形外科医は可及的速やかな手術を希望している。
　既往歴：トリーチャー・コリンズ症候群（Treacher Collins syndrome）のほか，特記事項なし。
　過去の鎮静・麻酔歴：なし。

小児の困難気道

- 困難気道とは，一般的な訓練を受けた麻酔科医が，マスク換気困難か気管挿管困難，またはその両者を経験する臨床的な状況である。現在では，声門上器具（supraglottic airway device：SGA）使用困難も含めるべきとする意見もある。
- 小児における困難気道の頻度はマスク換気困難が2.8-6.6%，予期せぬ気管挿管困難は0.15-1.4%と報告されている[1]。成人と比べてその頻度は低いが，選択できるデバイスや麻酔方法は成人と比べて制限され，気道確保困難に陥った場合には短時間で重篤な低酸素血症が生じる。

❶ 困難気道が予測される先天的解剖学的異常

- 各疾患・症候群の解剖学的特徴から，マスク換気困難や気管挿管困難，またはその両者が困難であるかを予測し，SGAや外科的気道確保を含めた気道管理戦略を立てる。

1) **下顎低形成：ピエール・ロバン（Pierre Robin）症候群，トリーチャー・コリンズ症候群**
    - 口腔内容積が小さく，下顎の可動域も小さいため，上気道閉塞が起こりやすく，マスク換気，喉頭展開ともに困難な場合が多い。
    - SGAは有用である。体重から推測されるサイズよりも小さいものがよりフィットする。
    - 口蓋裂の合併は喉頭展開をより困難にする可能性がある。
    - ピエール・ロバン症候群では下顎の成長により年長児になるほど上気道閉塞性の改善が見込めるが，トリーチャー・コリンズ症候群では年長児，成人でも気道確保が困難な場合が多い。

2) **中顔面低形成：アペール（Apert）症候群，クルーゾン（Crouzon）症候群，ファイファー（Pfeiffer）症候群**
    - 鼻気道が狭く，マスク換気が困難な場合が多い。
    - 重症の閉塞性睡眠時無呼吸（obstructive sleep apnea：OSA）を合併している場合が多い。
    - 狭頭症のために気道確保に適した頭位が取りづらい場合がある。
    - 喉頭展開や気管挿管は困難でない症例が多い。

3) **顔面左右非対称：ゴールデンハー（Goldenhar）症候群**
    - 左右非対称な下顎低形成のため，マスクやSGAのフィット，喉頭展開操作が難しい。

4) **頸部の可動異常：クリッペル・フェイル（Klippel-Feil）症候群，ダウン症候群，ムコ多糖症**
    - 頸部の可動制限や不安定頸椎により，マスク換気や喉頭展開に適した頭位を取ることが難しい。

5) 巨舌：ベックウィズ・ヴィーデマン（Beckwith-Wiedemann）症候群，ダウン症候群，ムコ多糖症
   - マスク換気困難や喉頭展開操作が困難な場合がある。
   - 下顎の発達が正常であれば，SGAのサイズ選択は体重に基づいてよい。ただし，ダウン症候群では下顎低形成による相対的巨舌のため，SGAのサイズ選択が難しい場合がある。
6) 小口：フリーマン・シェルドン（Freeman-Sheldon）症候群
   - 喉頭展開やSGA挿入が困難な場合がある。

❷ 精神的未熟さと成長

■ 成人と異なり，小児では患者の協力を得て意識下挿管を行うことは難しく，困難気道症例に対する強制的な麻酔導入や意識下挿管はむしろ危険である。したがって，たとえ困難気道が予測されていたとしても，鎮静や全身麻酔の導入後に気道確保を選択せざるを得ない場合が多い。
■ 麻酔導入の成功体験は小児患者に自信を与え，精神的成長との相乗効果によって患者の協力を引き出せるようになり，その後の困難気道管理がより安全になる可能性がある。

小児の困難気道管理に関するガイドライン

■ APAGBI（Association of Paediatric Anaesthesiologists of Great Britain and Ireland）およびDAS（Difficult Aierway Society）は小児（1-8歳）の困難気道に関するガイドラインを公表している[2]。
■ JSA（日本麻酔科学会）気道管理ガイドラインは，気道デバイスの選択などについて自由度が高く，かつシンプルなアルゴリズムとなっており，小児の困難気道管理にも適用できる可能性がある[3]。

困難気道症例の周術期気道管理

❶ 術前評価と気道確保戦略

1) 理学所見
   - 開口，下顎の大きさと前方への可動性，頸部の可動性，扁桃肥大の程度，呼吸様式（吸気時喘鳴，陥没呼吸はないか），気道分泌物や気道感染の有無に注意して診察する。
2) 夜間オキシメトリー検査
   - 困難気道が予測される先天性症候群には解剖学的理由のためにOSA合併を認める場合が多い[4]。
   - 夜間オキシメトリー検査における低酸素イベントの頻度や最低SpO_2値からOSA重症度と周術期リスクをある程度評価することが可能である（第6章参照）。
   - 術前の睡眠時SpO_2についての情報は，前投薬の適応決定や術後管理にも有用である。
3) 画像検査
   - 頭頸部の側面X線画像により，下顎の位置，オトガイ甲状切痕距離等の計測，アデノイドや扁桃肥大の評価が可能である[5]。
   - CT検査ではより詳細な解剖学的評価ができ，気道確保デバイスの選択や外科的気道確保の術前評価に有用である[6]。

4）気道確保デバイスの準備
① マスク：特に顎顔面形態異常症例では，もっともフィットするマスクを準備する。
② エアウェイ：適切なサイズの選択が重要である。
③ SGA
・困難気道症例での有効性の報告が多く，現行のほぼすべてのガイドラインで推奨されている[7]。
・困難気道症例では，気管挿管のための導管としての使用も想定して，SGA を通して気管挿管が可能な SGA を選択する[8]。
・下顎低形成があると，体重に基づくサイズ選択ではフィットしない可能性が高いため，小さめのサイズも必ず準備する。
・マスク換気困難では高い陽圧によって胃にガスが充満し，換気と酸素化がさらに悪化するため，胃管挿入孔を有する第 2 世代の SGA を選択する。
④ ビデオ喉頭鏡
・ビデオ喉頭鏡の進化と普及によって，小児でも気管挿管困難の頻度は低下している[9]。
・喉頭展開視野をチームで共有できることは，困難気道管理戦略上のメリットも大きい。
・ビデオ喉頭鏡にもラーニングカーブがあることを認識し，普段からトレーニングしておく。挿管初心者にとって，ビデオ喉頭鏡と直視型喉頭鏡を比較しても初期の挿管成功率には差がないが，トレーニング後の成功率と技術定着率はビデオ喉頭鏡の方がよかった。一方，挿管熟練者では直視型喉頭鏡の方が短時間で気管挿管できていた[10]。
・困難気道の解剖学的メカニズムにフィットするビデオ喉頭鏡が選択できるよう，それぞれの特徴を知っておく。
・ガムエラスティックブジーやファイバースコープとの組み合わせも有効である。
⑤ 細径気管支ファイバー
・高度の開口制限症例での使用や経口・経鼻双方の経路で使用が可能で，小児困難気道での有用性は高い[11]。
・SGA を導管として気管挿管する際にも使用が可能である。
⑥ チューブエクスチェンジャー：困難気道症例において気管チューブの交換が必要な場合，いったん確保された気道を失うことは重篤な合併症に繋がる可能性があるため，チューブエクスチェンジャーを併用して慎重に行う。

5）外科的気道確保
・小児症例での麻酔科医による外科的気道確保の成功率は低い[12,13]。
・術前評価で困難気道が予測される場合や，術前検査が十分に行えない緊急症例では，小児の気管切開に精通した外科医や耳鼻咽喉科医に待機を依頼する。

6）全身麻酔の回避
・年少児以下では意識下に区域麻酔を行い術中維持することは難しいが，年長児の困難気道症例では区域麻酔による管理を考慮してもよい。

❷ 術中管理

1）導入時不安軽減
・導入時に患児を啼泣させると気道分泌物が増加し，導入前の酸素化が困難となる。
・ディストラクションなどの不安軽減努力を考慮する（第 1 章参照）。

- 抗不安目的の前投薬の使用も考慮してもよいが，重症 OSA 合併症例などではより慎重な適応判断と監視体制が求められる。

2）導入前酸素化の工夫
- マスクに対する拒絶が強い場合，ネーザルハイフローを用いて導入前酸素化を行う方法がある。マスクと比較して受入れが良く，持続気道陽圧呼吸（continuous positive airway pressure：CPAP）効果による自発呼吸中の気道開通維持や換気量維持効果が期待できる[14]。

3）麻酔導入
① 静脈導入
- 導入直後からマスク換気に最適な頭部後屈，オトガイ挙上，開口といった手技を施行することが可能で，導入中の有害気道反射を抑制できる。
- 十分な導入前酸素化を可能にする注意と工夫が必要である。
- リドカインの先行静脈投与は，気道反射の抑制と同時にプロポフォールの血管痛予防にも有効であるとする意見もある。

② 吸入導入
- 自発呼吸を温存した気道確保戦略を遂行する場合にはメリットがあるが，中途半端な麻酔深度では，咳嗽や喉頭痙攣等の有害気道反射や誤嚥が生じる可能性がある。
- 気道閉塞時の呼吸努力増加は，気道閉塞を更に増悪させるので，5-10 cmH$_2$O 程度の CPAP 併用が望ましい。ただし，自発呼吸が消失した後のマスク換気を保証するものではない。

③ マスク換気
- 小児においても両手法によるマスク換気は片手法より有効である。
- 困難気道が予測される症例では，最初から両手法で呼気終末陽圧（positive end-expiratory pressure：PEEP）を併用したマスク換気を行う。

④ マスク換気が容易な場合
- 挿管操作の反復は浮腫や出血を引き起こし，マスク換気すら困難な状況に陥る原因となる。
- 3 回以上の挿管操作は合併症を増加させる[15]。

⑤ マスク換気が困難な場合
- ただちに気管挿管操作に移行するという選択肢はあるが，挿管に失敗した場合，より重篤な低酸素血症や合併症を引き起こしうる。そのため，気道管理に熟達した者が，より高い成功率が見込まれる気道デバイスを用いて施行すべきである。
- たとえビデオ喉頭鏡による気管挿管が可能な困難気道症例でも，マスク換気困難からの挿管操作を SGA でブリッジすることで酸素化を十分維持しながら気道管理を進めることができる。また，SGA を導管として気管支ファイバーを用いて気管挿管することも可能である。

4）抜管計画と術後管理
- 術後管理体制も含めた様々な危険因子を考慮して計画をたて，チームで共有する。
- 気管挿管操作によって上気道の浮腫が高度になると，抜管後の再気道確保はさらに困難となる。
- 抜管の実施は，麻酔導入時と同レベルのバックアップ体制で臨む。

DOs & DON'Ts

- 顎顔面形態異常症例では，以前の気道確保時には認められなかった問題が成長とともに新たに生じている場合があるため，同一患者でも気道評価は麻酔・手術ごとに行う。
- 以前の麻酔記録は参考にすべきであるが，問題がなかった旨の過信しない。
- 困難気道が予測される症例に気道感染や喘息，閉塞性睡眠時無呼吸などが併存すると，周術期呼吸関連有害事象の危険性が高まる。待機手術の場合，治療の優先順位や手術時期も考慮し，適切な手術時期を検討する。
- 困難気道管理の現場では，現況と次に進もうとするステップの計画をチームで共有する。

Pros & Cons

▶ 意識下挿管

小児での意識下挿管は困難な場合が多い。ただし，顎低形成の新生児に対して，覚醒下にSGAを挿入して気道確保し，さらにこれを導管とした気管挿管に成功した報告がある[16]。

▶ 筋弛緩薬

小児の困難気道症例での筋弛緩薬の使用は賛否が分かれる。1-5歳を対象とした前向き研究では，筋弛緩薬の投与はマスク換気困難を改善したと報告しているが，筋弛緩の使用がマスク換気困難のリスク因子であったとの報告もある[15,17]。困難気道管理では，スガマデクスによるロクロニウムの緊急拮抗の準備も考慮する。

術前診察で，下顎の前方移動制限と開口制限を認めた（気道確保，喉頭展開困難の可能性），また，睡眠検査歴はないが，日常的ないびきがあり横向きやうつ伏せで眠ることが多いとの情報を得た（OSA合併，マスク換気困難の可能性）。

耳鼻科医にスタンバイしてもらったうえで，末梢静脈路を事前に確保し手術室入室。前投薬は使用せず，ディストラクションによる不安軽減とマスクによる酸素化を行いながらアトロピン0.15 mg，静注，リドカイン15 mg，プロポフォール35 mg，ロクロニウム15 mg静脈投与により全身麻酔導入。マスク換気は最初から両手法で麻酔器の人工呼吸（PEEP 5，PIP 15）を用いて行った。呼気二酸化炭素波形は確認できたが，換気はやや困難（JSA換気状態V2）（図1）で，腹部が膨満するにつれてさらに換気が難しくなった。準備していた第2世代（注入式カフ，アングルタイプ）の声門上器具を挿入したところ，換気は改善した（JSA換気状態V1）（図1）。胃管用ポートから胃管を挿入し，呼気酸素濃度が90％以上となるまで酸素化した後，気管支ファイバーを用いて声門上器具を導管として気管チューブを挿管。腹臥位手術のため，エクスチェンジャーを併用して声門上器具を抜去した。吸入麻酔とフェンタニル，腕神経叢ブロックを併用して麻酔を維持した。声門上器具による気道確保に初回で成功していたこと，カフリーク圧が10 cmH$_2$O

	麻酔施行者が最大限に努力をして換気を行った場合		
換気状態の表現方法	V1	V2	V3
換気の状態	正常	正常ではない	異常
気道確保の難易度	容易	困難	不可能
重篤な低酸素血症へ進展する可能性	なし	通常はない	あり
重篤な高二酸化炭素血症へ進展する可能性	なし	あり	あり
期待できる1回換気量	5 mL/kg 以上	2〜5 mL/kg	2 mL/kg 以下
カプノグラムの波形	第Ⅲ相まで	第Ⅲ相欠落	なし
典型的なカプノグラムの波形	INSP Ⅰ Ⅱ Ⅲ	INSP	INSP

図1 換気状態の3段階評価分類とそれらの臨床的解釈
〔日本麻酔科学会気道管理ガイドライン2014（日本語訳）（http://www.anesth.or.jp/guide/）より引用〕

（流量6 L/min），PACU/ICUでの術後管理が可能であることを考慮し，手術室で抜管する方針とした．導入時に使用した気道確保デバイスをスタンバイしたうえで，TOF比100％，呼吸数10回/分，自発開眼を確認して覚醒下抜管した．抜管後の上気道閉塞に対して，ネーザルハイフロー（40 L/min，F$_{IO_2}$：40％）を導入したところ，上気道閉塞が改善した．ICU入室後，周術期呼吸関連有害事象の危険性が高いことをチームで共有し，緊急時の気道確保計画を確認した．ネーザルハイフローは術翌日朝まで継続した．

参考文献

1) Russo SG, et al. Curr Opin Anaesthesiol 2015；28：321-6.
2) Difficult Airway Society. Paediatric Difficult Airway Guidelines. https://www.das.uk.com/guidelines/paediatric-difficult-airway-guidelines（2017年9月閲覧）
3) 日本麻酔科学会気道管理ガイドライン2014（日本語訳）．http://www.anesth.or.jp/guide/．（2017年9月閲覧）
4) Mitsukawa N, et al. J Craniofac Surg 2007；18：948-53.
5) Aggarwal A, et al. J Anesth Clin Res 2012；3：256.
6) Lee VS, et al. JAMA Otolaryngol Head Neck Surg 2016；142：750-7.
7) Jagannathan N, et al. Br J Anaesth 2014；112：742-8.
8) Jagannathan N, et al. Pediatr Anesth 2011；21：422-7.
9) Karsli C, et al. Anaesthesia 2010；65：353-7.
10) Herbstreit F, et al. Anesth Analg 2011；113：586-90.
11) Walker RW, et al. Pediatr Anesth 2009；19（Suppl. 1）：77-87.
12) Stacey J, et al. Pediatr Anesth 2012；22：1155-8.
13) Holm-Knudsen RJ, et al. Paediatr Anaesth 2012；22：1159-65.
14) Humphyreys S, et al. Paediatr Anaesth 2017；27：616-20.
15) Fiadjoe JE, et al. Lancet Respir Med 2016；4：37-48.
16) Asai T, et al. Pediatr Anesth 2008；18：77-80.
17) Valois-Gomez T, et al. Paediatr Anaesth 2013；23：920-6.

（北村 祐司）

14 喉頭蓋炎
Epiglottitis

症例 4歳男児，体重15kg。急性喉頭蓋炎の疑いのため，救急診療科から手術室での気道確保の依頼があった。

現病歴：6時間前から咽頭痛を訴え，経口摂取を嫌がるようになった。次第に吸気性喘鳴とともに呼吸困難感が出現した。

バイタルサイン：HR 150回/分，RR 40回/分，SpO_2 93%（口元酸素6L/分吹き流し下），BT 39.5℃

臨床症状：臥位になろうとせず，保護者の膝の上でぐったりとしている。呼吸困難感と顔面紅潮，流涎，鼻翼呼吸，陥没呼吸，著明な吸気性喘鳴を認める。咳嗽は認めない。

喉頭蓋炎の疫学と病態・病因[1,2]

■ 喉頭蓋炎〔または声門上炎（suproglotittis）〕とは，主に感染によって喉頭蓋およびその周辺組織に進行性の腫脹を来し，上気道閉塞が生じる疾患である。

■ 喉頭蓋炎の本態は喉頭蓋粘膜下組織の蜂窩織炎である。喉頭蓋は，疎性結合組織である喉頭前間隙と傍声門間隙に囲まれているため炎症が波及しやすい。炎症は喉頭蓋のみでなく披裂部や披裂喉頭蓋ヒダへも波及する。喉頭内腔が狭窄することで上気道閉塞，呼吸困難が生じる[3]。

■ 小児では成人よりも粘膜下組織が疎であるため，炎症に伴う浮腫が高度になりやすく，気道狭窄の進行が早い[3]。

■ 喉頭蓋炎は発症機序によって，感染性と非感染性に大別される。

■ 感染性喉頭蓋炎の原因としては，b型インフルエンザ菌（*Haemophilus influenzae* type b：Hib）がもっとも頻度が高い。その他の原因として，細菌としてはその他の型のインフルエンザ菌，肺炎球菌，黄色ブドウ球菌，β溶血性連鎖球菌，ウイルス（1型単純ヘルペスウイルス，水痘・帯状疱疹ウイルスなど），真菌（カンジダ）などが報告されている。

■ 非感染性喉頭蓋炎の原因としては，異物による外傷，吸入熱傷，薬物の吸引による化学熱傷，移植後リンパ増殖性疾患や移植片対宿主病におけるリンパ増殖などがある。

■ Hibワクチンの導入により，喉頭蓋炎の疫学に二つの変化がみられている。
① 罹患率の低下
・米国では，Hibワクチン導入後，喉頭蓋炎の罹患率が，5歳未満小児人口10万人あたり5人/年から0.6-0.8人/年へ低下した[4]。
・一方，成人の罹患率は，人口10万人あたり0.88人/年から3.1人/年に上昇している[5]。
② 小児における好発年齢の上昇
・Hibワクチン導入前の小児喉頭蓋炎の好発年齢は2-8歳で，3歳にピークが認められていたが，ワクチン導入後は好発年齢のピークが6-12歳に移動している[6]。

■ 日本での喉頭蓋炎の正確な罹患率は不明であるが，Hibワクチン導入（2010年から使用可，2013年4月から定期接種化）前の調査によると5歳未満小児人口10万人あたり3.2人/年であった[7]ものが低下傾向にある。しかし，b型以外のインフルエンザ菌による侵襲性感染症の報告が散見されるようになってきている[8]。

- 喉頭蓋炎の罹患リスク因子：小児では，Hibワクチンの未接種や不完全接種，免疫不全が挙げられる．成人では，さまざまな疾患（高血圧，糖尿病，薬物中毒，免疫不全など）と関連がある．

小児における喉頭蓋炎の臨床症状[1,2]

- 突然の発熱，強い咽頭痛で発症し，24時間以内（多くは12時間以内）に3Dsといわれる嚥下困難（dysphagia），流涎（drooling），呼吸困難（distress）を認めるようになる．
- 声門周囲の炎症・腫脹から発語が困難となり，声色が変化し，こもった声になる．患児は不安な表情とともに，ぐったりとした状態（"toxic" appearance）を呈する．
- 気道の開存を維持するために，自力で坐位がとれる年齢であれば横たわるのを嫌がり，上肢を支えに前傾位をとり，頸部を進展，下顎を前方に突出させ（sniffing position），咽頭腔を拡げようとする体位〔三脚位（tripod position）〕をとるようになる．
- 喉頭蓋炎では，クループ〔または急性声門下喉頭炎（acute subglottic laryngitis）〕に特徴的な嗄声や犬吠様咳嗽は通常は認められない[9]．
- 咽頭痛や嚥下痛，発熱，こもった発声が多い成人と比べて，小児では呼吸困難や吸気性喘鳴が多い．
- 喉頭蓋以外の部位に炎症性疾患（肺炎，敗血症性関節炎，髄膜炎など）を合併する．

小児喉頭蓋炎の診断[1,2,10]

- 成人では，耳鼻咽喉科医による喉頭ファイバー検査で発赤腫脹した喉頭蓋が確認され，確定診断に至る．しかし，呼吸窮迫症状を呈している成人でも，喉頭ファイバー検査により突発的に上気道閉塞，呼吸停止が起こる危険性がある．小児では，喉頭ファイバー検査による痛み，啼泣から上気道閉塞が起こる危険性がより高いことから，確実な気道確保が行われていない状況での喉頭ファイバー検査は避けたほうがよい．
- 臨床症状から喉頭蓋炎が疑われる場合，確実な気道確保を優先する．気管挿管時の喉頭蓋の所見次第では喉頭蓋炎が除外されることもやむを得ないと考え，気管挿管の閾値を下げて対応する[11]．
- 上気道閉塞症状が軽度（流涎や呼吸困難感がない）で，咽頭痛や高熱などから喉頭蓋炎が疑われ，診断を目的として頸部軟部組織X線写真を撮影する場合がある．撮影中に上気道閉塞が起こりうるため，気道確保に熟達した医師が，気道確保物品を準備して放射線撮影まで付き添う[12]．
- 典型的な喉頭蓋炎の場合，頸部側面X線写真で，拡張した下咽頭腔，肥厚した披裂喉頭蓋ヒダ，母指様に腫脹した喉頭蓋（"thumb-print" sign），喉頭蓋の腫脹による喉頭蓋谷の消失が認められる．ただし，陽性所見がなくても，喉頭蓋炎は除外できない．
- 適切な診断と治療（主に気道管理と抗生物質投与）がなされない場合，致死的経過をたどる[13]．

確実な気道確保前の管理[1,12,14]

- 喉頭蓋炎が疑われたら，患児に快適な体位をとってもらう．幼少児の場合，保護者に抱っこしてもらいながら坐位を保ち，口元への吹き流しで酸素投与を行う．
- 小児の場合，啼泣や興奮，臥位への体位変換などにより完全気道閉塞が生じる可能性があるため，侵襲的な処置（末梢静脈路確保，採血，舌圧子を用いた咽頭視診など）は避ける．
- 困難気道カートなど緊急時の気道確保物品を準備し，小児の気道確保に熟達した医師がベッドサイドで付き添う．また，小児の外科的気道確保に熟達した外科医や耳鼻咽喉科医に連絡する．
- 臨床症状や画像診断から喉頭蓋炎が疑われる場合，確実な気道確保を優先する．特に完全気道閉

塞が生じる可能性が高い小児では，確実な気道確保の施行をできるだけ迅速に決断する[1,11,14]。
- 重篤な低酸素血症，呼吸停止などの蘇生的状況でない限り，患者の快適な体位で酸素投与を行いながら，すみやかに患者を手術室に移動させる。
- 手術室では，ビデオ喉頭鏡や軟性・硬性気管支鏡などの困難気道確保物品の準備とともに，外科医や耳鼻咽喉科医には，迅速な外科的気道確保ができるように準備しておいてもらう。

手術室外において呼吸停止などの蘇生状況に陥った場合の対応[14]

- マスク換気を試みる。
- マスク換気が不可能な場合，ただちに末梢静脈路や骨髄路を確保し，迅速導入を試みる。
- 喉頭展開の後，声門上組織の腫脹のために声門間隙が見えない場合，胸壁を圧迫し強制呼気を試みる。呼気に伴い声門間隙から気泡を認めるので，その気泡を目標に気管挿管を行う。
- 気管挿管が不可能であった場合，輪状甲状間膜穿刺・切開を含めた外科的気道確保を試みる[15]。
- 声門上器具や盲目的経鼻気管挿管は有用性が低く，侵襲的であるため，試みない。

手術室での気道管理[12,14,16]

- ディストラクションや保護者同伴により啼泣させずに入室させたら，各種モニターを装着する。
- 患者を仰臥位にさせずに，坐位の状態で，穏やかにマスクを当て，酸素-セボフルランによる吸入導入を行う。セボフルランの刺激臭による啼泣や患者によるマスクの拒否を回避すべく，マスクへのフレーバーも考慮してよい。
- 8％まで吸入濃度をあげることができる通常のセボフルラン気化器が使用できれば，酸素とセボフルランのみで十分な深度まで麻酔を導入することが可能である。
- 麻酔導入後，坐位から半坐位（ヘッドアップ位）とし，必要に応じてマスクによる換気補助を行いながら，末梢静脈路を確保する。
- 可能な限り自発呼吸を温存する。
- 患者は発熱，嚥下困難による経口摂取不良から，脱水状態にあることが多く，また，敗血症を呈していることもあり，血管内容量減少のため麻酔導入に伴って血圧低下を認めることがある。末梢静脈路確保後，必要に応じて volume resuscitation を行う。
- 上気道閉塞，また，肺炎の合併などによる換気・血流不均衡のために，吸入導入には時間を要する可能性がある。気道の開通性と自発呼吸が維持されていれば，麻酔導入を急ぐ必要はない。
- 幼少児の場合，酸素-セボフルランによる吸入導入だけでも喉頭展開に十分な麻酔深度が得られうる。学童児の場合で，吸入麻酔薬だけでは喉頭展開に十分な麻酔深度が得られないと考えた場合，プロポフォールなどの鎮静薬やオピオイドの投与を考慮する。ただし，自発呼吸停止に伴うマスク換気困難の可能性があるため，自発呼吸下にマスク換気が可能であることを確認したうえで投与したほうがよい。喉頭展開前に，喉頭痙攣の予防目的にリドカイン 1 mg/kg 静注を推奨する意見もある[14,17]。
- 喉頭展開後，体格（体重など）から予測される通常のサイズよりも 1-2 サイズ細い気管チューブを，スタイレットを用いて経口挿管する。挿管後の酸素化・換気が確認できた後，必要に応じてオピオイドや筋弛緩薬を投与する。
- 気管挿管後，血液培養を提出し，適切な抗生物質を開始する。Hib に対する第三世代セファロスポリン（セフトリアキソンまたはセフォタキシム）に加えて，患者の状態に応じて，バンコマイ

シンなどの抗生物質の併用も考慮する。

確実な気道確保後の管理[12,14]

- 集中治療室で鎮静・鎮痛下に挿管・人工呼吸管理を継続する。
- 適切な抗生物質を継続する（少なくとも 7-10 日間）。
- 解熱が得られれば（通常 24-48 時間以内），声門上組織および全身の炎症も収束していることが多いので，抜管を考慮する。
- 48 時間以上解熱が得られない場合，喉頭蓋膿瘍など合併症の可能性を考慮する。
- 抜管のひとつの基準として，20 cmH$_2$O 以下での陽圧換気時の気管チューブ周囲リークを参考にする施設もある[2,14,18]。
- 抜管前に喉頭鏡で声門上組織の状態を確認する場合もある。
- 非常にまれではあるが，抜管後に上気道閉塞を来す可能性があるため，抜管後数時間は慎重な監視を継続する。抜管直後の再挿管に備えて手術室での抜管を考慮してもよい。

DOs & DON'Ts

- ◆ 小児では，成人と比較して症状の進行が早く，急激に上気道閉塞，呼吸停止が生じる可能性がある。喉頭蓋炎が強く疑われる小児に対しては，確実な気道確保の方針決定を躊躇しない。
- ◆ 診断のために頸部側面 X 線写真を撮影する場合，気道管理に熟達した医師が，気道管理物品を携帯して撮影まで付き添う。
- ◆ 蘇生状況でない限り，確実な気道確保の前は侵襲的な処置（末梢静脈路確保を含む）を行わず，啼泣させないような麻酔導入を行い，自発呼吸を温存した状態で気管挿管を行う。
- ◆ 声門上器具は有用ではない。
- ◆ 気管挿管後，血液培養を採取，適切な抗生物質の投与とともに，集中治療室で挿管・人工呼吸管理を継続する。

Pros & Cons

▶ 自発呼吸を温存した麻酔導入

- 閉塞気道に対しては，理論的には自発呼吸を温存したほうが有利である。
- 狭窄箇所で流量を一定に保つには流速が速くならなければならないが，狭窄気道で流速が速くなると乱流が発生し，粘性力よりも慣性力が優勢となり，気道抵抗が増大する[19]。
- 層流では，
 Hagen-Poiseuille の式：$V=P\pi r^4/8\eta l$
 (V：流量，P：圧較差，r：管の半径，η：気体の粘性定数，l：管の長さ）
 が示すように，仮に円柱状の管の半径が 1/2 になると，流量は半径の 4 乗に比例するので 1/16 になる。流量を維持するためには，管状の円柱の前後でのより高い圧較差が必要となる。

- 乱流では，
  Fanning の式：$V^2 = P4\pi^2 r^5 / mf$
  （V：流量，P：圧較差，r：管の半径，m：気体密度，f：管の摩擦係数）
  が示すように，流量の2乗が圧較差および円柱状の管の半径の5乗に比例する。すなわち，乱流では，管の半径が小さくなった場合，層流の場合よりも，より大きな圧較差がないと流量が確保されない。
- 狭窄気道に対する陽圧人工呼吸管理では，胸腔内陰圧呼吸の停止のために，流量を維持するために高い陽圧が必要となる。より高い圧で換気しようと試みると流速がより速くなり，結果的に乱流が生じ，さらに高い陽圧が必要となる。
- 自発呼吸の場合，陰圧呼吸による狭窄部位前後での圧較差により，流量が維持される。陰圧呼吸のため狭窄部位より近位の圧の上昇は必要とせず，啼泣や興奮などによる乱流が発生しなければ，より小さな圧較差で流量が維持される可能性がある。

▶ 自発呼吸を温存した静脈導入

- 悪性高熱の家族歴がある急性喉頭蓋炎に罹患した小児に対して，吸入麻酔薬の使用を避け，自発呼吸を温存しながら静脈導入したという報告がある。リドカイン塗布のうえで啼泣させないように末梢静脈路を確保した後，プロポフォールとレミフェンタニルの持続静注をタイトレーションしながら投与し，自発呼吸を温存し，気管挿管を施行していた[20]。
- プロポフォールやレミフェンタニル，デクスメデトミジンを用いて，自発呼吸を温存した静脈導入が小児でも報告されている[21,22]。自発呼吸を温存した静脈導入に習熟した施設や麻酔科医であれば，喉頭蓋炎の確実な気道確保の際に施行してもよいかもしれない。

 症例の経過　急性喉頭蓋炎が強く疑われたため，手術室での気道管理をすぐに了承した。事前の末梢静脈路の確保は行わなかった。困難気道カート，耳鼻咽喉科医による外科的気道確保（気管切開）が準備できたところで，坐位のまま手術室に入室させた。

　DVD によるディストラクションを併用しながら，手術室ベッド上で坐位の状態で，フレーバーをつけたマスクを保護者により患児に穏やかにあててもらい，酸素-セボフルランによる吸入導入を開始した。吸入セボフルラン濃度を段階的に上昇させて，啼泣や興奮なく入眠を得たところで保護者に退室してもらった。ヘッドアップ位として自発呼吸を温存しながら換気補助を行った。末梢静脈路を確保した後，リドカイン 1 mg/kg 静注，等張晶質液 20 mL/kg 急速投与を行った。

　酸素-セボフルラン（吸入濃度 8％）下に十分な麻酔深度が得られたと判断し，ビデオ喉頭鏡を用いて喉頭展開を行った。発赤腫脹した喉頭蓋の下に声門間隙を認め（図 1），カフ付き気管チューブ（内径 4 mm）を経口挿管した。挿管確認後，フェンタニル 5 μg/kg，ロクロニウム 1 mg/kg を投与した。手術室内で血液培養を採取し，セフトリアキソン 100 mg/kg 静注後，集中治療室へ患児を搬送した。Hib 以外による感染の可能性を考慮してバンコマイシン投与も開始した。

　抗生物質開始 24 時間後には解熱が得られ，入院 3 日目，挿管・人工呼吸管理下に喉頭

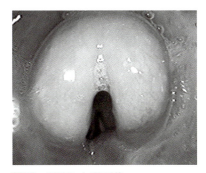

図1 腫脹した喉頭蓋
ビデオ喉頭鏡による気管挿管時，腫脹した喉頭蓋の下に，声門間隙を認めた。

鏡にて喉頭蓋の腫脹の消褪，カフの空気を抜いた状態で20 cmH$_2$O以下の陽圧で気管チューブ周囲のリークがあることを確認し，抜管した。抜管後24時間は集中治療室での監視を継続した。

　入院2日目には血液培養からA群β溶連菌が検出同定されたため，感染症科と相談のうえで，抗生物質をベンジルペニシリンに変更した。

参考文献

1) Adil EA, et al. Clinical Pediatric Emergency Medicine 2015；16：149-53.
2) Lichtor JL, et al. Anesthesiology 2016；124：1404-7.
3) 小河原昇．MB ENT 2013；152：73-8.
4) Tanner K, et al. BMJ 2002；325：1099-100.
5) Berger G, et al. Am J Otolaryngol 2003；24：374-83.
6) Shah RK, et al. Laryngoscope 2004；114：557-60.
7) Takeuchi M, et al. J Infect Chemother 2013；19：876-9.
8) 石和田稔彦．小児科臨床 2014；67：535-40.
9) Tibballs J, et al. J Paediatr Child Health 2011；47：77-82.
10) Glynn F, et al. Current Infectious Disease Reports. 2008；10：200-4.
11) 益田慎．JOHNS 2102；28：481-3.
12) Olutoyin A, et al. In：Gregory's Pediatric Anesthesia, 5th edition. Gregory GA, et al（Eds), Wiley-Blackwell, UK, 2012. p.789-90.
13) 医療安全推進者ネットワーク．医療判決紹介No. 246.
http://www.medsafe.net/precedent/hanketsu_0_246.html（2017年9月閲覧）
14) Lerman J, et al. In：Manual of Pediatric Anesthesia, 7th edition. Lerman J, et al.(Eds), Springer International Publishing, Switzerland 2016, 294-7.
15) Coté CJ, et al. Paediatr Anaesth. 2009；19 Suppl 1：66-76.
16) Spalding MB, et al. Anesthesiology 1998；89：1025-6.
17) Mihara T, et al. Anaesthesia 2014；69：1388-96.
18) Mhanna MJ, et al. Respir Care. 2014；59：334-9.
19) 北岡裕子，ほか．麻酔 2016；65：452-60.
20) Seltenrich M, et al. Can J Anaesth. 2016；4：503-4.
21) Malherbe S, et al. Paediatr Anaesth. 2010；20：434-8.
22) Chen KZ, et al. Br J Anaesth. 2014；112：892-7.

〔小原 崇一郎〕

15 術後喘鳴
Postoperative stridor

　8ヵ月女児，体重8kg。腹腔鏡下鼠径ヘルニア根治術が施行された。術中，カフ付き気管チューブによる気管挿管で全身麻酔管理を行った。術後回復室において，吸気性喘鳴を認めた。

喘鳴とは

- ゼーゼーあるいはヒューヒューと表現される呼吸音で，何らかの原因で気道の一部に狭窄がある場合に聴取される。
- 気道狭窄の原因は，先天性，分泌物や異物，腫瘍によるもの，気道感染に伴うもの，アレルギー性など多岐にわたる。
- 上気道や胸腔外の気管での病変では吸気性の喘鳴になることが多い。胸腔内の気管および気管支での病変では呼気性の喘鳴となることが多い。

小児の気道の解剖学的特徴[1]と喘鳴

- 口腔咽頭の容積が小さい，相対的に舌が大きい，鼻腔が狭いといった特徴のため，気道閉塞を起こしやすい。小児によく見られるアデノイド肥大や扁桃肥大も気道閉塞の原因となる。
- 喉頭蓋は太くて短いオメガ型をしており，喉頭入口部に傾いている。喉頭蓋や披裂軟骨は柔らかく，吸気によって気道に引き込まれやすく，気道閉塞を来しやすい。
- 輪状軟骨部と声帯が喉頭の中で狭い部分である。声帯は可動性がある一方で，輪状軟骨には他の気管軟骨に見られる膜様部がなく，伸展性がない。このため，声帯を通過した気管チューブが輪状軟骨部には太く，同部の粘膜が圧迫される。圧迫によって虚血，浮腫，感染などを来すと気道狭窄の原因となる。
- 気道抵抗は，層流の場合は気道半径の4乗，乱流の場合はその半径の5乗に反比例するといわれている。小児の気道は径が細いために気道抵抗が大きく，啼泣などにより乱流を生じさせると，一層，気道抵抗の上昇を来すため，上気道閉塞時に啼泣や興奮を回避すべきとされている。種々の原因によりさらに気道が狭くなると，気道抵抗はさらに上昇する。
- 小児では気道・周辺組織・胸郭に至るまでコンプライアンスが高く，胸腔内の陰圧を保つことが難しい。
- 2歳頃までは，横隔膜や肋間筋などの呼吸筋にタイプⅠ筋線維が少ないため，呼吸筋疲労が起こりやすい。
- 小児では体重当たりの酸素消費量が多く，気道狭窄に伴う喘鳴から急激に動脈血酸素飽和度が低下する可能性があるため，早急に対応する必要がある。

術後喘鳴のリスク因子と気管チューブ

- 小児の気管挿管においてカフ付き気管チューブを使用した場合は，カフなし気管チューブを使用した場合と比較して術後喘鳴は増えないとするランダム化比較試験[2]が報告されている。
- カフ付き気管チューブを抜管した後に起こる喘鳴のリスク因子[3]として，過剰なカフ圧，長期間

表1　カフ付き気管チューブとカフなし気管チューブの利点

カフ付き気管チューブ	カフなし気管チューブ
リークの減少	カフ付き気管チューブより太いサイズのチューブが挿入できる
チューブサイズ変更の頻度減少	カフ圧のモニタリングが不要
カプノグラムの信頼性の向上	カフの位置を気にする必要がない
誤嚥リスクの減少	
吸入麻酔薬による手術室大気汚染の防止	

の挿管，挿管困難であった症例，外傷症例，術前からの気道狭窄の存在，抜管前のカフリークテスト（カフを凹ませた状態で気道内圧を上げてチューブ周囲のリークを生じるかどうかを調べる。気道内圧は 20 cmH$_2$O から開始し，最大で 40 cmH$_2$O までとする）で高い気道内圧[4]を必要とする，カフリークボリューム（気道内圧を上げた時にリークするガス量）が少ない[4]などが挙げられる。

■ カフなし気管チューブでは，抜管前のチューブリークの有無は術後喘鳴を予測しないとする報告[3]もある。

カフ付き気管チューブを使用することの利点・欠点

■ 小児での気道管理には伝統的にカフなし気管チューブが使われてきたが，近年ではカフ付き気管チューブが使用される頻度が増えている[5]。

■ カフ付き気管チューブは，カフを膨らませることでリークを減らすことができ，チューブサイズ変更のための気管チューブ入れ替えの頻度が減少する。また，カプノグラムの信頼性の向上，誤嚥リスクの減少，吸入麻酔薬による手術室大気汚染の防止などの利点[6]もある。

■ カフ付き気管チューブでは，カフなし気管チューブより1サイズ細いものが選択される傾向にあり，気道抵抗の上昇，呼吸仕事量の増大，気管内吸引が困難になるなどの欠点がある。

■ 輪状軟骨部に対して太すぎるチューブは気管粘膜の血流障害や浮腫を起こし，声門下狭窄の原因となる。カフなし気管チューブは，挿管後に気道内圧を上げてチューブ周囲のリークがあることを確認することで，輪状軟骨部に対して適切なサイズであると考えられてきた。しかし輪状軟骨部の形状は楕円であり，リークがあったとしても粘膜に過剰な圧がかかっている可能性[7]が指摘されている。カフ付き気管チューブを使うことにより，より細いチューブで気道管理ができることは，輪状軟骨部の粘膜圧迫を防ぐ点からも利点となりうる（**表1**）。

カフ付き気管チューブを使用する際の注意点

■ 過剰なカフ圧による気道粘膜の損傷を防ぐために，カフ圧のモニタリングが必要となる。

■ チューブの深さが浅いとカフが声帯にかかる可能性があり，挿入長の安全域は狭い。

■ 近年では高容量低圧カフが使われた小児用カフ付き気管チューブが発売されている。一般的なポリ塩化ビニル製のカフと異なり，ポリウレタン製の高容量低圧カフは，より薄くて柔らかいカフとなっている。これにより，より低いカフ圧でリークを抑えることができる[8]ようになった。また，カフがチューブの先端寄りに位置するようになり，挿入長の安全域も拡大した。

カフ付き気管チューブを使用する際のカフ圧管理

■ 成人では気管粘膜の灌流圧を考慮し，カフ圧が 20-30 cmH$_2$O を超えないように管理すること

- が一般的である。
- 小児では成人より気管粘膜の灌流圧が低いこと考えられており，より低いカフ圧が良いとされている。具体的には20-25 cmH$_2$O以下，可能であれば6-14 cmH$_2$Oのカフ圧が推奨されている。
- 高すぎるカフ圧は気管粘膜を損傷し，咽頭痛や嗄声，喘鳴の原因となりうる。
- 低すぎるカフ圧は不十分な換気・誤嚥・吸入麻酔薬による手術室汚染の原因となる。
- 適切なカフ圧を維持するためには，カフ圧計の使用が必須である。

術中管理

- 挿管時には，20-30 cmH$_2$Oの気道内圧でチューブ周囲のリークがあることを確かめることが重要である。カフ付き気管チューブであればカフを膨らませない状態でリークがあることを確認する。リークがないなら細い気管チューブへ入れ替える。
- カフ付き気管チューブを挿管後は，カフ圧計を用いてカフ圧を20-25 cmH$_2$O以下にする。高容量低圧カフではないカフ付き気管チューブを用いる場合，25 cmH$_2$O以上のカフ圧でもリークを止めることができない場合もある。この場合はリークを許容して手術を行うか，より太いチューブに入れ替える。
- 術中にはカフ圧を適宜モニターする。麻酔維持に亜酸化窒素を使用しているとカフ圧が上昇してくるので注意が必要である。

術後管理

- 術後喘鳴のリスクがある症例では，抜管前にチューブ周囲のリークを確認する。
- カフリークテストで気道内圧が高い場合や，カフリークボリュームが少ない場合は術後喘鳴のリスクが高い[3,4]。
- 術後喘鳴のハイリスク患者では喘鳴を予防するためのステロイドの静注が有用である[9]。

術後喘鳴を認めた場合の対処法

- 舌根沈下など上気道狭窄が喘鳴の原因と疑われる場合は，下顎挙上や懸垂頭位などで気道確保を行い，喘鳴が改善するかどうか観察する。これで改善するようなら，気道が開通するまで麻酔からの覚醒を待つ。
- 分泌物による喘鳴が疑われたなら，口腔内もしくは気管内の吸引を行う。
- 胸腔外の気管での狭窄が疑われる場合，アドレナリン吸入，β刺激薬吸入，ステロイド静注などで対応する。ヘリウムと酸素の混合ガスの吸入も酸素投与に有用であるとされている[10]。
- ファイバースコープを用いた検査で気道の浮腫の程度を確認できるが，検査の刺激により気道の浮腫を助長する危険性もある。
- 非侵襲的陽圧換気（non-invasive positive pressure ventilation：NPPV）は気道の浮腫を改善せず再挿管の判断が遅れるだけであるため，推奨されない[10]。
- 気道の浮腫が進行すると，酸素飽和度が急速に低下する可能性もあるため，再挿管を常に考慮する必要がある。こうした場合はICUなど十分な監視のできる病棟に収容する。

DOs & DON'Ts

- 気管挿管後にリークを認めない場合はそのままにせず，細い気管チューブに入れ替える。
- カフ付き気管チューブを使用する際は，カフ圧を適宜モニターし，過剰なカフ圧を避ける。
- 術後喘鳴のリスクが高い症例では，抜管前に気管チューブの周りからのリークを確認する。
- 術後喘鳴を認めたら，早期にアドレナリン（0.1-0.3 mg/回）の吸入・β刺激薬（サルブタモール 1 mg）の吸入，ステロイド（メチルプレドニゾロン 1 mg/kg）の静注などの介入を行う。

Pros & Cons

▶ カフ付き気管チューブとカフなし気管チューブとの使い分け

開心術や脳外科手術などの確実な換気が要求される場合，腹腔鏡手術などの高い気道内圧を要することが予測される場合，長時間手術の場合などではカフ付き気管チューブを選択したほうがよいと考えられる。

他に合併症のない健康な小児の小手術では，コストを考慮するとカフなし気管チューブを選択することもメリットがある。

▶ ルーチンでのカフリークテスト

カフリークテストは偽陽性も多く，術後喘鳴の予測には適さないとの意見[11]もある。気管挿管で気道管理したすべての症例においてカフリークテストを行うことはむやみに抜管を遅らせる可能性がある。

術後回復室にてアドレナリン 0.2 mg を生理食塩水で 10 倍希釈したものをネブライザーにて吸入し，メチルプレドニゾロン 1 mg/kg を静注した。吸気性喘鳴は軽快したが，経過観察のため集中治療室に入室することとした。24 時間経過をみたが症状の再燃はなかったため，一般病棟へ転棟することとなった。

参考文献

1) Arens R, et al. Am J Respir Crit Care Med 2002 ; 165 : 117-22.
2) Weiss M, et al. Br J Anaesth 2009 ; 103 : 867-73.
3) Robinder G, et al. Am J Respir Crit Care Med 2016 ; 193 : 198-209.
4) Jaber S, et al. Intensive Care Med 2003 ; 29 : 69-74.
5) 柴崎雅志. 日本小児麻酔学会誌 2016 ; 22 : 209-14.
6) 舟井優介, ほか. 日本小児麻酔学会誌 2016 ; 22 : 215-20.
7) Tobias D, et al. Paediatr Anaesth 2015 ; 25 : 9-19.
8) Dullenkopf A, et al. Paediatr Anaesth 2004 ; 14 : 825-30.
9) Lukkassen M, et al. Acta Paediatr 2006 ; 95 : 74-6.
10) Wittekamp H, et al. Crit Care 2009 ; 13 : 233.
11) Sukhupanyarak S. J Med Assoc Thai 2008 ; 91 : 648-53.

（藤原孝志，香川哲郎）

16 肺分画症
Pulmonary sequestration

症例　6歳女児，体重18 kg。肺葉内肺分画症に対して，胸腔鏡下右下葉切除術が予定された。
既往歴：繰り返す肺炎のほか，特記事項なし。

肺分画症の病態，分類，症状，診断と治療法

■ 肺分画症は，体循環系から分枝した異型血管に栄養され，気道との交通のない非機能的な肺組織（分画肺）を形成する先天性疾患である。
■ 肺葉内肺分画症と肺葉外肺分画症に分類される（**表 1**）[1-4]。
■ Kohn 孔により正常肺と交通がある場合や，先行する感染により分画肺と気道が穿通している場

表 1　肺分画症の分類と概要

	肺葉内肺分画症	肺葉外肺分画症
発生頻度	すべての先天性肺疾患のうち 0.15-6.4％と非常にまれである（【参考】先天性肺疾患の頻度：10,000-35,000 出生に 1 例）	
肺分画症全体における割合	75-90％	10-25％
位置	正常肺と同じ胸腔内に位置する	固有の胸膜に被覆されている
発生箇所	左右差なし 下葉優位（60％が S10）	左肺優位 左下葉と横隔膜の間に位置することが多い
栄養血管	下行大動脈，腹部大動脈	
還流する静脈	肺静脈	下大静脈
男女差	なし	男児に多い（男：女＝3：1）
合併奇形	なし	重複結腸，脊椎奇形，肺低形成との関連
症状	繰り返す呼吸器感染症 喀血	無症状であることが多い
診断	胸部 X 線写真，CT，MRI などの画像検査	
治療	症状がある場合，あるいは，無症状で high risk 因子がある場合には外科的切除 無症状で high risk 因子がない場合には，外科的切除あるいは経過観察 〈High risk 因子〉 分画肺が患側肺全体の 20％を超える場合 両側性あるいは多発性の囊胞がある場合 気胸を来している場合	
	肺葉切除	肺葉切除 （部分切除が選択される場合もある）
予後	長期予後は良好 残存肺が代償性に発達するため，呼吸機能も正常になることが多い	

（発生頻度，肺分画症全体における割合：Durell J, et al. J Pediatr Surg 2016；51：231.
Van Raemdonck D, et al. Eur J Cardiothorac Surg 2001；19：388 より引用
発生箇所，栄養血管，還流する静脈，男女差，合併奇形：Landing BH, et al. Am Rev Respir Dis 1979；120：151.
Oermann CM. Bronchopulmonary sequestration. In：UpToDate, Post TW（Ed）, UpToDate, Waltham, MA より引用
治療：Oermann CM. Bronchopulmonary sequestration. In：UpToDate, Post TW（Ed）, UpToDate, Waltham, MA より引用）

合では，そうした交通が細菌の進入路となり呼吸器感染症を反復しうる。胸膜で隔離されている肺葉外肺分画症では感染を来たすことはまれである。
- 新生児期には胸腔内占拠性病変として正常肺の機能を障害し，呼吸不全のために緊急手術となる場合がある。年長児では繰り返す呼吸器感染症のために選択的手術が行われる場合が多い。
- 治療は外科的切除であり，胸腔鏡下手術が増加している[5,6]。

術前評価

- 肺分画症の分類（肺葉内か肺葉外か），分画肺の位置，正常肺の圧迫状況，分画肺の胸郭に占める割合などを評価する。
- 臨床経過より手術の緊急性，感染症状の有無，喀血や分泌物の有無，呼吸機能などを評価する。
- 無症状で選択的手術を行った場合と比較して，有症状で緊急手術を行った場合には，エアリークや感染，胸水貯留などの術後合併症の発生率が2.8倍であったとの報告がある[7]。
- 大血管からの栄養血管を損傷した場合，大量出血が生じる可能性がある。栄養血管の走行や，分画肺へのアプローチ方法など手術方法について確認しておく[8]。

術中管理

- 胸腔鏡下手術の場合，分離肺換気を求められることが多い。
- 胸腔鏡下手術から開胸手術への移行のリスク因子には，低体重や肺炎の既往などの患者因子に加えて，分離肺換気の失敗も含まれる[9]。したがって，分離肺換気は，低侵襲の胸腔鏡下手術を完遂するために必要な手技である。
- 小児の分離肺換気における問題点は，①酸素化予備能が低く，低酸素血症を来しやすい点，②陽圧換気や二酸化炭素送気による胸腔内圧の上昇で静脈還流（心拍出量）が低下する点，③使用できる器具が体格によって異なる点が挙げられる。

小児における側臥位に伴う呼吸生理学的変化と問題点

- 乳幼児では，胸郭が柔らかく，側臥位で下側になった胸郭の形状を保持することができない。側臥位への体位変換と筋弛緩により，下側換気肺の機能的残気量は残気量に近い値となり，通常の換気サイクルでも末梢気道の閉塞を来しうる[10,11]。
- 乳幼児では，体格が小さいため，non-dependent lung（上側の非換気肺）とdependent lung（換気肺）との間で，重力による血流の差が少ない。そのため，側臥位への体位変換が換気血流不均衡の改善に寄与せず，分離肺換気中の酸素化維持には不利な状況となる[11]。

麻酔導入

- 吸入導入，静脈導入のいずれでもよい。分画肺の拡張を防ぐために亜酸化窒素は使用しない。
- 観血的動脈圧ラインを確保する。末梢静脈路は，可能な限り上肢に2本確保する。
- 分離肺換気の方法は，年齢から推察される挿管可能な気管チューブのサイズやCTで計測した気管径を指標に選択する（表2, 3）[12,13]。気管支鏡や気管支ブロッカーの操作がしやすいように，可能な限り内腔の大きいチューブを選択する。
- 年長児（約10歳以上）ではダブルルーメンチューブの使用が可能である。
- ダブルルーメンチューブが使用できない症例には，シングルルーメンチューブによる選択的気管

表 2 適応気管チューブサイズと分離肺換気の方法

年齢（歳）	気管チューブサイズ（内径 mm）*	分離肺換気の方法	
3ヵ月未満	3.0 mm 以下（カフなし）	選択的気管支挿管	
0.5-1	3.5-4.0 mm（カフなし）	チューブ外側	4 Fr 肺動脈圧カテーテル/5 Fr 気管支ブロッカー
1-2	4.0-4.5 mm（カフなし）	チューブ外側	4 Fr 肺動脈圧カテーテル/5 Fr 気管支ブロッカー
		チューブ内側	5 Fr 気管支ブロッカー
2-4	4.5-5.0 mm（カフなし）	チューブ内側	5 Fr 気管支ブロッカー
4-6	5.0 mm-5.5 mm（カフなし）	チューブ内側	5 Fr 気管支ブロッカー
6-8	5.5 mm-6.0 mm（カフなし）	チューブ内側	5 Fr 気管支ブロッカー
8-10	カフ付き 6.0 mm	チューブ内側	5 Fr/7 Fr 気管支ブロッカー
10-	カフ付き 6.5 mm	28 Fr ダブルルーメンチューブ	

*カフ付きを用いる場合には 0.5 mm サイズダウンしたものを用いる。
(Hammer G, et al. Chapter 23- Anesthesia for General Abdominal, Thoracic, Urologic, and Bariatric Surgery. Eighth Edi. Elsevier, 2011.
Hammer GB. 13- Anesthesia for Thoracic Surgery. Fifth Edit. Elsevier, 2013 より改変引用)

表 3 小児の分離肺換気に用いられる器具の使用方法と特徴

	ダブルルーメンチューブ	気管支ブロッカー	ユニベントチューブ	選択的気管支挿管
使用方法	・二腔チューブの先端をそれぞれ主気管支と気管に留置する ・気管支鏡による観察下に留置する	・術側気管支に先端のバルーンを留置する ・気管支ブロッカーの先端についている糸輪を気管支鏡にひっかけ、気管支ブロッカーを目的の主気管支に誘導する	・気管チューブ内腔とは別にブロッカー挿入孔がある ・使用法は気管支ブロッカーに準ずる	・気管チューブを換気側の気管支に進める ・気管支鏡がなくても施行可能である
利点	・挿入が容易で良好な分離肺換気が可能 ・術側気管支の吸引や CPAP 負荷が可能 ・気道損傷の頻度が少ない ・脱落やずれが生じにくい	・肺が良好に虚脱できる ・小児では幅広い年齢層で使用できる	・ブロッカーの固定性に優れる	・シンプルで特殊なデバイスを必要としない
欠点	・低年齢の小児に使用できない	・ブロッカーの位置がずれると換気不良を来す ・Closed tip の場合、術側肺の脱気や持続的気道陽圧の負荷ができない	・他のチューブに比べて内腔が狭い ・カフが低容量で高圧である	・術側の気管支を吸引できない。 ・上葉枝を閉塞した場合、低酸素血症を来す
適応	・使用できる患者では第一選択の方法 ・28 Fr サイズのチューブが挿入できる症例 ・10 歳を超えると使用できることが多い	・ダブルルーメンチューブを使用できない小児 ・内径 4.0-4.5 mm 以上の気管チューブが挿管できる症例	・ダブルルーメンチューブを使用できない小児 ・日本では内径 6.0 mm、外径 10/11 mm（短径/長径）が最小サイズであり、年少児に用いることはできない	・気道出血や片肺気胸の緊急事態 ・他のデバイスが使用できない場合

(Hammer G, et al. Chapter 23- Anesthesia for General Abdominal, Thoracic, Urologic, and Bariatric Surgery. Eighth Edi. Elsevier, 2011.
Hammer GB. 13- Anesthesia for Thoracic Surgery. Fifth Edit. Elsevier, 2013 より改変引用)

支挿管や気管支ブロッカー，ユニベント気管内チューブによる分離肺換気を考慮する。
■ 乳児以下の場合，気管チューブの内腔を気管支鏡と気管支ブロッカーを同時に通過させながら留置することは困難である。選択的気管支挿管[14]や気管支ブロッカーを気管チューブの外側に留置して分離肺換気を行う方法[15]が用いられる。患児の気管支に対して気管支ブロッカーが太すぎる場合には，肺動脈圧カテーテルや動脈塞栓除去用カテーテルの代用が可能である。その使用にあたっては保護者の同意と倫理委員会の承認を得る必要がある。

麻酔維持

■ 吸入麻酔薬と静脈麻酔薬のいずれでも可能である（「Pros & Cons」参照）。導入時と同様に亜酸化窒素は使用しない。
■ 分離肺換気を開始する際にはF_{IO_2}1.0で開始し，徐々にF_{IO_2}を下げる。
■ 低酸素性肺血管収縮（hypoxic pulmonary vasoconstriction：HPV）による代償が得られるまで，動脈血酸素分圧の低下は最長で約45分間続く[13]。
■ 人工呼吸器設定は，過剰な吸気圧を避けるため，1回換気量を少なくし，呼吸回数の増加で分時換気量を保つ方法が推奨される。
■ 手術操作や胸腔内への二酸化炭素送気の影響により，換気が不安定となりやすく，呼気二酸化炭素分圧と動脈血二酸化炭素分圧は解離しやすい[16]。年齢が低いほど高二酸化炭素血症を来しやすい[17]。代謝性アシドーシスの合併など呼吸性アシドーシスが問題となる場合を除き，軽度の高二酸化炭素血症は許容できる[12,13]。
■ 分離肺換気中に低酸素血症を来した場合には，低酸素血症への対応と併行して，原因検索を行う[18]。
　① 低酸素血症への対処：ⓐ吸入酸素濃度の上昇，ⓑ一時的な術側肺の換気，ⓒ術側肺への持続的気道陽圧の負荷，ⓓリクルートメント手技など
　② 低酸素血症の原因検索と除去：ⓐ器具の位置異常：気管支鏡による気管挿管チューブや気管支ブロッカーの位置の確認と修正，ⓑ気管内分泌物や血液：気管内分泌物の吸引，ⓒ不適切な人工呼吸器設定：人工呼吸器設定の修正など（「Pros & Cons」参照）
■ 低酸素血症の原因が同定できない場合や，前述の処置で低酸素血症が改善しない場合には，手術操作の中断を外科医に依頼し，速やかに両肺換気に戻す。
■ 胸腔内への二酸化炭素送気や手術操作による圧迫等の影響で，静脈還流量（心拍出量）が低下する。二酸化炭素送気圧は8 mmHg程度を上限とする。血圧低下時には，二酸化炭素送気圧を確認するとともに，輸液負荷，必要に応じて循環作動薬の投与を行う。（「Pros & Cons」参照）

術後管理

■ 胸腔内操作の終了後，虚脱肺の換気を再開する。虚血再還流や機械的ストレスによる肺障害，まれではあるが再膨張性肺水腫の合併に留意する。
■ 術後の胸部X線写真で，再膨張性肺水腫，無気肺や気胸の有無を確認する。
■ 術中経過に問題がなければ手術室での抜管を考慮してよい。
■ 必要に応じて，非侵襲的陽圧換気（non-invasive positive pressure ventilation：NPPV）による呼吸のサポートを考慮する。
■ 硬膜外鎮痛や傍脊椎ブロック，経静脈的自己調節鎮痛法（IV-PCA）による鎮痛を考慮する。

DOs & DON'Ts

- 術前に呼吸器感染症のコントロールを確認する。
- 体格に応じた分離肺換気法を選択する。
- 分画肺の拡張を来す可能性があるため、亜酸化窒素は使用しない。
- 低酸素血症に対しては、酸素化改善のための処置を行いながら、原因検索を行う。
- 低酸素血症の原因がただちに判明しない場合には両肺換気に戻すことをためらわない。
- 胸腔鏡下手術中に血圧低下を認める場合には、送気圧を確認するとともに、輸液負荷と必要に応じた循環作動薬の使用で対応する。

Pros & Cons

▶ 小児の分離肺換気における麻酔維持の方法

成人と同様[19]、小児の分離肺換気中の麻酔維持について高いレベルのエビデンスはない。分離肺換気症例では、気管支鏡や気管支ブロッカーの操作などにより換気が不安定となり、吸入麻酔薬では麻酔深度の変動が懸念される。また、低濃度の吸入麻酔薬はHPVを抑制しないといわれているが、小児では吸入麻酔薬の最小肺胞濃度が大きく比較的高濃度で維持する必要があるため、HPVを抑制する可能性がある。そのため、静脈麻酔薬のほうが有利であるという意見もある。一方で、気道過敏性が亢進している場合には気管支拡張作用のある吸入麻酔薬が有利となることもある。

▶ 分離肺換気中の人工呼吸設定

不十分な1回換気量やPEEPにより、換気肺に無気肺が生じて肺内シャントが増加し、低酸素血症を来す。一方で、過剰な一回換気量やPEEPは、換気肺から非換気肺へ血流をシフトさせ、肺内シャントを増加させる[11]。

▶ 分離肺換気中の循環管理

二酸化炭素送気圧が加わると、胸腔内圧の上昇により静脈還流量および心拍出量が低下する[20]。そのため分離肺換気中の低血圧に対して血管作動薬が必要となる場合がある。特定の心血管作動薬を推奨する根拠はないが、フェニレフリンは血管収縮作用によりHPVを増強し、酸素化の改善に有利に働く可能性がある[21]。

術前に呼吸器感染症を認めなかった。全身麻酔下に胸腔鏡下右下葉切除術が予定された。十分な前酸素化の後、プロポフォール50 mg、フェンタニル40 μg、ロクロニウム20 mgで麻酔を導入し、5.0 mmカフ付き気管チューブを用いて経口挿管を行った。左橈骨動脈に観血的動脈圧ラインを確保後、胸部硬膜外カテーテルをTh7/8より挿入した。外径2.2 mmの気管支鏡を用いて、5 Frの気管支ブロッカーを右主気管支に留置したのち、左側臥位へ体位変換を行った。麻酔維持はプロポフォール6-10 mg/kg/h、レミフェ

ンタニル 0.1-0.3 μg/kg/min に適宜，硬膜外麻酔（0.2%ロピバカイン 1.0-1.5 mL）を併用した。

　手術開始前に分離肺換気を開始した。分離肺換気の開始直後は，F_{IO_2} 1.0 で S_{pO_2} が 95%まで低下したが，HPV による代償が働き，次第に F_{IO_2} 0.6 で S_{pO_2} 94-95%が維持できるようになった。人工呼吸器設定は，圧制御換気で吸気圧 15-18 cmH$_2$O, PEEP 0-5 cmH$_2$O, 呼吸数 15-20/min とし，動脈血二酸化炭素分圧が 40-50 mmHg となるように調整した。輸液量は 6-10 mL/kg/h とし，循環作動薬は必要としなかった。

　手術終了後に両肺換気に戻した後も，分泌物の増加は認めず，酸素化や換気に問題はなかった。術後の胸部 X 線写真では無気肺や肺水腫の所見はなく，手術室内で抜管した。術後鎮痛として硬膜外カテーテルよりフェンタニル（0.2 μg/kg/h）を添加した 0.2%ロピバカイン（3 mL/h）の持続投与を行った。

参考文献

1) Durell J, et al. J Pediatr Surg 2016 ; 51 : 231.
2) Van Raemdonck D, et al. Eur J Cardiothorac Surg 2001 ; 19 : 388.
3) Landing BH, et al. Am Rev Respir Dis 1979 ; 120 : 151.
4) Oermann CM. Bronchopulmonary sequestration. In : UpToDate, Post TW（Ed）, UpToDate, Waltham, MA.（Accessed on July 26, 2017.）
5) Lagausie P de, et al. Ann Thorac Surg 2005 ; 80 : 1266-9.
6) Shen J-F, et al. J Thorac Dis 2013 ; 5 : 31-5.
7) Stanton M, et al. J Pediatr Surg 2009 ; 44 : 1027-33.
8) Li R, et al. J Clin Anesth 2016 ; 35 : 485-7.
9) Seong YW, et al. Ann Thorac Surg 2013 ; 95 : 1236-42.
10) Von Ungern-Sternberg BS, et al. Paediatr Anaesth 2007 ; 17 : 841-5.
11) Golianu B, et al. Curr Opin Anaesthesiol 2005 ; 18 : 5-11.
12) Hammer G, et al. Chapter 23- Anesthesia for General Abdominal, Thoracic, Urologic, and Bariatric Surgery. Eighth Edi. Smith's Anesthesia for Infants and Children. Elsevier, 2011.
13) Hammer GB. 13- Anesthesia for Thoracic Surgery. Fifth Edit. A Practice of Anesthesia for Infants and Children. Elsevier, 2013.
14) Huang C, et al. Paediatr Anaesth 2010 ; 20 : 903-4.
15) Bastien JL, et al. Can J Anaesth 2006 ; 53 : 159-61.
16) Sutton CJ, et al. J Anesth 2012 ; 26 : 670-4.
17) Byon H-J, et al. Korean J Anesthesiol 2010 ; 59 : 99-103.
18) Karzai W, et al. Anesthesiology 2009 ; 110 : 1402-11.
19) Módolo NSP, et al. Cochrane Database of Systematic Reviews. John Wiley & Sons, Ltd, 2013.
20) Witt L, et al. Paediatr Anaesth 2012 ; 22 : 793-8.
21) Schloss B, et al. Thorac Cardiovasc Surg Reports 2013 ; 2 : 16-8.

（出野 智史）

17 漏斗胸
Pectus excavatum repair

症例 15歳男児，身長175 cm，体重60 kg。漏斗胸に対してNuss法による手術が予定された。
既往症：漏斗胸のほか，特記事項なし。
胸部CT検査：Haller index＝6

漏斗胸とその病態生理[1,2]

- 胸郭変形疾患のうちもっとも多い疾患で，先天性・進行性に胸郭変形を来す。肋軟骨・胸骨の発育形成不全により，前胸部が漏斗状に陥凹し変形する。変形の程度はさまざまである。男女比は約3：1で男性に多い。
- 通常乳児期から変形が始まり，年齢とともに進行する。特に思春期以降に急速に進行することが多い。
- 胸郭変形に伴い，美容的な損失だけでなく，心血管系や呼吸器系の圧迫が起こる。
- 臨床症状は幼児期にはあまりない。変形の進行とともに，運動耐容能の低下が起こる。運動負荷時の息切れ，胸痛，易疲労感，喘息様の症状などが出現する。美容的損失によってボディーイメージの障害が起こる場合もある。
- 変形した胸郭により心臓が圧迫されて心室容量が低下し，肺容積も低下する。安静時には症状がないことも多いが，最大心拍出量や最大酸素摂取量の低下により運動耐容能の低下がみられる。
- マルファン症候群などの結合織疾患には比較的高率に合併し，その場合，変形が強い傾向がある[3]。心大血管系の開胸手術が必要なことも多く，漏斗胸の手術時期もそれを考慮して計画する。

主な外科的治療法とその違い[1,4,5]

- 胸骨を挙上する術式として，初期から行われているRavitch法（開放手術）と近年開発されたNuss法（低侵襲手術）がある。Nuss法は1998年以降に広く行われるようになり，現在，もっとも一般的な術式となっている。
  ① Ravitch法：胸骨・肋軟骨の一部を切除後，胸骨角を矯正・固定し胸郭形成を行う方法。特徴として，ⓐ前胸部正中に手術創が残り，出血しやすく侵襲が大きい。ⓑ軟骨切除に伴い胸郭発育不全による拘束性換気障害が起こることがあるため，小児期の胸郭成長が落ち着くまでは一般的に行われないことが多い[4]。
  ② Nuss法：Ravitch法に比べ手術侵襲が小さく，低侵襲手術と呼ばれている。骨・軟骨切除は行わず，側胸部から金属製のバー（Nuss bar）を最狭部の胸骨直下に挿入した後，バーを反転して胸腔内から持ち上げて胸郭を矯正する（図1，2）。
    特徴として，下記の4点が挙げられる。
    ・手術創は両側胸部に数cm程度と小さく整容性に優れ，出血量も少ない。
    ・近年，縦隔損傷を防ぐため，胸腔鏡下に施行される場合がある。
    ・術後はバーによって胸郭が圧迫・矯正され続けるため疼痛が強く，術後疼痛管理が重要になる。
    ・挿入したバーは術2年後以降に外科的に抜去される。

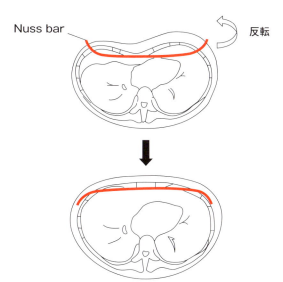

図1 Nuss 法手術

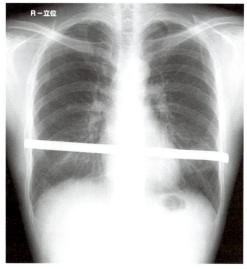

図2 Nuss 法術後の胸部 X 線写真

術前評価

- 陥凹の程度の評価：CT 画像で測定した Haller index（HI）が用いられる[6]（図3）。HI=（胸郭内部の横径）/（胸骨後面から椎体前面間の最小距離）。正常は 2.5。HI が 3.25 以上で，心肺機能検査異常や臨床症状を伴う場合に手術適応が考慮される[1,7]。
- HI は呼吸機能低下とある程度相関するが，心機能低下とはあまり相関しない。肺は直接圧迫されるのに対して，心臓は圧迫以外に位置異常（左胸腔内へのシフト）が起こるためと考えられている[8,9]。
- 解剖学的評価：CT 画像上で心血管，肺，気管の圧迫の程度を把握する。心血管系の圧迫はよく見られるが，程度や症状はさまざまである。
- 心肺機能評価
  ① 心機能評価：心電図では 1 度房室ブロック，右脚ブロックなどが見られ，心臓超音波検査では右心系の圧迫，心室容量低下，僧房弁逸脱・逆流などが見られることがある。
  ② 呼吸機能検査：努力性肺活量（forced vital capacity：FVC）低下や，1 秒率（forced

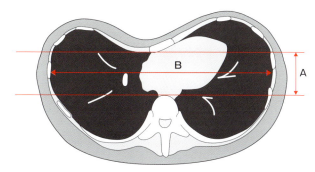

図3 CT 画像と Haller index
A：胸骨後面から椎体前面間の最少距離，B：胸郭内部の横径

expiratory volume 1%：FEV1%）低下がみられるが，正常下限程度であることも多い。安静時の呼吸機能が正常範囲でも，運動負荷時の酸素摂取量と肺胞換気量が低下している場合が多い[10]。

- 手術難易度評価：開心術後，漏斗胸の再手術，HI が非常に大きい重度の陥凹では，手術の難易度が高い場合があり，心損傷のリスクも考慮に入れる。心損傷の頻度はまれだが，発生した場合は致命的になりうる。輸血準備や複数の太い末梢静脈路と観血的動脈圧モニターなどを考慮する[11,12]。

Nuss 法の術中管理[13]

- 気道狭窄症状がなければ，通常通りの麻酔導入を行う。
- 胸腔鏡を使用する。片肺換気を行う場合は分離肺換気用チューブや気管支ブロッカーを用いる。
- 胸骨と縦隔組織を剥離する時やバー反転時に，心血管系の圧迫が生じ，不整脈や血圧低下が起こることがある。まれには，心室細動や循環虚脱も起こりうるので注意が必要である[14]。術前に心機能異常があれば観血的動脈圧モニターを併用する。
- 重度の陥凹例では，イントロデューサーで胸骨を持ち上げながら進めると，心房などの組織を巻き込み損傷することがある。フックで胸骨を外部から挙上させて，イントロデューサーを進めやすいように工夫することもある[7]。
- 通常ドレーンは留置されない。閉胸時には外科医と息を合わせて，肺を十分拡張させ胸腔内の空気を十分抜いたところで胸膜を閉じる。
- 肩関節で上腕を過伸展すると腕神経障害が起こるため，術中体位に注意する[14]。

術後管理[13,15,16]

- 胸骨挙上法は術後疼痛が強い。特に Nuss 法では術後 3〜4 日までかなり強い疼痛が持続するため，持続硬膜外鎮痛や intravenous patient-controlled analgesia（IV-PCA），または intravenous-nurse or -parent controlled analgesia（IV-NCA or IV-PCA）などの術後痛対策を十分に行う。
- 術後鎮痛法として，これまで硬膜外麻酔が広く用いられてきたが，IV-PCA が行われることも増えている（「Pros & Cons」参照）。また，単一での鎮痛法では疼痛管理が難しいこともある。非ステロイド性抗炎症薬（nonsteroidal anti-inflammatory drugs：NSAIDs）やアセトアミノフェンなど複数の鎮痛法を組み合わせてもよい。
- 早期には肺合併症に注意する。気胸，胸水，無気肺，肺炎，心膜炎などが起こることがある。無気肺は比較的よく見られる。術後早期は手術や創部痛の影響で呼吸が浅く喀痰が排出困難になることがあり，無気肺や肺炎を防ぐうえでも十分な疼痛対策をとる必要がある。
- 気胸・胸水も術後よく見られるが，通常ドレナージするほどではなく経過観察で軽快することが多い。
- 術後早期に，強い体動でバーのずれが起こることがある。再手術が必要になるうえ，ずれたバーによってまれに縦隔組織が圧迫されることもある。術後早期に安静が保てない時は，鎮静が必要になる場合もある。

DOs & DON'Ts

- Nuss法は，全身管理としては低侵襲ではない。
- 術中の心血管系合併症対策と術後疼痛対策が周術期管理の鍵となる。
- 術中，縦隔剝離やバーの反転時に心臓・大血管が圧迫されて血圧低下や不整脈により循環動態が不安定になることがある点に留意する。
- 出血は少ないが，まれに心損傷や肺穿孔などの重度の合併症が報告されている。可能な限り大きい径の末梢静脈路を確保する。
- Nuss法では強い術後痛が術後数日間は続くため，持続硬膜外鎮痛やIV-PCAなどにより積極的な術後痛管理を図る。
- 体位をとる際，腕神経障害に注意する。肩関節での上腕の過伸展を防ぐ。

Pros & Cons

▶ 漏斗胸患者に対する術後疼痛管理法

漏斗胸患者に対する術後疼痛管理法としては，これまで持続硬膜外鎮痛がもっとも多く使用されてきたが，最近ではIV-PCAも行われる傾向にある。また，傍脊椎ブロック，創部局所麻酔持続注入，持続肋間神経ブロックなど，より末梢側でのブロックによる鎮痛も施行されている。

▶ 持続硬膜外鎮痛 vs. IV-PCA

持続硬膜外鎮痛とIV-PCAを比較した研究のメタ解析（meta-analysis）[17]によると，鎮痛効果については術後早期は持続硬膜外鎮痛群が優位であったが，術後経過全体としては明らかな優位性は認められなかった。また，硬膜外カテーテル挿入困難や効果不十分で早期に硬膜外カテーテルを抜去する率は0〜33％と報告間の差が大きかった。いずれの報告においても重大な呼吸抑制は認めなかったが，IV-PCA群では術直後のPa_{CO_2}が高値という報告も認めた。現状では，実際の個々の症例や施設の状況に合わせて選択するのがよいと考えられる。より低年齢では硬膜外麻酔を全身麻酔下に施行する必要がある場合が多く，神経損傷のリスクを考慮してIV-PCAを推奨する意見もある[18]。

▶ 持続硬膜外鎮痛 vs. 持続傍脊椎ブロック

持続傍脊椎ブロックは持続硬膜外鎮痛と比較し，術後モルヒネ使用量に有意差がなかったとの報告があり[19]，硬膜外鎮痛に近い鎮痛効果が得られる可能性がある。しかし，両者を比較した研究は少なく，現状では結論は明らかではない。

▶ Nuss bar抜去時の麻酔

Nuss bar抜去は挿入よりも侵襲は少ない。しかし，癒着があると気胸や出血が起こることがある。特にバーが回転して変位している場合は，縦隔組織が圧迫されている可能性もある。まれだが変位したバー抜去時に心血管損傷や循環虚脱など重度の合併症の報告があり，循環動

態の悪化に注意する[20]。

▶ Nuss bar 挿入中患者の心肺蘇生（cardiopulmonary resuscitation：CPR）[21,22]

　Nuss bar 挿入中患者では CPR が困難な可能性がある。バーの存在のため胸骨圧迫が困難で不十分になる，除細動時にバーに通電されると心臓への通電量が減少する，などの問題が生じる可能性がある。対策として，以下のことが提唱されている。①CPR は，カプノグラフィーや観血的動脈圧モニターでその質を評価しながら行い，不十分なら早期に開胸心臓マッサージを考慮する。②除細動のパッドは，バーを挟まないよう胸郭前後に装着する。③気胸を除外する。しかし，CPR の最良方法が何かについては明確なエビデンスはない。

▶ 外科的治療以外の治療法

　近年，保存療法としてバキュームベルが使用されることがある。毎日一定時間バキュームベルを胸部に装着し，外部から持続陰圧吸引を行う。陥凹の程度がそれほど重症でない患者に使用され，一部の患者で効果が認められているが，補助的な手段であり長期効果については評価を待つ必要がある[23]。

　自覚症状として，運動時の胸痛があり，呼吸機能検査で軽度拘束性換気障害と心電図で不完全右脚ブロックが認められた。
　麻酔は，硬膜外カテーテルを第 6/7 胸椎椎間に留置した後，プロポフォールで導入，マスク換気可能なことを確認した後ロクロニウムを投与し，35 Fr 左用ダブルルーメンチューブを経口気管支内挿管した。麻酔は酸素，空気，プロポフォールと持続硬膜外麻酔で維持した。観血的動脈圧波形をモニターし，胸腔鏡下に手術を進行した。バーの反転時に一時的に血圧低下を認めたが自然に回復した。手術終了後，覚醒して自発呼吸で十分な換気量があるのを確認後に抜管した。術後痛は自己調節硬膜外鎮痛（patient-controlled epidural analgesia：PCEA）（0.2% ロピバカイン＋フェンタニル 2 μg/mL を使用，ベースフロー 4 mL/h，ボーラス 2 mL，ロックアウトタイム 20 分で設定）とアセトアミノフェン投与でコントロール可能であった。術後胸水を認めたが，経過観察のみで徐々に自然消失した。術後 3 日目にベースフローを 2 mL/h に下げたところ痛みが増強しボーラス回数が増加したが，術後 4 日目にはボーラス回数も減少し，ベースフローを停止した。術後 5 日目に硬膜外カテーテルを抜去し，その後順調に回復し，術後 6 日目に退院となった。

参考文献

1) Rodriguez ED, et al. Plastic surgery Ⅲ pediatrics；Elsever 2013. p.855.
2) Dean C, et al. Surg Radiol Anat 2012；34：573-9.
3) Kelly RE, et al. Ann Surg 2010；252：1072-81.
4) Lopushinsky SR, et al. Semin Pediatr Surg 2008；17：201-8.
5) Abdullah F, et al. Pediatr Ann 2016；45：e403-6.
6) Haller JA Jr, et al. J Pediatr Surg 1987；22：904-6.
7) Nuss D, et al. Ann Cardiothorac Surg 2016；5：422-33.
8) Swanson JW, et al. Am J Surg 2012；203：660-4.

9) Lawson ML, et al. J Pediatr 2011 ; 159 : 256-61.
10) Colombani PM. Semin Thorac Cardiovasc Surg 2009 ; 21 : 58-63.
11) Bouchard S, et al. Semin Pediatr Surg 2009 ; 18 : 66-72.
12) Craner R, et al. Ann Card Anaesth 2013 ; 16 : 205-8.
13) Futagawa K, et al. J Anesth 2006 ; 20 : 48-50.
14) Umuroglu T, et al. J Cardiothorac Vasc Anesth 2013 ; 27 : 436-40.
15) Frawley G, et al. Paediatr Anaesth 2016 ; 26 : 1082-90.
16) 下野隆一，ほか．日本小児外科学会誌 2010 ; 46 : 831-6.
17) Stroud AM, et al. J Pediatr Surg 2014 ; 49 : 798-806.
18) Butkovic D, et al. Br J Anaesth 2007 ; 98 : 677-81.
19) Hall Burton DM, et al. Paediatr Anaesth 2014 ; 24 : 516-20.
20) Jemielity M, et al. Ann Thorac Surg 2011 ; 91 : 593-5.
21) Zoeller GK, et al. J Pediatr Surg 2005 ; 40 : 1788-91.
22) Picton P, et al. Resuscitation 2003 ; 57 : 309-10.
23) Lopez M, et al. J Pediatr Surg 2016 ; 51 : 183-7.

（大坂 佳子）

18 前縦隔腫瘍の診断目的のための生検
Diagnostic biopsy for anterior mediastinal mass (AMM)

症例　8歳男児。体重24 kg。前縦隔腫瘍に対して，診断のための頸部リンパ節生検が申し込まれた。

現症：5日前からの胸部苦悶感，息切れ，喘鳴，咳嗽

胸部単純X線（坐位）：図1参照

バイタルサイン：HR 140回/分，BP 96/62 mmHg，RR 52回/分，SpO_2 93%（酸素6 L/minマスク投与下），BT 36.9℃

身体所見：左側臥位。顔面浮腫なし，頸静脈怒張不明，呼吸音：左肺野で呼気性喘鳴と湿性ラ音を聴取，心音：異常心音なし，肝腫大：右季肋下6 cm触知

胸部造影CT：図2参照

経胸壁心臓超音波検査：心囊水貯留，両室の心収縮能良好

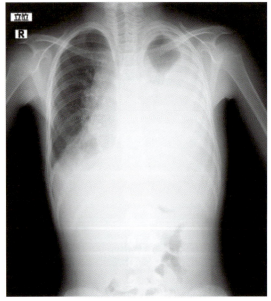

図1　胸部単純X線（坐位）
縦隔・心陰影の拡大，両胸水貯留

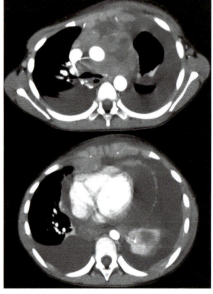

図2　胸部造影CT
吸収値の多様な前縦隔腫瘍陰影，分岐部直上から分岐部までの気管の圧排（正常径の50%以上の圧排），左主気管支の圧排，心囊水・両胸水貯留

小児前縦隔腫瘍患者の臨床症状と病態生理[1,2)]

■ 前縦隔腫瘍（AMM）の病型は"4Ts"〔胸腺腫（thymoma），奇形腫（teratoma），悪性リンパ腫（terrible lymphoma），甲状腺腫（thyroid tumor）〕が主であり，小児においてはリンパ腫が多くを占める（表1）。

■ 初発時に無症状のことが多い成人と比べて，70%の小児AMM患者の初発時に，一般的腫瘍症状，気道圧排に伴う呼吸器症状や心臓・大血管の圧排に伴う循環器症状をみとめる（表2）。

■ 小児では覚醒下での処置が困難な場合が多く，画像検査，診断目的の生検，化学療法目的の中心静脈路挿入術，腫瘍摘出術や放射線治療などのいずれの診断・治療段階においても鎮静・麻酔が

表1　前縦隔に好発する腫瘍

	成人	小児
Thymoma（胸腺腫）	47%	17%
Teratoma（奇形腫）	15%	24%
Terrible lymphoma（リンパ腫）	23%	45%
Thyroid/Others（甲状腺腫など）	16%	15%

（Hack HA, et al. Anaesthesia 2008；63：837-46.
Pearson JK, et al. Semin Cardiothorac Vasc Anesth 2015；19：248-54 より改変引用）

表2　小児 AMM 患者の主な臨床症状

腫瘍症状	発熱，体重減少
呼吸器症状	気道の圧排による呼吸苦，起坐呼吸，喘鳴
循環器症状	上大静脈の圧排による顔面や上肢の浮腫，頭痛
非直接的症状	リンパ節転移，胸水・心嚢水貯留

（Hack HA, et al. Anaesthesia 2008；63：837-46.
Pearson JK, et al. Semin Cardiothorac Vasc Anesth 2015；19：248-54 より改変引用）

求められることがある。
- 小児 AMM 患者の周術期合併症の発生率や重篤度は成人よりも高い。2000年までの欧米からの closed claims において AMM 患者の鎮静・麻酔に伴う死亡例の報告の多くを小児が占めていた[3]。
- AMM 患者が仰臥位になると，胸壁や前縦隔腫瘍に対する重力の影響と横隔膜の頭側への移動に伴い，胸腔内圧は上昇し，胸腔内容量は減少し，胸腔内の気道や血管は圧排される。麻酔・鎮静に伴う仰臥位時の機能的残気量のさらなる低下，横隔膜の頭側へのよりいっそうの移動により，気道や血管の圧排は増強される。
- 筋弛緩薬併用下では，胸壁・頸部・咽頭の弛緩，気道・気管支平滑筋の弛緩に加えて，自発呼吸停止・陽圧換気開始に伴い胸腔内圧がさらに上昇し，気道や血管の圧排が進行する。
- こうした病態生理に加えて，成人に比して気道や血管のサイズが小さいことが，小児 AMM 患者の周術期合併症の発生率や重篤度を高めている可能性がある。

術前評価[1-4]

- 小児 AMM 患者に対する「安易な」鎮静・麻酔により，気道や大血管の完全閉塞による酸素化不良・換気不全・循環虚脱から神経学的後遺症や致死的合併症が生じうることを認識する。
- とりわけ，治療開始前・腫瘍消退前は，鎮静・麻酔のリスクが非常に高い可能性がある。
- リスク評価では臨床症状と画像検査が重要である。
- 臨床症状において特に留意すべきこと
    ① 気道の圧排を示唆する症状：咳嗽，胸部苦悶感，呼吸苦，喘鳴，起坐呼吸など
    ② 血管・心臓の圧排を示唆する症状：失神，頻脈，頸静脈怒張，顔面浮腫など
    ③ 患者自身の快適な体位
- 画像検査において特に留意すべきこと
    ① 胸部 CT：気管・気管支の圧排，心嚢水の貯留，大血管・心臓の圧排

表3 鎮静・麻酔のリスクが高い症例

臨床症状	喘鳴，起坐呼吸，呼吸苦
	上大静脈症候群を疑う症状（顔面浮腫，頸静脈怒張）
	意識障害
検査所見 (胸部CTや 心臓超音波検査)	気管断面積＜正常の30%
	気管断面積＜正常の70% ＋ 気管支の圧排
	大血管の圧排：上大静脈症候群など
	心嚢水貯留・心タンポナーデ
	（フローボリューム曲線：仰臥位PEFR＜50%）

症状か検査のいずれかひとつでもあれば高リスク
(Hack HA, et al. Anaesthesia 2008；63：837-46.
Pearson JK, et al. Semin Cardiothorac Vasc Anesth 2015；19：248-54.
Blank RS, et al. Can J Anaesth 2011；58：853-67 より改変引用)

② 経胸壁心臓超音波検査：心機能，肺血流や心嚢水

■ 鎮静・麻酔のリスクが高いことを示唆する臨床症状や画像所見をみとめる症例（表3）に対しては局所麻酔下での生検を考慮する。

■ 手技の侵襲度から局所麻酔下の頸部リンパ節生検は危険性が高いと考えられる場合，局所麻酔下での胸腔穿刺や骨髄穿刺による胸水や骨髄を考慮する。

■ 血液・腫瘍科や外科，心臓血管外科などの関連診療科と，鎮静・麻酔のリスクを共有する。

■ 局所麻酔下での生検が困難かつ，鎮静・麻酔のリスクが高い幼少児の場合は，その病型の多くがTリンパ芽球性リンパ腫であることから，ステロイドによる先行治療を検討する。

術中管理（図3）[1-5]

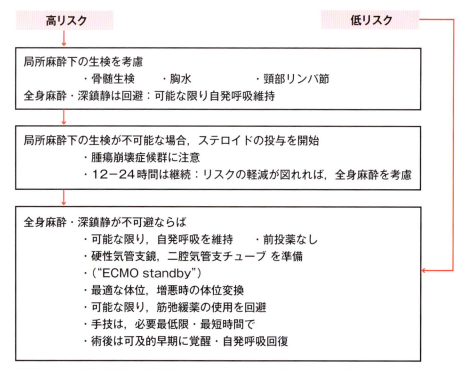

図3 小児AMM患者の病型診断のための鎮静・全身麻酔のアルゴリズム

■ 12—24 時間のステロイド治療にもかかわらず腫瘍消退がない場合，病型診断のために，鎮静・麻酔のリスクが高い症例であっても深鎮静・全身麻酔下での生検を求められる場合がある。

■ 小児 AMM 患者に対する深鎮静や全身麻酔に際して留意すべきこと

① 呼吸・循環虚脱のリスクが高いため，抗不安目的の麻酔前投薬や保護者同伴の麻酔導入は避けたほうがよい。手術室入室から導入まで音楽やタブレットなど他の手段により患者の注意をそらす方法（distraction）は有効かもしれない[6]。

② 可能な限り筋弛緩を回避して自発呼吸を温存する。吸入麻酔，ケタミン，デクスメデトミジン，プロポフォールなどによる深鎮静や全身麻酔の報告がみとめられるが，特定の薬物が推奨されるわけではない。

③ 筋弛緩薬を使用せざるを得ない場合，投与前に陽圧換気が可能であるか否かを確かめておいたほうがよい。非脱分極性筋弛緩薬を投与する場合は，いつでもスガマデクスによる拮抗が可能であるよう準備しておく。

④ バックアップとしての硬性気管支鏡や二腔気管支チューブを準備しておく。

⑤ 可能な限り仰臥位を回避する。患者の快適な体位を術前に確かめておき，側臥位や坐位での鎮静・麻酔や手術を積極的に考慮する。呼吸・循環虚脱を認めた場合，側臥位や坐位への体位変換を考慮する。

⑥ 手術は，必要最低限な処置のみとし，最短時間で終了する。

■ 鎮静・麻酔中に呼吸・循環虚脱を認めた場合，①手術の中止，②術前に確認しておいた患者自身が快適な体位への変換，③患者の覚醒と自発呼吸の回復，を考慮する。気道閉塞に対しては，硬性気管支鏡や二腔気管支チューブの挿入を考慮する。

■ 自発呼吸温存下の鎮静法として，デクスメデトミジンの使用報告例[7,8]や術中の非侵襲的持続陽圧換気（noninvasive positive pressure ventilation：NPPV）の使用報告例がある[9]。ただし，デクスメデトミジンは作用時間が長く，調節性に優れているとはいえない点，また，NPPVは胸腔内圧を上昇させうる点に注意が必要である。

■ 腫瘍による気道の圧排部位を考えた場合，外科的気道確保や気管切開は無効である。

術後管理

■ 術前リスク評価によらず，集中治療室に入室。

■ 術中に呼吸・循環虚脱を認めなかった場合，可及的早期に鎮静・麻酔から覚醒させ，自然気道・自発呼吸の回復を図る。

■ 術中に呼吸・循環虚脱を認めた場合には，術後，挿管・人工呼吸管理を継続した状態で化学療法や放射線療法を開始し，腫瘍の縮小を期したほうがよいときもある。

DOs & DON'Ts

◆ 臨床症状，画像検査に基づいて，リスク評価を行う。

◆ 鎮静・麻酔の危険性を関連診療科と共有し，多職種・診療科による包括的なアプローチに基づいた治療戦略をたてる。

◆ 気道・大血管の閉塞による致死的合併症を来す可能性があるため，小児 AMM 患者に対する

- 「安易な」鎮静・麻酔は施行しない。
◆ 鎮静・麻酔のリスクが高い小児 AMM 患者に対しては，可能な限り，局所麻酔下での手術・処置やステロイドによる先行治療を考慮する。
◆ 深鎮静・全身麻酔を施行する場合，可能な限り自発呼吸を温存し，バックアップ・プランを準備する。
◆ 可能な限り，患者を仰臥位にしない。

Pros & Cons

▶ **術前評価における呼吸機能検査**

立位と仰臥位でのフローボリューム曲線のパターンや，仰臥位でのフローボリューム曲線の最大呼気流速値（peak expiratory flow rate：PEFR）が，術前リスク評価に有用であるとする研究がある[10]。一方，呼吸機能検査と CT での気道圧排の評価に相関はないとする研究もある[2,11-13]。そもそも小児における呼吸機能検査は再現性，正確性ともに決して高くない。まして，急性期の小児 AMM 患者に仰臥位で呼吸機能検査を施行することは困難である。

▶ **筋弛緩薬の使用**

気管挿管を必要とした場合，自発呼吸を温存しようとして麻酔深度が不十分な場合，バッキングなどに伴いかえって呼吸・循環虚脱を誘発する可能性がある。

▶ **緊急時に備えての膜型人工肺の待機（ECMO standby）**

鎮静・麻酔の導入開始前から体外式膜型人工肺（extracorporeal membrane oxygenation：ECMO）をプライミングして心臓血管外科医とともに待機させておくことについては議論がある。いったん完全気道閉塞が生じた場合，たとえ 10 分で ECMO が開始されたとしても，それまでの重度の低酸素血症に伴う神経学的後遺症は回避できない可能性が高い[2,13]。成人 AMM 患者では鎮静・麻酔の導入前の局所麻酔下の鼠径部からのカニュレーションが可能かつ有用であるかもしれないが，幼少児の場合は困難である。

▶ **ステロイドによる先行治療**

ステロイドによる先行治療は，腫瘍の縮小により呼吸循環虚脱のリスクを軽減しうる一方，病型診断を困難にする可能性が指摘されている。しかし，先行治療開始 72 時間以内に生検が施行されれば，診断に影響を与えないという意見もある[14]。患者の安全を担う麻酔科医としては，鎮静・麻酔による呼吸・循環虚脱のリスクを適切に評価し，そのリスクが高い場合は先行治療を考慮すべきであろう。

▶ **近年の小児 AMM 患者の鎮静・麻酔のリスク**

従来，小児 AMM 患者の周術期合併症の発生率や重篤度は高く，2000 年までの欧米からの closed claims において AMM 患者の鎮静・麻酔に伴う死亡例の報告の多数を小児が占めてい

た．関連診療科との小児 AMM 患者の鎮静・麻酔のリスクの共有，術前評価の改善，術中管理の改善（自発呼吸温存や体位の工夫）などにより，小児 AMM 患者の周術期管理の安全性の向上が図られてきた．その結果，有害事象の報告数は減少傾向にはあり[3]，近年，小児 AMM 患者に対する深鎮静・全身麻酔の報告もみられる[5]．しかし，こうした報告においては，小児 AMM 患者の鎮静・麻酔にはリスクを伴うという認識のもと術前リスク評価とそれに応じた治療戦略がとられ，リスクが高い症例に対しては自発呼吸の温存や硬性気管支鏡による予防的気道確保などが施行されていることに留意すべきである[5]．

症例の経過

術前カンファランスにおいて鎮静・麻酔下の頸部リンパ節生検のリスクは高いと評価．ステロイドによる先行治療も考慮されたが，著明に貯留した両胸水・心嚢水による切迫した呼吸窮迫，代償性ショックに対する治療が必要と判断し，手術室で胸腔ドレーンおよび心嚢ドレーンを留置することとなった．

硬性気管支鏡を含めたバックアップを事前に準備．坐位の姿勢を維持したまま，50％亜酸化窒素，酸素投与下にケタミン静注を 0.25-0.5 mg/kg ずつタイトレーションしながら導入を施行．

半坐位のまま，局所浸潤麻酔併用下に，胸腔ドレーンおよび心嚢開窓・ドレーン留置施行．術中，亜酸化窒素，酸素投与下にケタミン静注を適宜追加しながら，マスク換気により自発呼吸をサポートした．

手術終了後，集中治療室に入室し，完全覚醒まで NPPV を施行．採取した胸水と心嚢水の組織診により T リンパ芽球性リンパ腫と診断．ステロイド開始後，腫瘍崩壊症候群を来すことなく，集中治療室から退室した．

参考文献

1) Hack HA, et al. Anaesthesia 2008；63：837-46.
2) Pearson JK, et al. Semin Cardiothorac Vasc Anesth 2015；19：248-54.
3) Maranets I, et al. J Clin Anesth 2010；22：157-8.
4) Blank RS, et al. Can J Anaesth 2011；58：853-67.
5) Stricker PA, et al. J Clin Anesth 2010；22：159-63.
6) Adler AC, et al. J Clin Anesth 2016；35：392-7.
7) Olubukola O, et al. J Cardiothorac Vasc Anesth 2008；22：581-3.
8) Abdelemalak B, et al. J Anesth 2010；24：607-10.
9) Bassanezi BS, et al. Paediatr Anaesth 2011；21：985-7.
10) Shamberger RC, et al. Surgery 1995；118：468-71.
11) Vander Els NJ, et al. Chest 2000；117：1256-61.
12) Hnatik OW, et al. Chest 2001；120：1152-6.
13) Slinger P, et al. Curr Opin Anaesthesiol 2007；20：1-3.
14) Robie DK, et al. Semin Pediatr Surg 1994；3：259-66.

（小原 崇一郎）

19 腹腔鏡手術中の換気困難
Difficult ventilation during laparoscopic surgery

症例　1歳男児，体重7 kg。胃食道逆流症に対して腹腔鏡下噴門形成術が予定された。
既往歴：胃食道逆流による繰り返す誤嚥性肺炎，体重増加不良
麻酔：導入・挿管に問題なし。挿管後の換気条件に特記事項なし。
手術開始後，二酸化炭素注入による気腹開始1分後，SpO_2が98％から89％へ低下した。

小児腹腔鏡下手術の適応

- 器具や技術の進歩にともない，小児でも鼠径ヘルニア根治術をはじめとする日帰り手術から先天性胆道拡張症・胆道閉鎖症に対する難度の高い新生児手術まで幅広く行われている。
- 開腹手術と異なり，小さな切開創や小孔から処置を行い，手術操作を対象臓器だけに限局して行うことが可能であるため消化管の蠕動回復も早く，術後の癒着も軽微である。また術後痛が軽微であり，早期回復が期待できる。

乳幼児における気腹に伴う生理学的影響[1]

- 気腹には二酸化炭素が一般的に用いられる。気腹中は腹腔内圧の上昇，二酸化炭素の経腹膜吸収，麻酔薬，手術手技，患者体位などさまざまな要因が生理学的影響をあたえる。

❶ 呼吸器系への影響

- 乳幼児では体表面積に対する肺胞の表面積が小さく，体重あたりの酸素消費量も多いため，呼吸予備能が限られている。また新生児や乳児では肋骨弓と椎体の角度が大きく，横隔膜有意の呼吸様式であることから，気腹による横隔膜の運動制限からの呼吸力学的影響が大きい。
- 横隔膜の頭側への圧排により肺コンプライアンスの低下，気道抵抗の上昇が起こり結果として1回換気量および分時換気量の低下が起こる。また気腹により機能的残気量（functional residual capacity：FRC）が減少するが[2]，小児ではクロージングボリュームが大きいため無気肺などに注意が必要である。
- 乳児では12-15 mmHgの気腹圧で，気道内圧が18％上昇し，肺コンプライアンスは48％低下する[3]。また下腹部手術などでのトレンデレンブルグ位はさらに呼吸器系への影響が大きくなる[4]。
- 気腹中は気管分岐部の頭側偏位をきたすため乳幼児では気管支挿管がおこる可能性が高い。肺コンプライアンスの低下は高い換気圧を必要とし，気管チューブのリークを増加させる。カプノグラフィの信頼度の低下により，換気不全を見逃すおそれもあるためカフ付き気管チューブの使用が推奨される。

❷ 循環器系への影響

- 小児でも成人と同様の血行動態変動が起こる[5,6]。
- 気腹中は体血管抵抗・肺血管抵抗が上昇し，心拍出量も減少する[7]。
- 血管抵抗の変化は腹壁の伸展や二酸化炭素分圧の上昇などの刺激によるカテコラミンやバゾプレッシンなどの分泌によるものである[8,9]。低い気腹圧下では腹腔内臓器からの静脈還流が増加

しうるが，圧迫による下大静脈からの還流障害や二酸化炭素の血管拡張作用，逆トレンデレンブルグ位などにより前負荷が低下するため[10]，術前の脱水は気腹前に十分に補正しておく。
- 後負荷が上昇するため心拍出量が多少低下しても血圧はあまり低下しないが[3,11]，高二酸化炭素血症では心機能の低下や血管拡張が起こりうるため[12]，気腹中は呼吸管理の適正化により血中の二酸化炭素濃度を正常範囲内に保つように心がけるべきである。
- 乳幼児で気腹開始直後の肺および体血管抵抗が急激に変化した場合，卵円孔などで右-左短絡が起こり低酸素血症や空気塞栓を起こす可能性があるため[13]特殊な血行動態にも注意が必要である。心拍数や心調律は心拍出量に影響を与えるが，腹腔鏡下手術中の高二酸化炭素血症や浅麻酔下では頻脈や頻脈性不整脈が起こりやすく，また腹壁の伸展や腸管の牽引による迷走神経刺激から徐脈も起こりうる。
- 気腹終了時には上昇していた後負荷が低下するため，後負荷を高く保つ必要がある症例では気腹終了時にも十分注意が必要である[14]。

❸ 頭蓋内圧への影響

- 低い気腹圧（5 mmHg）では頭蓋内圧に影響はないが，高い気腹圧で頭蓋内圧の増加や脳還流圧の低下が起こる可能性がある[15,16]。
- 高二酸化炭素血症による脳血流の増加，頭低位やPEEPによる頭蓋内圧の増加，心拍出量の低下などによって脳還流圧の大きな変化が懸念される。脳血流の自動調節能が未熟である新生児や頭蓋内圧が亢進している症例では出血や脳還流圧の低下などに注意が必要である。

❹ 腎・尿路系への影響

- 腎動脈や腎実質，下大静脈の圧迫や，心拍出量の低下，抗利尿ホルモンの分泌などにより一時的な腎血流および腎機能の低下が起こるため気腹中の尿量は減少する[8,17]。
- 術前の腎機能，脱水の程度，気腹圧および時間，体位などにも影響を受けるが，特に乳児では年長児と比較して気腹中の尿量が有意に減少する[18]。

換気困難に伴う高二酸化炭素血症に対する耐容性の低い患者群

- 上述した生理学的影響を考慮すると，高度の心機能低下，頭蓋内圧亢進，腎機能低下症例に対する長時間の腹腔鏡下手術は相対的な禁忌である。
- 呼吸機能低下を認める症例に対しては呼吸機能の温存を考慮すると利点は大きいが，気腹前から高い換気圧を必要とする症例は腹腔鏡下手術の適応の限界である。
- 肺血流が減少している先天性心疾患では換気不十分による低酸素血症や高二酸化炭素血症が原因で，肺血管抵抗の上昇，肺血流の減少が起こり，さらなる低酸素血症が起こる。また肺血流量増加型先天性心疾患の術後早期で肺高血圧が残存している場合や，肺高血圧症を基礎疾患にもつ患者では肺血管抵抗の上昇により右室圧が高まり，右心不全から両心不全がおこり，SpO_2の低下，低血圧，循環虚脱といった肺高血圧クリーゼと呼ばれる状態となる。これらの患者で換気困難を来した場合には，すぐに対応し必要であれば手術の中止や開腹手術に切り替える。

気腹中の換気困難に対する対処法

- 気腹時に異常を認めた時に確認すべき病態や合併症を**表1**に挙げる。

表1　気腹時に異常を認めた時に確認すべき病態や合併症

A：気道	気管支挿管，気管チューブの閉塞（チューブの屈曲，分泌物），カフなしチューブによるリーク，事故抜管，呼吸回路のリーク・閉塞，酸素供給の異常	
B：呼吸	気管支攣縮，無気肺，肺水腫，気胸・血胸，誤嚥，喘息，アナフィラキシー・アナフィラキシー様反応，体位や手術操作による肺や胸郭への圧迫	
C：循環	心拍出量の低下，空気塞栓，右左シャント	
D：麻酔	浅麻酔による息こらえ，筋弛緩効果減弱による呼吸器への同調不良，筋強直	
E：その他	気腹によるもの（過剰な気腹圧，腹腔内圧上昇，二酸化炭素吸収による高二酸化炭素血症），患者体位による機能的残気量の低下，モニターの異常	

■ 乳幼児では低換気から徐脈・心停止へと進む時間が短いため，換気困難を認めた場合には迅速な対応が必要である。
■ 換気困難を認めた場合まずは外科医に知らせ，純酸素にして用手換気に切り替え，聴診を行う。
■ 特に乳幼児では気管分岐部の頭側偏位による気管支挿管が疑われるが，誤った気腹圧により気胸が発生することもあり聴診で左右差を認めた場合に注意が必要である。
■ 聴診により呼気性喘鳴や湿性ラ音を聴取した場合，気管内吸引により気道分泌物を除去する。カテーテルの挿入が難しい場合は気管内チューブの閉塞や屈曲の可能性も考えられる。

DOs & DON'Ts

◆ 気腹に伴う生理学的影響を理解し，術前に適切なリスク評価を行う。
◆ 長時間の気腹操作などにより全身状態の悪化が懸念されるような症例では事前に外科医と開腹手術の可能性などについて協議しておく。
◆ 気腹中に起こりうるトラブルについて対処法を含めて理解しておく。
◆ 気腹中にトラブルが発生した場合，外科側の要因である可能性も考慮し，外科医に知らせるとともに原因究明を行う。

Pros & Cons

▶ 腹腔鏡手術 vs. 開腹手術

　腹腔鏡手術は高度な技術や経験を必要とすることから手術時間や成績は術者の経験に大きく左右される。そのため腹腔鏡手術が開腹手術と比較して明らかに優れているというエビデンスレベルの高い研究は多くはない[19]。

▶ 気腹装置による影響

　二酸化炭素は液体で保存されており，腹腔内には低温で乾燥ガスが注入されるため不感蒸泄や低体温が問題になると考えられていた。近年はガスを加温できる装置や，ポートによってもガスの漏れの程度も異なるため気腹手術に用いられる装置の特性を理解することも長時間の腹

腔鏡手術では重要である。

　SpO₂低下に気づいた後，すぐに純酸素で用手換気に切り替えた。SpO₂は多少改善が見られたが，十分な改善がみられなかったため聴診を行ったところ，左胸部の呼吸音が減弱していた。

　チューブの深さを確認したところ，挿管時よりチューブの固定位置が深くなっていたため右気管支挿管を疑い挿管時の位置まで気管チューブを引き抜き再固定した。直後よりSpO₂が98％まで改善してきたため手術続行とし，その後は特に問題なく手術終了となった。

　手術終了時の聴診でも左胸部の呼吸音はやや減弱したままであり，胸部単純X線写真で確認したところ，左肺尖部に気胸を認めた。術中の低酸素血症は気腹による気胸と片肺挿管によるものであったと判断した。

　手術室で抜管し，集中治療室で一晩経過観察を行ったが，翌日には気胸は軽快しており，手術2日後に一般病棟へ転棟となった。

参考文献

1) 釜田峰都. 麻酔 2016 ; 65 : 924-9.
2) Drummond GB, et al. Br J Anaesth 1978 ; 50 : 261-70.
3) Bannister CF, et al. Paediatr Anaesth 2003 ; 13 : 785-9.
4) Neira VM, et al. Can J Anaesth 2015 ; 62 : 798-806.
5) Kardos A, et al. Paediatr Anaesth 2001 ; 11 : 175-9.
6) Gueugniaud PY, et al. Anesth Analg 1998 ; 86 : 290-3.
7) Joris JL, et al. Anesth Analg 1993 ; 76 : 1067-71.
8) Ortega AE, et al. J Am Coll Surg 1996 ; 183 : 249-56.
9) Mann C, et al. Anesth Analg 1999 ; 89 : 278-83.
10) Kashtan J, et al. J Surg Res 1981 ; 30 : 249-55.
11) Tytgat SH, et al. J Laparoendosc Adv Surg Tech A 2015 ; 25 : 352-7.
12) Rasmussen JP, et al. Arch Surg 1978 ; 113 : 1196-200.
13) Olsen M, et al. Paediatr Anaesth 2013 ; 23 : 457-9.
14) Groenewald CB, et al. Paediatr Anaesth 2013 ; 23 : 91-3.
15) Rosin D, et al. J Laparoendosc Adv Surg Tech A 2002 ; 12 : 15-9.
16) Bloomfield GL, et al. Crit Care Med 1997 ; 25 : 496-503.
17) Demyttenaere S, et al. Surg Endosc 2007 ; 21 : 152-60.
18) Gómez Dammeier BH, et al. J Pediatr Surg 2005 ; 40 : 1454-8.
19) Dingemann J, et al. Eur J Pediatr Surg 2013 ; 23 : 474-9.

（釜田 峰都）

20 心室中隔欠損症
ventricular septal defect

症例　3ヵ月男児。体重3 kg。37週5日で出生。胎児期に心室中隔欠損症（ventricular septal defect：VSD）と診断。出生後，次第に心不全兆候（多呼吸，喘鳴，体重増加不良，胸部単純X線での心陰影拡大と肺血管陰影増強）を認め，強心薬（ジゴキシン），利尿薬（フロセミド，スピロノラクトン）の内服が開始された。今回，心不全のコントロールが困難なため，VSD閉鎖術が予定された。

　　併存疾患：ダウン症候群，卵円孔開存症，動脈管開存症
　　バイタルサイン：HR 110回/分，BP 70/35 mmHg，RR 25-30回/分，SpO_2 94%（室内気）
　　聴診所見：心音　汎収縮期雑音（LevineⅡ），呼吸音　喘鳴
　　経胸壁心臓超音波検査：VSD漏斗部筋性型（8.7×7.5 mm），左心室→右心室短絡流速1.7 m/秒，左心室収縮能良好，心室中隔 flat，三尖弁・肺動脈弁に軽度逆流あり，大動脈弁・僧帽弁にわずかな逆流あり
　　心臓カテーテル検査：大動脈圧 68/49（35）mmHg，肺動脈圧 60/41（23）mmHg，肺静脈圧 6 mmHg，Qp/Qs（肺体血流比）2.16，肺動脈血管抵抗 3.36unit/m^2，左心室駆出率 68%，左心室容量 正常比 170%

心室中隔欠損患者の病態生理[1]

■ VSDは心室中隔に欠損が生じる先天性心疾患で，全先天性心疾患のうち約20%を占める。欠損孔の位置により4タイプに大別される（Kirklin分類）。

- Type 1：VSD全体の5-7%。右室流出路・肺動脈弁直下の欠損。大動脈弁の右冠尖逸脱を含む弁逆流を生じやすい。
- Type 2：もっとも頻度が高く80%。膜様部の欠損。欠損が流出路や筋性部に及ぶ場合がある。三尖弁の異常を伴うことがあり，ときにパウチ形成（三尖弁周囲や欠損孔周囲から進展する線維組織）がみられる。
- Type 3：VSDの5-8%。流入路型。単独で存在することは少ない。
- Type 4：頻度は少ない。筋性部型。自然閉鎖が多い。swiss-cheese likeと呼ばれる多孔性の場合がある。

■ VSDの病態は，VSDのサイズと，肺血管床と体血管床の血管抵抗のバランスによる。

■ 出生後，生理的な肺血管抵抗の低下ともに，左右短絡血流量は増加する。このとき，欠損孔が大きく，左右短絡流量が制限されない場合，肺血流量は増加し，症状（多呼吸，喘鳴など）が顕在化する。症状の顕在化は，正期産児では出生4-6週に，早産児では出生1-2週にみられる[2]。

■ 左右短絡流量が制限されず，治療されない場合，肺血流量の増加から肺血圧の上昇，肺動脈内膜損傷，永続的な肺血管抵抗の上昇が生じ，肺高血圧，右心室圧上昇をきたす。その後，右心室圧が左心室圧（体血圧）よりも高くなるとVSDを介しての短絡が右心室から左心室となる〔アイゼンメンゲル症候群（Eisenmenger's syndrome）〕。

■ ダウン症候群児では，合併症として咽喉頭・気管軟化症を呈することが多いが，心不全による呼

吸負荷からくる軟化症様の症状と混同しやすいため注意する．術後人工呼吸器から離脱した後に症状の消失を認め軟化症が否定される場合もあるが，根治術前でも利尿剤や強心薬などの心不全治療に反応し，呼吸障害が改善するようであれば軟化症の要素は少ないと考える．

心室中隔欠損患者の術前評価

- 乳児VSD患者では，左右短絡の程度すなわち体肺血流比，肺血管抵抗，心不全の程度を心臓カテーテルや心エコーの所見，呼吸状態などから総合的に判断し，術前に把握することが必要である．
- 短絡疾患での体血流量（Qs：心拍出量に相当）と肺血流量（Qp）の比，肺体血流比はFick法の原理を用いて下記の式により算出できる．
  $Qp/Qs＝$（体動脈血酸素飽和度－混合静脈血酸素飽和度）／（肺静脈血酸素飽和度－肺動脈血酸素飽和度）
- 肺体血流比（Qp/Qs）が1を超える場合は肺血流量の増加を，1未満は減少を意味する．ただし，Fick法の原則は，酸素が完全混和するmixing chamberが存在する前提でのみ使用できるという点に留意する．
- 左右短絡量や肺血管抵抗とその反応性の程度は，麻酔導入時の酸素投与量の決定，呼吸器条件の設定の際，重要な因子となる．
- 臨床症状において留意するべきこと
  ① 呼吸器症状：多呼吸，陥没呼吸，上気道閉塞様呼吸パターン，喘鳴
  ② 頻脈，低血圧，尿量低下などの心不全兆候
  ③ 体重増加不良（酸素供給低下や呼吸仕事量増加，水分制限による栄養不良）
- 心不全のコントロールがついていないにも関わらず，哺乳量が増え体重増加が見られる場合は，肺高血圧・右心不全の増悪を示唆するため注意が必要である．

麻酔導入

- 高度の肺血流量増多や心不全を認める症例では，吸入導入による循環不全が懸念されるため，術前からの末梢静脈路確保による静脈導入を考慮する．
- 事前に末梢静脈路が確保されていない場合，セボフルランにより入眠を得たのち末梢静脈路を確保し導入薬を投与する．
- 成人と比較して新生児や乳児では，入眠のために高い吸入濃度のセボフルランを必要とするが，吸入麻酔薬は陰性変力作用を有するため，低濃度でも循環抑制が強い．したがって，麻薬を中心に麻酔導入や維持を行ったほうが循環を維持しやすい．
- 左右短絡量が多く肺血流量が増多している場合，酸素負荷により肺うっ血，体血流不全を助長する可能性があるため，高濃度酸素による導入は可能な限り回避する．
- 気管挿管後は可及的速やかに酸素濃度を下げ，また，過換気を回避し，肺血管抵抗を過度に低下させないように努める．

人工心肺開始前

- 麻酔維持は吸入麻酔，静脈麻酔どちらでも可能である．
- 麻酔導入時と同じく，循環では体血圧を維持すること，呼吸では可能な限りの低い酸素濃度とニ

酸化炭素の軽度貯留を維持する。
- 人工心肺開始前に，経食道心臓超音波検査（transesophageal echography：TEE）でVSDの位置，三尖弁，僧帽弁，大動脈弁の逆流の有無とその程度を確認する。

人工心肺中

- 心停止中の人工心肺からの心拍出量は，体表面積あたり100％の心拍出量が維持されるため，血圧維持は血管拡張薬と血管収縮薬のみに依存する。
- 小児の人工心肺管理中，呼気終末陽圧（positive end-expiratory pressure：PEEP）で肺保護が得られるという高いレベルのエビデンスはない。

人工心肺離脱―離脱後

- VSD閉鎖術後の合併症のひとつに房室ブロックがある。北米のデータベースによれば，膜様部欠損型VSD術後に房室ブロックのために永久ペースメーカーが必要になった症例は1.1％で，ダウン症候群の合併と手術時年齢が低いことが危険因子であった[3]。
- 術前の肺高血圧症は肺血流量増多によるものであり，VSDが閉鎖されれば肺動脈圧は低下することが多い。しかし，ダウン症候群で早期に手術が必要な場合，人工心肺離脱後も肺高血圧が残存することがある（後述）。その際は，人工心肺離脱時および術後集中治療管理において，血管作動薬を必要とする。
- 呼吸管理では，残存する肺高血圧の可能性を考慮し，離脱時の吸入酸素濃度は100％とする。軽度の過換気とする。
- TEEでVSDリークによる遺残シャントの有無を確認する。術後に三尖弁逆流，僧帽弁逆流を呈する場合がある。また，心腔内，特に左心系の空気の残存に留意する。呼吸再開による肺静脈からの空気の流入，特に右肺静脈には空気が残存しやすいので消失するまで頭低位として待つ。
- 人工心肺離脱後，肺動脈圧（右室圧）が左室圧と比較して十分に（40％以下を指標とする意見もある）低下していれば，手術室での抜管も可能である。ただし，抜管前後では水分管理に留意する。

術後管理

- 術前からの肺血流量増多による肺うっ血が存在する場合，術直後から可能限り水分管理をマイナスバランスとする。手術室もしくは術後早期に人工呼吸器を離脱している場合には除水がうまくできなければ術後呼吸器関連有害事象や循環不全の原因となりうる[4]。
- 近年，複雑心奇形では水分管理上のオーバーバランスが予後と関連している[5]という報告がある。

DOs & DON'Ts

- ◆ 心臓超音波検査，心カテーテル検査，胸部単純X線などから心機能，肺体血流比，肺うっ血の程度などをもとに適切なリスク判断を行う。
- ◆ リスクに基づき導入時に使用する麻酔薬，人工呼吸器の戦略を立てる。
- ◆ 人工心肺離脱時にTEEでVSDリークによる遺残シャントの有無，心内の空気の残存を確認

する。
◆ 肺血管抵抗の増加，低下の因子を念頭に入れて，人工心肺導入前および離脱後の人工呼吸器管理を行う。

Pros & Cons

▶ 導入時の酸素濃度

高濃度酸素は，肺血管抵抗を低下させて肺血流増多を助長する。乳児期に手術を必要とする心不全を伴う肺血流増多状態のVSDでは安易に酸素濃度を増やすことは安全とはいえないが，麻酔導入時にどの程度の酸素濃度が適切であるかについては議論がある。

▶ 早期抜管

早期の人工呼吸器離脱は施設による管理方針によるところが大きいが，高度な肺血流増多や心不全を伴わないVSDでは手術室抜管または術後24時間以内の早期抜管が一般的である[6]。

▶ 輸血

・開心術で無輸血が可能なのは一般的に10 kg前後からである。低体重の症例では人工心肺が血液製剤で充填されているため，循環不全（中心静脈酸素飽和度 $ScvO_2$ <50%，動脈血乳酸値>4 mmol/L）を伴う貧血があれば輸血を躊躇しない。
・基礎疾患のない患者における輸血の閾値は，一般的には，循環不安定な場合Hb>10 g/dL，循環安定な場合Hb>7 g/dLであり[7]，小児の一般手術後でも同様である[8]とされている。
・チアノーゼの改善された心臓手術後の小児では輸血閾値をHb>7 g/dLとしても合併症を有意に増加させないという報告[9]がある。
・心疾患を有する患者の貧血に対する心筋の耐用力は非常に低く，安静時でさえ酸素摂取量は最大となっている。そのため，チアノーゼ性先天性心疾患症例では輸血の閾値を下げて対応したほうがよいかもしれない。
・小児循環器領域のエキスパートの間では，チアノーゼがない場合Hb>12-13 g/dL，チアノーゼが残存する場合Hb>16-20 g/dLと高めのヘモグロビン濃度を推奨する意見がある[10,11]。北米のThe Society of Thoracic Surgeonsのガイドラインによると，経験のある臨床医が，輸血が必要だと判断した場合，病態生理学的にも概ね間違いはない[12]。

▶ ダウン症候群における肺動脈性肺高血圧症

・ダウン症候群（Down syndrome：DS）には，非ダウン症候群（非DS）と比較して，肺動脈性肺高血圧（pulmonary artery hypertension：PAH）を合併する場合が多い。その原因は，左右短絡性の先天性心疾患，閉塞性睡眠時無呼吸症候群などの上気道閉塞，新生児遷延性肺高血圧などが挙げられる[13]（**表 1**）。
・DSではPAに関するさまざまな血管作動性物質の異常が報告されているが，必ずしも非DSと差異があるわけではない。

表1 ダウン症候群における肺高血圧のリスク因子

1. 先天性心疾患
   （合併リスクが高い順に，房室中隔欠損症＞＞心室中隔欠損症＞心房中隔欠損症）
2. 閉塞性睡眠時無呼吸
3. RSウイルス感染症後の肺気腫状変化
4. 下気道感染症の反復感染
5. 胃食道逆流症による反復性誤嚥
6. 低出生体重
7. 一過性骨髄異常増殖症

- PAHを有するDSではEndothelin-1（ET-1）濃度やnitrate濃度はいずれも上昇しているが，非DSとの差はない[14]。しかし，人工心肺離脱後のET-1の減少率は，DSでは有意に低く，正常に戻りにくく，高値が長続きする[15]。
- PAHを有するDSでは，血中のarginineとnitric oxide production（NOx）が低下し，逆にasymmetric dimethylarginine（AMDA）が上昇しており，このためにNO産生が低下している[1]。
- 左右短絡性の先天性心疾患を有するDSでは，prostacyclin（PGI$_2$）/thromboxane（TXB$_2$）比が有意に低く，PGI$_2$産生が減少し，TXB$_2$産生が増加しているため，血小板凝集や血管収縮の傾向にあり，PAHの進展が助長されている[16]。また肺動脈の中膜平滑筋細胞の発育不良があり，出生早期から肺動脈が高圧に暴露され続けると早期から内膜肥厚が生じると考えられている[17]。

▶ ダウン症候群の開心術後管理

- 先天性心疾患術後（VSDに限らず）の合併症や予後のリスクに関して，DSと非DSとの間に差はないとする報告がある[18,19]。一方，DSは，術後感染や術後長期人工呼吸管理の危険因子であるとする報告がある[20-22]。
- VSD術後に関しては，非DSと比較して，DSでの左心室機能の回復遅延や一酸化窒素吸入療法の必要性の増加が報告されている[23,24]。
- DSは，膜様部欠損型VSDの術後急性期の房室ブロックのために永久ペースメーカーを必要とする危険性が高く[3]，また，急性期以後に発症する房室ブロックの危険性も高い[25]。

症例の経過

　フェンタニルとロクロニウムによる急速導入，気管挿管の後，術中はセボフルランとフェンタニルにより麻酔を維持した。人工心肺下にVSDパッチ閉鎖が施行され，ミルリノン0.2μg/kg/min投与下に人工心肺から離脱した。人工心肺離脱後の肺動脈圧は32/11（25 mmHg），体血圧は72/35（57 mmHg）であった。術後，気管挿管・人工呼吸管理のまま集中治療室へ移動した。術後胸部レントゲンは，心陰影は縮小したが，肺うっ血は残存していた。利尿剤投与により尿量を維持し，術後1日目に呼吸器からの離脱を行った。術後4日目に合併症なくICUを退室した。

参考文献

1) Cua Cl, et al. Eur J Pediatr 2011 ; 170 : 859-63.
2) Spicer De, et al. Orphanet J Rare Dis 2014 ; 9 : 144-59.
3) Tucker EM, et al. J Am Coll Cardiol 2007 ; 50 : 1196-2000.
4) Seguin J, et al. Crit Care Med 2014 ; 42 : 2591-9.
5) Lex DJ, et al. Pediatr Crit Care Med 2016 ; 17 : 307-14.
6) Harris, et al. J Thoracic Cardiovasc Surg 2014 ; 148 : 2642-7.
7) Karam O, et al. Pediatr Crit Care Med 2011 ; 12 : 512-8.
8) Rouette J, et al. Ann Surg 2010 ; 251 : 421-7.
9) Williems A, et al. Crit Care Med 2010 ; 38 : 649-56.
10) Jacques L, et al. Semin Perinatol 2012 ; 36 : 225-31.
11) Kwiatkowski JL, et al. Transfus Sci 1999 ; 21 : 63-72.
12) The Society of Thoracic Surgeons Blood Conservation Guideline Task Force. Ann Thorac Surg 2007 ; 83 : S27-86.
13) King P, et al. Int J Clin Pract 2011 ; 65 Suppl : 8-13.
14) Sungur M, et al. Eur J Pediatr 2009 ; 186 : 593-7.
15) Kageyama K, et al. Paediatr Anaesth 2007 ; 17 : 1071-7.
16) Fukushima H, et al. Am J Med Genet Part A 2010 ; 152A : 1919-24.
17) Yamaki S, et al. Am J Cardiol 1983 ; 51 : 1502-6.
18) Reller MD, et al. J Pediatr 1998 ; 132 : 738-41.
19) Michelion G, et al. J Thorac Cardiovasc Surg 2009 ; 138 : 535-70.
20) Malec C, et al. Pediatr Cardiol 1999 ; 20 : 351-4.
21) Ip P, et al. Pediatr Crit Care Med 2002 ; 3 : 269-74.
22) Harrison AM, et al. Pediatr Crit Care Med 2002 ; 3 : 148-52.
23) Kawai T, et al. Heart Vessels 1995 ; 10 : 154-157.
24) Turanlahti MI, et al. Scand Cardiovasc J 2000 ; 4 : 46-52.
25) Banks MA, et al. Am J Cardiol 2001 ; 88 : A7, 86-89.

（金澤 伴幸，戸田 雄一郎）

21 フォンタン術後患者の急性虫垂炎
Fontan physiology

症例 　7歳男児，体重20 kg。急性虫垂炎に対して腹腔鏡下虫垂切除術が申し込まれた。
既往歴：三尖弁閉鎖症に対して段階的手術の既往あり。2歳時に心外導管を用いたフォンタン手術施行。日常生活動作に制限はなく，SpO_2 99％（室内気）であった。
心臓超音波検査（2ヵ月前）：心収縮能良好，軽度僧房弁逆流あり，肺動脈狭窄なし。

フォンタン手術とフォンタン循環

- フォンタン手術は，三尖弁閉鎖症に対する外科的治療として1971年に初めて報告された手術法である。現在ではさまざまな先天性心疾患に対する単心室治療の最終段階手術（機能的根治術）として行われている。

- 単心室治療が必要となる疾患には，①一方の心室が低形成な疾患（例：三尖弁閉鎖症，左心低形成症候群，エプスタイン奇形），②心室が1つしかない疾患（例：単心室，無脾症候群），③2つの心室を有するが中隔によりわけることが不可能な疾患（例：心室中隔欠損症，房室中隔欠損症）がある。これらの理由から二心室治療（解剖学的根治術）が不可能な症例に対し単心室治療が行われ，最終的にフォンタン手術が行われる。

- 単心室治療には段階的な手術治療が必要である。新生児期に血行動態に応じてBTシャント（modified Blalock-Taussing shunt）増設術や肺動脈絞扼術，あるいはノーウッド手術やハイブリッド手術（両側肺動脈絞扼術＋動脈管ステント留置術）といった姑息術を行う[1]。以後施設によって方針は異なるが多くは生後6ヵ月前後で両方向性グレン手術，1-2歳時にフォンタン手術を行う。

- 術式の改良や周術期管理の進歩によりフォンタン術後患者の85％以上が成人期に達するようになった[2]。

- 手術は右房・肺動脈連結法（atriopulmonary connection：APC）と大静脈・肺動脈連結法（total cavopulmonary connection：TCPC）に分類され，最近は心外導管を用いて下大静脈の血液を肺動脈へ導く，心外導管法（extra-cardiac TCPC）が主流である[3]（図1）。

- 低心機能や肺動脈の発達不良により肺動脈圧上昇などフォンタン循環の成立に懸念がある場合は，心房と人工血管との間に交通（フェネストレーション）が作成される（図1）。フェネストレーションを通して静脈血が心房に流れることで肺うっ血の軽減，中心静脈圧の低下，心拍出量の増加が期待できる。基本的にフォンタン術後にチアノーゼは改善するが，フェネストレーションがあると右左シャントが残存するため軽度のチアノーゼは残存する。

- フォンタン循環では肺動脈へ血液を駆出する心室がなく，体循環からの静脈血は直接肺動脈に還流する。そのため全血管抵抗が約10％上昇する。また正常の循環と同程度の心拍出量を得るために1.1倍のエネルギーが必要になるため心予備力に限りがあり，後負荷不適合（afterload mismatch）を来す可能性が高い[4,5]。

- 中心静脈圧と心房圧との圧格差（肺通過圧）と，心室機能（特に拡張能）が肺血流量（＝心拍出量）を維持するための規定因子となる。

- 肺血流量（心拍出量）は肺血管床に大きく影響を受ける。肺血管床の状態により肺通過圧が規定

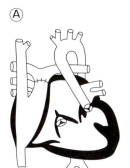
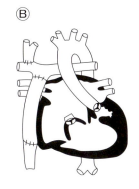
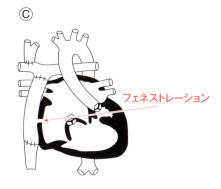

図1　フォンタン手術の種類

Ⓐ atriopulmonary connection（APC）：右房と肺動脈が吻合されている。
Ⓑ extra-cardiac TCPC：上・下大静脈は心臓から切離されており，上大静脈は肺動脈へ直接吻合されている。下大静脈は人工血管を介して肺動脈へも吻合されている。APC・TCPCともに体循環からの静脈血は肺動脈に直接還流する。肺静脈血は心房・心室を経て大動脈へ流れる。したがって全身性チアノーゼは消失する。
Ⓒ TCPC＋fenestration：体循環からの静脈血を一部心房に還流させることにより肺血管抵抗が高い症例でも心拍出量の維持が期待できるが，右左シャントの残存により，軽度のチアノーゼは残存する。

表1　フォンタン術後遠隔期にみられる合併症や問題点

- 不整脈：心房性頻脈（心房内リエントリー性頻拍，異所性心房頻拍）徐脈性不整脈など
- 蛋白漏出性胃腸症（protein losing enteropathy：PLE）
- 肺動静脈瘻（pulmonary arteriovenous fistulae：PAVF）
- 凝固能異常，血栓・塞栓症[7,8]
- 心機能低下
- 心機能低下を伴う房室弁閉鎖不全[9]
- その他[10-16]：腎機能低下，肝硬変を含む肝機能障害，喀血，消化管出血，大動脈解離，耐糖能異常，プラスチック気管支炎など

され，通過圧が低ければ良好なフォンタン循環であるといえる。すなわち，発達良好な肺動脈，低い肺血管抵抗，肺静脈狭窄がないこと，が良好なフォンタン循環を成立させるための重要な因子となる。

■ 肺通過圧が高い症例や心機能低下を認める症例では，高い中心静脈圧が必要となる。高い静脈圧が必要となる症例では，全身の静脈や腹部臓器への負荷が大きく，さまざまな合併症の原因となる（表1）。

フォンタン術後の合併症と術前評価

❶ 術前評価

■ 通常の術前評価に加え，術前に心臓超音波検査をできる限り行う。
■ 心臓超音波検査では特に，心機能，房室弁機能，上下大静脈から肺動脈および肺静脈などのフォンタン経路の血流などを評価する。
■ これまでの経過や普段の状態，過去の術式などを主治医に確認しておく。運動耐容能の低下は必ずしも自覚症状と一致しない[6]。
■ 術前にチアノーゼを認めた場合，フェネストレーションによるものなのか，他の原因（呼吸器疾患や肺動静脈瘻など）によるものか評価しておく。

表 2　フォンタン術後患者に対する術中・術後管理の要点

1. 確実な気道確保により，低酸素や高二酸化炭素血症を避ける
2. 気道内圧を低く保つ（できれば自発呼吸で管理を行う）
3. 心収縮力を維持する（麻酔薬の慎重投与，薬物治療）
4. 洞調律を維持する
5. 十分な容量負荷
6. 肺血管抵抗を低く保つ（薬物療法や十分な酸素投与）
7. 腹腔鏡下手術では気腹圧を低めに保つ
8. 血液凝固機能の管理
9. 十分な鎮痛を行うとともに，早期自発呼吸の回復を促す
10. 術後 ICU 管理を行う

- 血管内容量を適正に保つことが周術期管理でもっとも重要となる．最終経口，尿量，尿の濃縮，毛細血管再充満時間，心拍数，そして血圧などで総合的に評価する．上大静脈は肺動脈に直接吻合されているため，頸静脈の怒張の程度は脱水や前負荷の評価として不適切である．
- フォンタン術後患者では変性時応答不全（chronotropic incompetence）を認めることがある．これは洞機能不全や副交感神経の活性化遅延によるものであり，複数回の開胸手術による心臓自律神経の損傷や心機能低下，グレン循環などフォンタン手術前の低酸素血症などが原因と考えられている[17]．このため術中や術後の出血や脱水時でも心拍数が上昇しにくく見逃されやすいため，前負荷の評価に難渋する場合は中心静脈圧の測定を考慮する．

❷ フォンタン術後合併症の把握と管理

- 術後遠隔期にみられるさまざまな合併症は周術期管理に影響を与えるため，これらの合併症を把握しておく（表 1）．

フォンタン術後患者の術中・術後管理（表 2）

❶ 術中管理

- 適正な中心静脈圧の維持，心機能の維持，良好な肺血流の維持，が麻酔管理のポイントとなる．正常の循環では体血管抵抗を低下させると血圧は低下するが，心拍出量が増加するため，ある程度循環は良好に保たれる．一方，フォンタン循環では体血管抵抗が低下しても中心静脈圧が十分に維持されていないと心拍出量は低下し，循環が破綻する．

❷ 麻酔導入

- 禁忌薬物はないが，麻酔導入により低血圧を来しやすいため麻酔薬は必要最小限の量にとどめておく．前述のように術前からの脱水や麻酔導入による血管拡張により中心静脈圧が下がると容易に血圧が低下するため，特に導入中は前負荷（循環血液量）を適正に維持するようにする．
- 心機能が低下している場合にはカテコラミンや PDEIII 阻害薬などの血管作動薬が必要となる場合もある．

❸ 呼吸管理

- 陽圧換気を行う場合，吸気圧を下げ，呼気時間を長くとるようにして胸腔内圧を低く保つように

管理する。また手術終了後はできる限り早期に自発呼吸への回復を目指す。自発呼吸により胸腔が陰圧になれば，静脈から肺動脈への血液還流が増加し，心拍出量の増加が期待できる。
- 局所麻酔や末梢神経ブロックで手術が可能な場合は，自発呼吸による管理が望ましい。
- 重症の呼吸器感染症や，侵襲の大きな手術後などの強力な鎮痛を要する場合などでは，適切な人工呼吸管理により呼吸仕事量の軽減が可能であり，人工呼吸管理のメリットがある。

❹ モニタリング

- 観血的動脈圧ラインや中心静脈路は，段階的な手術やカテーテル検査・治療の結果，挿入困難が予想される。カテーテルによる血栓形成の可能性もあるため，リスクとベネフィットから判断する。また内頸静脈からの中心静脈穿刺では肺動脈圧をモニタリングすることになる。大腿静脈からの穿刺のほうがより中心静脈圧を反映するが，患者体位や腹部手術による影響が大きい。
- 経食道心エコーは有用なモニターではあるが，先天性心疾患の評価に慣れた小児循環器医や麻酔科医による評価が必要となる。

❺ 疼痛管理

- 術後疼痛による浅呼吸や過量の麻薬による呼吸抑制は，低酸素血症や高二酸化炭素血症を来し，肺血管抵抗が上昇するためフォンタン循環では不利に作用する。区域麻酔やアセトアミノフェンなど他の鎮痛法を加えたマルチモーダルな鎮痛を行い十分な自発呼吸を維持する。

❻ 術後管理

- 体表の手術や小手術でない限り，集中治療室での術後管理が好ましい。

DOs & DON'Ts

- フォンタン循環における血行動態，術後遠隔期の合併症を理解し術前評価を行う。
- 低心機能を認めた場合は専門施設への搬送を考慮する[18]。
- 適切な中心静脈圧（前負荷）と心機能の維持に留意しつつ周術期管理を行う。
- 術後は速やかに自発呼吸への回復を図り早期抜管を目指す。
- マルチモーダルな鎮痛を行い，疼痛による浅呼吸や麻薬による呼吸抑制を回避する。

Pros & Cons

▶ フォンタン循環と周術期合併症

　小児での周術期心停止に関する調査報告では，心停止を起こした症例のうち，フォンタン循環例を含めた「単心室循環症例」がもっとも多かった[19]。フォンタン循環を有する成人患者における非心臓手術の周術期合併症を調査した研究では，二心室修復患者や非心臓疾患患者と比較して術中・術後の合併症が多く，フォンタン循環を有する患者の中では術前のチアノーゼ（$SpO_2 < 90\%$）が周術期合併症のリスク因子であった[2]。チアノーゼを呈している患者では長

期の低酸素曝露により多臓器障害を来している可能性がある。

▶ **フォンタン循環における主心室形態の違い**

単心室症例（single ventricle physiology）は主心室形態の違いから，①左心型単心室（例：三尖弁閉鎖症），②右心型単心室（例：左心低形成症候群），③両心型単心室（例：心室中隔欠損症），の3つに大別される。フォンタン術後の遠隔期において，右心型単心室例での死亡率や合併症，運動耐容能などは他の心室形態より劣る[3,20]。主心室形態による周術期合併症の発生率の差についての報告は少ないが，フォンタン手術周術期での合併症については有意差を認めていない[21]。

▶ **Failing Fontan**

フォンタン術後に進行性の運動耐容能の低下や，表1内の合併症をいくつか伴うfailing Fontanといわれる状態がある。APC型からTCPC型への転換術（Fontan conversion）の有効性が示されている[22]。

▶ **フォンタン循環症例に対する腹腔鏡手術**

・気腹による肺血管抵抗の上昇，静脈還流の低下などの生理的影響（第19章参照）は，フォンタン循環に対し，非フォンタン循環と比べて血行動態により大きな影響を与える。また気腹中の二酸化炭素による塞栓や気胸，フェネストレーションを介した奇異性塞栓症などもフォンタン術後患者では致命的合併症となりえる[23]。

・フォンタン循環症例に対する腹腔鏡手術については症例報告がいくつか散見されるが[23,24]，failing Fontan症例に対する腹腔鏡手術の報告はみとめられない。フォンタン循環症例は腹腔鏡手術の絶対的禁忌ではないが，腹腔鏡手術を行う場合にはフォンタン循環への生理的影響に留意し，気腹圧を可能な限り低く保つ。

・一般的に腹腔鏡下手術では開腹術と比較して術後痛が軽度である。虫垂切除術に関するメタ解析でも腹腔鏡下手術のほうが術後痛は軽度であったが，小さい切開創であれば術後痛に差がない可能性も指摘されている[25]。明確な基準はないが，外科医の修練度，患者の状態を考慮して術式を決定する。Failing Fontan症例の場合には，気腹による影響を考慮すると，小切開手術であれば開腹手術を選択したほうがよいかもしれない。

入院時より末梢静脈路が確保されており，輸液が開始されていた。

主治医にコンサルトし，最近は患者の状態が安定していたことを確認できたため心エコー検査などの追加検査は行わなかった。依頼どおり腹腔鏡下手術が予定された。

前酸素化ののち，プロポフォール40 mg，フェンタニル40 μg，ロクロニウム20 mgで麻酔導入を行い，気管挿管を行った。挿管後，収縮期血圧が90 mmHgから65 mmHgまで低下した。エフェドリンを使用しつつ，ヒドロキシエチルデンプン130000注射液200 mLを急速投与したところ，収縮期血圧が85 mmHgまで回復した。レミフェンタニルの持続投与を0.2 μg/kg/minで開始し，セボフルラン1.5%を用いて麻酔維持を行った。その後，腹直筋鞘ブロックを行った。

手術開始前にフェンタニル 40 μg の追加投与を行った。気腹開始後，軽度の血圧低下を認めたが，フェニレフリン投与により血圧を維持した。気腹操作は 20 分ほどで終了し，以降循環動態は安定していた。術中の出血量は少量，総輸液量は 600 mL であった。手術終了時にレミフェンタニル，セボフルランの投与を中止し，筋弛緩薬をリバース後，十分な自発呼吸を確認したのちに抜管した。

　抜管後は特に問題なく，術後回復室で経過観察を行った後に病棟へ帰室した。

参考文献

1) Galantowicz M, et al. Pediatr Cardiol 2005 ; 26 : 190-9.
2) Egbe AC, et al. Heart 2017 May 13.[Epub ahead of print]
3) d'Udekem Y, et al. Circulation 2014 ; 130 : S32-8.
4) Gewillig M, et al. Interact Cardiovasc Thorac Surg 2010 ; 10 : 428-33.
5) Nagaki M, et al. Pediatr Int 2000 ; 42 : 651-7.
6) Harrison DA, et al. J Am Coll Cardiol 1995 ; 26 : 1016-21.
7) Odegard KC, et al. J Thorac Cardiovasc Surg 2003 ; 125 : 1260-7.
8) Ravn HB, et al. Heart 2001 ; 85 : 61-5.
9) Gewillig M. Heart 2005 : 839-46.
10) Dimopoulos K, et al. Circulation 2008 ; 117 : 2320-8.
11) Baek JS, et al. Heart 2010 ; 96 : 1750-5.
12) Bédard E, et al. Can J Cardiol 2008 ; 24 : 145-7.
13) Vyas H, et al. Am J Cardiol 2006 ; 98 : 666-7.
14) Egan M, et al. Pediatr Cardiol 2009 ; 30 : 562-3.
15) Ohuchi H, et al. Am Heart J 2009 ; 158 : 30-9.
16) Do TB, et al. Pediatr Cardiol 2009 ; 30 : 352-5.
17) Ohuchi H, et al. Circulation 2001 ; 104 : 1513-8.
18) Rabbitts JA, et al. Paediatr Anaesth 2013 ; 23 : 180-7.
19) Ramamoorthy C, et al. Anesth Analg 2010 ; 110 : 1376-82.
20) Giardini A, et al. Ann Thorac Surg 2008 ; 85 : 818-21.
21) Kamata M, et al. J Cardiothorac Vasc Anesth 2017 ; 31 : 128-33.
22) Mavroudi s C, et al. J Thorac Cardiovasc Surg 2001 ; 122 : 863-71.
23) McClain CD, et al. Anesth Analg 2006 ; 103 : 856-8.
24) Taylor KL, et al. Paediatr Anaesth 2006 ; 16 : 591-5.
25) Li X, et al. BMC Gastroenterol 2010 ; 10 : 129.

（釜田 峰都）

22 肺高血圧症を有する患者の心臓カテーテル検査
Pulmonary hypertension

症例　13歳女児，体重40 kg。特発性肺動脈性肺高血圧症（idiopathic pulmonary artery hypertension：IPAH）に対して心臓カテーテル検査が予定された。IPAHに対して，内服薬および留置型中心静脈路への持続静注薬による加療を受けている。

肺高血圧症とその病態生理

- 肺高血圧症（pulmonary hypertension：PH）は，安静時に右心カテーテル検査を用いて実測した肺動脈平均圧が25 mmHg以上であるものと定義されている[1]。
- PHの臨床分類は病態や血行動態，および治療アプローチにより5群に分類されており，最新の臨床分類は，2013年に開催された第5回肺高血圧症ワールド・シンポウムに準拠している（**表1**）[1]。
- PHのうち肺動脈楔入圧が15 mmHg以下のものが肺動脈性肺高血圧症（pulmonary artery hypertension：PAH）と定められている。
- PAHでは，血管壁の器質的な肥厚による肺動脈管腔の狭小化が認められる[1]。肺内皮細胞傷害によるエンドセリン，一酸化窒素およびプロスタサイクリン経路を含む分子シグナル伝達経路の調整不全が原因と考えられている。
- PAHでは，血管収縮物質であるエンドセリン産生のアップレギュレーションと，血管拡張物質である一酸化窒素およびプロスタサイクリン産生のダウンレギュレーションが起こり，血管収縮と血管拡張のバランスに不均衡が生じている。
- PAHのうちIPAHは男女比が1：1.7と女性に多く，発症年齢も若年で，妊娠可能年齢の若い女性に好発する。小児期にも好発年齢帯が存在し，小児期では性差がないことが報告されている。死因は突然死，右心不全，喀血が多い[2]。無治療の場合，診断からの平均生存期間が成人では2.8年，小児では10ヵ月と報告されている[2]。近年では，治療の進歩に伴い転帰の改善が認められている。
- 肺高血圧の治療薬として，その機序から大別すると，
  ① プロスタサイクリン系（PGI2）：ベラプロスト（経口），エポプロステノール（静注）など
  ② NO-cGMP賦活系：シルデナフィル（経口），タダラフィル（経口），一酸化窒素（Nitric oxide：NO）（吸入）など
  ③ エンドセリン受容体拮抗薬：ボセンタン（経口），アンブリセンタン（経口）など
  が挙げられる[3]。複数の疾患経路に作用する治療法の組み合わせが，転帰の改善に寄与する[4]。
- 経口治療薬でコントロール不良な場合，プロスタサイクリン持続静注療法（プロスタサイクリン経路に作用）が選択され，持続投与には留置型中心静脈カテーテルが必要となる。
- 薬物治療に抵抗性のIPAHに対しては，肺移植が検討される。

小児心臓カテーテル検査室における麻酔または鎮静

- 小児心臓カテーテルでは，検査（血行動態検査，生検，造影検査など）や治療などさまざまな手技が行われる（**表2**）。小児心臓カテーテルでは，全身麻酔または鎮静が必要な場合が多い。
- 症例や施設ごとに，患者，術者，麻酔科医，処置の侵襲度を考慮して全身麻酔または鎮静を決定

表1　肺高血圧症の臨床分類

第1群　肺動脈性肺高血圧症（pulmonary artery hypertension：PAH）
 1）特発性肺動脈性肺高血圧症（idhiopathic PAH：IPAH）
 2）遺伝性肺動脈性肺高血圧症（heritable：HPAH）
  1．BMPR2
  2．ALK1, endoglin, SMAD9, CAV1
  3．不明
 3）薬物・毒物誘発性肺動脈性肺高血圧症
 4）各種疾患に伴う肺動脈性肺高血圧症（associated PAH：APAH）
  1．結合組織病
  2．エイズウイルス感染症
  3．門脈肺高血圧
  4．先天性心疾患
  5．住血吸虫症
第1'群　肺静脈閉塞性疾患および/または肺毛細血管腫症（pulmonary veno-occlusive disease：PVOD and/or pulmonary capillary hemangiomatosis：PCH）
第1"群　新生児遷延性肺高血圧症（persistent pulmonary hypertension of the newborn：PPHN）

第2群　左心性心疾患に伴う肺高血圧
 1）左室収縮不全
 2）左室拡張不全
 3）弁膜疾患
 4）先天性/後天性の左心流入路/流出路閉塞
第3群　肺疾患および/または低酸素血症に伴う肺高血圧症
 1）慢性閉塞性肺疾患
 2）間質性肺疾患
 3）拘束性と閉塞性の混合障害を伴う他の肺疾患
 4）睡眠呼吸障害
 5）肺胞低換気障害
 6）高所における慢性暴露
 7）発育障害
第4群　慢性血栓塞栓性肺高血圧症（chronic thromboembolic pulmonary hypertension：CTEPH）
第5群　詳細不明な多因子のメカニズムに伴う肺高血圧
 1）血液疾患（慢性溶血性貧血，骨髄増殖性疾患，脾摘出）
 2）全身性疾患（サルコイドーシス，肺ランゲルハンス胞組織球症，リンパ脈管筋腫症，神経線維腫症，血管炎）
 3）代謝性疾患（糖尿病，ゴーシェ病，甲状腺疾患）
 4）その他（腫瘍塞栓，線維性縦隔炎，慢性腎不全）区域性肺高血圧症

（Abman SH, et al. Circulation 2015；132：2037-99 より改変引用）

表2　小児心臓カテーテルによる主な治療

術式	疾患	処置
心房中隔裂開術	心房間交通が循環維持や動脈血酸素化に必須の先天性心疾患	経食道または経胸壁心エコーで確認しながら心房中隔を裂開する。
経皮的欠損孔閉鎖術	心房中隔欠損症　心室中隔欠損症	Amplatzer septal occluder などのデバイスを用い欠損孔を閉鎖する。経食道心エコーでモニタリングを行う。
経皮的血管閉鎖術	動脈管開存症　側副血行路	コイルまたはデバイスを用いて血管を閉鎖する。
経皮的バルーン弁形成術	肺動脈弁狭窄　大動脈弁狭窄	バルーンカテーテルを挿入し，弁の狭窄部分を拡大する。
経皮的血管形成術・ステント留置術	末梢性肺動脈狭窄　大動脈縮窄	狭窄部位に対しバルーン拡張やステント留置を行う。
経皮的肺動脈弁留置術	右室流出路再建術後の肺動脈閉鎖不全	バルーン拡大式の異種生体弁を右室流出路に留置する。
ハイブリッド手術	左心低形成症候群などのノーウッド手術を必要とする先天性心疾患	胸骨正中切開アプローチで主肺動脈からカテーテルにより動脈管にステントを留置。また左右肺動脈絞扼術を行う。
カテーテルアブレーション	上室性・心室性不整脈や伝導異常	高周波を用い副伝導路を焼灼する。
経皮的冠動脈形成術	川崎病など	経皮的冠動脈バルーン形成術やステント留置術を行う。

表3 肺高血圧クライシスのリスク因子と治療

	肺血管抵抗減少	肺血管抵抗増加
酸素	高酸素血症	低酸素血症
換気	過換気によるPaco$_2$の低下 自発呼吸 適度なPEEP	低換気によるPaco$_2$の上昇 高い陽圧換気 高いPEEP 無気肺
酸塩基平衡	アルカローシス	アシドーシス
血液粘度	貧血（低Hct）	多血（高Hct）
薬剤	NO吸入 PDEⅢ阻害薬 ニトログリセリン	N$_2$吸入
体温		低体温
麻酔深度 （交感神経刺激）	深麻酔 （交感神経刺激低下）	浅麻酔（刺激，ストレス） （交感神経刺激増加）

Paco$_2$：arterial carbon dioxide pressure（動脈血二酸化炭素分圧），PEEP：positive end expiratory pressure（呼気終末陽圧），Hct：hematocrit（ヘマトクリット），NO：nitric oxide（一酸化窒素），N$_2$：nitric deoxide（窒素）

する[1]。
- 米国の小児病院での調査によると，カテーテル治療や検査の約70％が全身麻酔管理であったが[5]，日本ではその割合はより少なく，非麻酔科医が鎮静を行っていることが多いと推測される。
- 緊急時に備え，心臓外科医や麻酔科医によるバックアップ体制ができていること，患者家族へ鎮静を行うリスクを説明し同意が得られていることが必要である[1]。
- 心臓カテーテル検査室や血管造影室は基本的に麻酔・鎮静担当医のワーキングスペースが狭小であることが多い。事前にX線装置（管球）の動きや，麻酔・鎮静担当医の立ち位置，麻酔器の位置などを確認しておく。

肺高血圧症を有する患者の麻酔管理のポイント[4]

- 小児心臓手術や非心臓手術，カテーテル手技において，PHそのものが心停止を含む周術期重大合併症の独立したリスク因子であり[6-8]，小児における麻酔関連の死亡症例の約半分がPHを合併していたと報告されている[9]。
- PHを有する成人では，患者因子として①NYHA分類Ⅱ度以上，②6分間での歩行距離が300 m以下，③冠動脈疾患や肺塞栓，慢性腎不全の既往，④収縮能が低下した右心肥大，⑤平均肺動脈圧高値，また，手術因子として①緊急手術，②ASA-PS classⅡ以上，③麻酔時間が3時間以上，④術中の昇圧剤使用，が周術期合併症のリスク因子である[10]。小児PH症例では高いエビデンスレベルのリスク因子は同定されていない。手術内容に加え，PHの程度や心機能，日常生活レベル，先天性心疾患を含めた合併症などを術前に評価しておく。
- 体血圧を超えるような高度のPH症例は，他のPH症例と比較して周術期合併症を来すリスクが8倍高い[6]。また先天性心疾患を有する小児の心臓カテーテル検査と比較しても，PAHを有する患者の心臓カテーテル検査では検査中の心停止率が高い[4]。

表4 麻酔薬による血行動態への影響

	心収縮力	平均動脈血圧	体血管抵抗	肺動脈圧	肺血管抵抗	心拍数
イソフルラン	→	↓	↓↓	↓	↓	↑
セボフルラン	↓	↓	↓	↓	↓	↑
デスフルラン	→	↓	↓↓	↓	↓	↑
プロポフォール	↓	↓↓	↓↓	↓	↓	↓
ケタミン	→[a]	→	↑	↑or→	↑or→	↑
チオペンタール	↓	↓↓	↓↓	→	→	↓
デクスメデトミジン	→	↑[b]	↑	→	→	↓↓
オピオイド	→	→	→	→	→	↓
ミダゾラム	→	→	→	→	→	→

a：ケタミンはカテコラミンサポート中の患者では心収縮力の低下を認める。
b：デクスメデトミジンはローディング中に血圧の上昇を認めることがある。
(Andropoulos, et al. Anesthesia for Congenital Heart Disease, 3rd Edition. 2015 Wiley-Blackwell, Hoboken. p.73 より改変引用)

表5 肺高血圧クライシス発生時の対応

対応	理由
100%酸素投与	P_{AO_2}およびPa_{O_2}の上昇によりPVRが低下する
過換気（呼吸性アルカローシス）	Pa_{CO_2}の上昇によるPVRの上昇を避ける
気胸などの除外	換気を最適化させる
平均気道内圧を下げる	肺胞内圧を下げ肺胞周囲の毛細血管還流を良好にする
代謝性アシドーシスの補正	血中H^+濃度の上昇によるPVRの上昇を避ける
肺血管拡張薬の投与（一酸化窒素の吸入など）	PVRを低下させる
適切な前負荷，カテコラミンによるサポート，ECMOの考慮	心拍出量のサポート
アドレナリンやノルアドレナリンによる体血管抵抗の維持	冠動脈血流のサポート
ストレス軽減（鎮静・鎮痛薬の投与）	刺激や交感神経を介したPVRの上昇を抑える
低体温の補正	低体温によりPVRが上昇する

P_{AO_2}：alveolar oxygen pressure（肺胞気酸素分圧），Pa_{O_2}：arterial oxygen pressure（動脈血酸素分圧），PVR：pulmonary vascular resistance（肺血管抵抗），Pa_{CO_2}：arterial carbon dioxide pressure（動脈血二酸化炭素分圧），H^+：hydrogen ion（水素イオン），ECMO：extracorporeal membrane oxygenation（体外式膜型人工肺）

- 麻酔薬による血行動態変動や循環抑制などから全身麻酔自体も血行動態の破綻を引き起こす可能性が高い。そのため小手術であれば全身麻酔を避けることも考慮する。一方で手術によるストレスは肺血管抵抗（pulmonary vascular resistance：PVR）を上昇させる因子であるため，全身麻酔の必要性や術後管理について症例ごとに外科医に相談する。
- 急激なPVRの上昇により体血圧以上にPHが進行すると，急速な右心不全から両心不全が起こる。この循環不全をPHクライシス（pulmonary hypertension crisis：PH crisis）と呼ぶ。PH症例では，PVRを変化させる因子を理解し，PHクライシスを起こさない麻酔管理が必須である（表3）。
- 全身麻酔を選択した場合には習熟した麻酔科医の関与が重要であり，体血管抵抗に影響の少ない麻酔法の選択（表4）[11]，脱水・出血の早期補正，厳重な循環呼吸管理を行う。特にPVRを上昇させる，低酸素血症，高二酸化炭素血症，アシドーシス，心拍出量の低下，痛み・ストレスによる交感神経刺激，低体温を避けることが重要である[4]。
- いわゆる"マルチモーダルな"鎮痛を行い，抜管時や抜管後に，呼吸抑制による高二酸化炭素血

症，低酸素血症やアシドーシスを起こさないような麻酔管理を行う。
■ PHクライシス発生時の対応を**表5**に示す。

DOs & DON'Ts

◆ PHそのものが周術期合併症の高リスクであると認識し，PHの治療に精通した施設で，熟練した循環器医や麻酔科医による鎮静・全身麻酔を行う。

◆ PH症例ではPHクライシスを念頭に，PVRを低く保つ麻酔管理を行い，発生時の対応を準備する。

Pros & Cons

▶ 肺高血圧症患者に対するケタミンの使用

- ケタミンによる肺動脈圧やPVRに対する影響を調査した研究[12-17]では，ケタミンは肺動脈圧やPVRを変化させなかったという結果[12,13]や，有意に上昇させたという結果[14-16]の両者が報告されている。結果が一致していない原因として，麻酔方法や呼吸（自発呼吸下か人工呼吸下か），研究が行われた施設の標高などの条件が一定ではないことが考えられる。

- Friesenらは小児PH症例に対しミダゾラムとレミフェンタニルによる麻酔維持中にケタミン2 mg/kgを2分間かけて投与し血行動態の変化を観察した[16]。平均肺動脈圧は有意に上昇したが，中央値は＋2 mmHgのみであり，PVRは有意に変化しなかったと報告している。しかし全体の約9％の症例でベースラインから20％以上の平均肺動脈圧の上昇を認めていた。

- PHを有する小児症例に対してケタミンによる全身麻酔を行っても，術後合併症発生率，死亡率には差がなかったとする後方視的研究があるが[17]，麻酔導入や肺動脈圧をモニターできない状況での全身麻酔中にあえてケタミンを使用するのは控えたほうがよいと考えられる[14,15]。

循環器科，麻酔科を含めた術前カンファレンスを行った後，本人および両親に，鎮静と全身麻酔それぞれの利点・欠点を説明したうえで，全身麻酔を施行することになった。

麻酔導入は，フェンタニル6 μg/kg，ミダゾラムを0.1 mg/kgを緩徐に静注し，BISモニターが60以下になった時点で，ロクロニウム0.8 mg/kgを投与し筋弛緩が得られていることを確認し，気管挿管を施行した。麻酔維持はセボフルランで行い，BIS値が40-60となるように調節した。導入後軽度の血圧低下を認めたため，ドパミンの持続投与を開始し，血圧を維持した。カテーテル検査前に，局所浸潤麻酔をカテーテル穿刺部に行った。検査終了後，スガマデクスにより筋弛緩薬を拮抗し，覚醒を確認した後に抜管した。呼吸状態が安定していること，循環動態が安定していること，疼痛がコントロールされていることを確認して，病棟へ帰室させた。

参考文献

1) Abman SH, et al. Circulation 2015；132：2037-99.
2) D'Alonzo GE, et al. Ann Intern Med 1991；115：343-9.
3) 佐地勉, ほか. 小児循環器学会雑誌 2015；31；157-83.
4) Friesen RH, et al. Pediatric Anesthesia 2008；18：208-16.
5) Bergersen L, et al. Catheter Cardiovasc Interv 2010；75：389-400.
6) Carmosino MJ, et al. Anesth Analg 2007；104：521-7.
7) Taylor CJ, et al. Br J Anaesth 2007；98：657-61.
8) Odegard KC, et al. Anesth Analg 2014；118：175-82.
9) van der Griend BF, et al. Anesth Analg 2011；112：1440-7.
10) Pilkington SA, et al. Anaesthesia 2015；70：56-70.
11) Andropoulos, et al. Anesthesia for Congenital Heart Disease, 3rd Edition. Wiley-Blackwell, Hoboken, 2015. p.73.
12) Hickey PR, et al. Anesthesiology 1985；62：287-93.
13) Williams GD, et al. Anesth Analg 2007；105：1578-84.
14) Berman W Jr, et al. Pediatr Cardiol 1990；11：72-6.
15) Wolfe RR, et al. Am J Cardiol 1991；67：84-7.
16) Friesen RH, et al. Paediatr Anaesth 2016；26：102-8.
17) Williams GD, et al. Pediatric Anesthesia 2010；20：28-37.

〈寺田 享志〉

23 末梢静脈路確保困難
Difficult intravenous access（DIVA）

症例　10歳女児。気管切開孔周囲の肉芽切除術が予定された。
現病歴：脳性まひのため気管切開・在宅人工呼吸管理中。四肢の拘縮あり。
以前の麻酔チャートで，末梢静脈路確保困難であったという記載を認め，四肢には無数の静脈穿刺の痕があった。

末梢静脈路確保困難（DIVA）の予測因子

- 末梢静脈路（IV）確保は周術期管理においてもっとも重要な手技の一つである。麻酔導入時でのIV確保の遅れは，患者ストレス，手術室滞在時間の延長，またマスク導入の場合には長時間のマスク換気の結果，胃の膨満による誤嚥，血行動態の不安定などが起こりうる。
- さまざまな病態によりDIVAは起こりうる（**表1**）[1]。スコア（**表2**）を用いることである程度のDIVAを予測することが可能である。DIVAスコアが4以上であれば初回でのIV確保失敗率が4～5割程度と予測できる[2,3]。
- ショック患者や，蘇生が必要な場合などでDIVAが生じた場合には，IV確保にこだわらずに骨髄針などによる骨髄路確保を選択する。骨髄針による骨髄路の確保は初回成功率が高く，留置までの時間も短いため緊急時に備えて各種骨髄針の取り扱いに慣れておくべきである[4,5]。

表1　DIVAを来す要因

慢性疾患	血管疾患、慢性腎不全、臓器移植後、無数の血管穿刺歴、鎌状赤血球症
急性疾患	外傷、熱傷、ショックや循環血液量減少、脱水、浮腫
患者固有の問題	肥満、乳幼児、非協力的

表2　DIVAの予測スコア

予測因子	スコア		
駆血後に血管が見えるか	見える：0点		見えない：2点
駆血後に血管が触知可能か	可能：0点		不可能：2点
年齢	3歳以上：0点	1～2歳：1点	1歳未満：3点
早産児の既往	なし：0点		あり：3点

DIVAスコア：各予測因子のスコア合計（0～10点）
DIVAスコア≧4点で末梢静脈路確保失敗率40～50％
(Yen K, et al. Pediatr Emerg Care 2008；24：143-7 より改変引用)

末梢静脈路確保の方法

❶ 従来法

- "見える静脈"を狙うことが原則である。なるべく太い静脈が好ましいが，小児では手首などの皮膚が薄く浅い場所を狙うことも多い。特に乳幼児では成人の場合とは異なり静脈や皮膚に対し

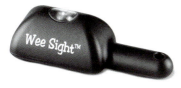
Wee Sight®

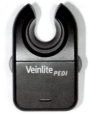
Veinlite®pedi

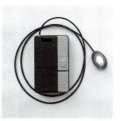
LED トランスイルミネーター MK-02GX®

図1　静脈透光照明器

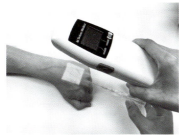
StatVein®

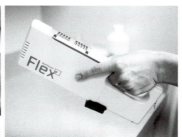
VeinViewer®

図2　近赤外光血管可視化装置

て針の角度を小さくして穿刺することがコツである。
- 手首の内側などの表面にある細い静脈を穿刺する場合には，静脈の走行に平行になるように針を寝かせて進める。内筒への血液の逆流を認めてもすぐに内筒を抜くのではなく，そのまま抵抗がないことを確認しながら外筒と内筒とのギャップを意識して針を進め，その後内筒を抜いて外筒内への逆血を確認した後でゆっくり外筒を進めるとよい。
- "見える静脈"がない場合は，"あるはずの静脈"を狙う。両脛骨内果のすぐ腹側にある大伏在静脈や手背内側にある尺側皮静脈は盲目的に穿刺してもIV確保が可能であることが多い。これらの静脈は駆血すると弾力のある静脈を触知できることが多く，よく見るとうっすらと静脈の走行が見えることもある。

❷ デバイスを用いた末梢静脈路確保

1）静脈透光照明器（Wee Sight®，Veinlite®，LEDトランスイルミネーターなど）（図1）
- 発光ダイオード（LED）を用いて透光させ，血管を透かして見えるようにする装置である。
- 簡便であり新生児などでよく用いられる。従来法と比較して初回でのIV確保成功率が高く，特に2歳以下で威力を発揮するが[6]，光が透過可能である乳児の手足や表層にある静脈に対してのみ有効である。

2）近赤外光血管可視化装置（StatVein®，VeinViewer®）（図2）
- 患者の皮膚に赤外線と可視光線を照射して二つの光の組み合わせで静脈の位置を可視化する装置である。
- 比較的広範囲に照射できるため蛇行や分岐など血管走行がわかりやすい。また静脈弁の存在も確認することができる。静脈の末梢側を圧迫したままそこから血管を虚脱させるように中枢側に血管をしごき上げる。その後中枢側の圧迫を解除すると，弁があれば弁より末梢側へは血液が逆流してこない。

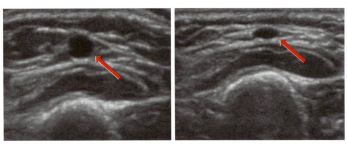

図3 圧迫された静脈
やや深部にある静脈でも軽くプローブを当てただけで容易に圧迫される。

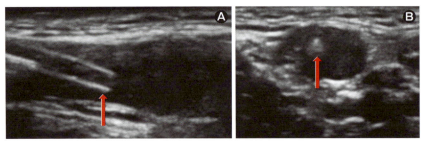

図4 平行法と交差法での針の見え方
Ⓐ平行法：内筒が入っていてもカテーテルだけが進んでいるように見える。
Ⓑ交差法：針は白い点のように見える。
いずれも矢印は静脈留置針を示している。

- これらの装置で確認できる静脈の深さは限られ（およそ6mmまで），目視により確認できる深さとそれほど違いがない。従来法と比較してもIV確保の初回成功率は変わらない[6]。IV確保の上級者にとってはかえって初回成功率を下げてしまう可能性もある[7]。

超音波ガイド下末梢静脈路確保

- 中心静脈（central vein：CV）のみならず静脈または動脈に対しても超音波ガイド下（ultrasound guided：USG）での穿刺，確保が有効である。USGを用いることで前述の方法よりも深部の静脈を確認しながら穿刺することができる。過去に何度も穿刺されている患者では表面にIV確保に適した静脈が見当たらないことがあるが，USGでは深部に太い静脈を容易に見つけることができる。
- CVよりも小さい径の静脈を狙うため，CV確保に慣れていても，USGでIV確保を習得するまでにはある程度慣れが必要である。まずは血管のファントムモデルを使って針の描出，針を留置する技術を学んだ後，IV確保がより容易な成人症例から始めるべきである。
- 比較的浅い位置で穿刺するため，周波数の高いリニアプローブを用いるとよい。まずプレスキャンを行い，血管の位置や走行を確認してもっとも穿刺に適した部位を探す。針とプローブの両方を操作する必要があるため穿刺する四肢はしっかりと固定しておく。
- 手技に不慣れなうちは，皮膚刺入部から血管穿刺部までの距離が長くなってしまう結果，血管内の留置距離が短くなり点滴漏れが起こりやすい。通常前腕や下肢の静脈であれば新生児でも22G以上の留置が容易である。そのため新生児でもある程度の血管径がある場合や比較的深部の静脈を狙う場合には24Gの留置針より長い22G針，あるいは20G針を選択したほうがよい[8]。

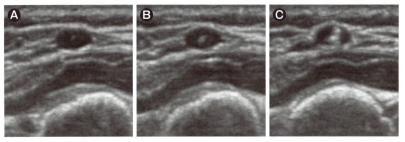

図5 交差法での針の見え方
血管内にあるⒶ針先端、Ⓑ針のベベル、Ⓒ針のシャフトレベルでのエコー上の見え方。確実に針先端を識別するためには、エコーのビーム面に針先端が現れてくる瞬間を見逃さないようにする。

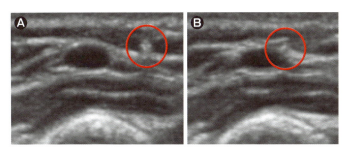

図6 針先端と血管の位置関係
Ⓐ針先端が血管から離れていれば針を引き抜き、針先の方向を変えて針を進め直す。Ⓑ針の先端が血管に隣接して現れた場合はプローブのみ少し進め、その後に針先を静脈のほうに向けて進める。

- プローブを押し付けることにより静脈は容易に虚脱する（図3）。そのため清潔ゼリーを十分使用し、プローブを軽く当てるだけで鮮明な画像を得られるようにしておく。プローブには滅菌された透明ドレッシング材（テガダーム®など）や袋状のカバー（末梢神経ブロックで用いられるもの）で覆っておく。
- 超音波ビームに沿って針を進める方法（平行法）やビームに対し直角に交差するように進める方法（交差法）がある（図4）。

❶ 平行法

- 針全体を観察することができるが、血管は必ずしもまっすぐではないため血管が比較的細い小児では血管と針、超音波ビームを同じ面にそろえることが難しい。血管を圧迫しないように注意しながらプローブをしっかりと保持することが重要である。

❷ 交差法

- 血管が蛇行していても運針は容易であるが、針先端の描出に慣れが必要であり、平行法と比較してより3次元的な理解が必要である。
- 交差法の場合、プレスキャンを行い血管がしっかりと見える画像が得られたらプローブを動かさずに、少しだけ手前から皮膚を穿刺し針を進めていく。CV穿刺とは異なり、血管に対して針の角度をつけすぎないようにすることがコツである。
- 針の先端とシャフトを区別できるかがもっとも大事なポイントである。針の先端は白い点で現れ

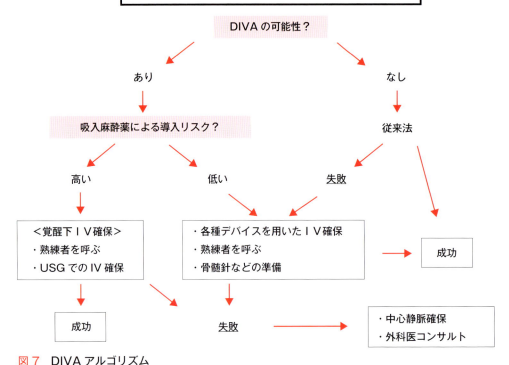

図7 DIVA アルゴリズム
末梢静脈路がなく手術室入室となった症例における DIVA アルゴリズム

てくるが，針のシャフトとの区別に慣れが必要なため[9]針の先端が現れる瞬間を見逃さないようにする（図5）。

■ 針の先端が現れ，先端が血管から離れていれば一度針を引き抜き，針先の方向を変えて針を進め直す。針の先端が血管に隣接して現れた場合はプローブのみ少し進め，その後に針先を静脈のほうに向けて進め，針の先端が血管内に現れてくることを確認する（図6）。先端が血管内にあることが確認できたらプローブでスキャンをし直して，シャフトではなく先端が血管内にあることをもう一度確認する。

■ 針の先端が確認できたらそこからプローブだけを少し進め，針が見えなくなったら，次に針を進め血管内に針の先端が現れてくることを確認する。この操作を少しずつ繰り返しながら針を進めていき，なるべく針が血管内にある距離を長くする。

■ USG で IV 確保を行う場合，できるだけ画像から目を離さないようにし，逆血は周囲の人に確認してもらうとよい。循環血液量が不足している患者では血管内に針が入っていても逆血が確認できないこともある。また逆血が確認できた時点で外筒だけ進めると失敗することが多いため，超音波画像を確認しながらプローブ，留置針を交互に中枢側へ進めできるだけ針を血管内に長く進めることがコツである。

■ USG では比較的深部にある静脈に IV 確保することが多い。血管外に針の先端が留置されている場合でも少量のボーラスでは体表に変化はなく，また自然滴下も確認できることがあり注意が必要である。確実な確認方法としては，ルート内に血液の逆流を認めるか，留置した静脈の中枢側を圧迫して圧迫解除前後でのボーラス投与時の抵抗の変化を確認するとよい。ややスムーズにボーラス投与が可能であっても，前後に差がなければ血管外留置を疑うべきである。

■ USG でも IV 確保できなかった場合は外科によるカットダウンによる IV 確保や，中心静脈確保を考慮する（図 7）。

DOs & DON'Ts

◆ 緊急を要する場合，末梢静脈路確保にこだわらずに骨髄路の確保を考慮する。
◆ 従来法やデバイスを用いた静脈路確保のメリット，デメリットを理解する。
◆ 超音波ガイド下での IV 確保は中心静脈確保と同様，まずファントムなどで練習する。

Pros & Cons

▶ 超音波ガイド下末梢静脈路確保の有用性

　システマティックレビューやメタアナリシスによると，USG を用いることで IV 確保困難症例における IV 確保の成功率が上がることが示されている[1,10]。小児では IV 確保が困難な症例において初回での IV 確保成功率，穿刺回数，IV 確保までの時間で，USG のほうが従来法と比較して優れている[11,12]。ルーチンの USG による IV 確保は必要ないが[13]，必要時に備えて普段から慣れておくとよい。

　　手術室入室後モニタリングを開始し，マスクによる緩徐導入を行った。IV 確保困難が予測されたため，USG にて前腕に 20 G の IV 確保。その後の経過に問題なく手術終了となった。

参考文献

1) Stolz LA, et al. J Vasc Access 2015；16：321-6.
2) Yen K, et al. Pediatr Emerg Care 2008；24：143-7.
3) O'Neill MB, et al. Pediatr Emerg Care 2012；28：1314-6.
4) Neuhaus D, et al. Paediatr Anaesth 2010；20：168-71.
5) Tobias JD, et al. Anesth Analg 2010；110：391-401.
6) Heinrichs J, et al. Pediatr Emerg Care 2013；29：858-66.
7) Szmuk P, et al. Anesth Analg 2013；116：1087-92.
8) Kamata M, et al. Section on Anesthesiology 2016；Spring：18-21.
9) Gálvez JA, et al. Anesthesiology 2016；125：396.
10) Doniger SJ, et al. Pediatr Emerg Care 2009；25：154-9.
11) Benkhadra M, et al. Paediatr Anaesth 2012；22：449-54.
12) Egan G, et al. Emerg Med J 2013；30：521-6.
13) Liu YT, et al. Eur J Emerg Med 2014；21：18-23.

（釜田 峰都）

24 敗血症患者における急速輸液
fluid resuscitation for the child with septic shock

症例　6歳男児，体重18 kg。敗血症性ショックの疑いに対して，病棟主治医からコンサルテーションがあった。

既往歴：急性リンパ芽球性白血病（acute lymphoblastic lymphoma：ALL）のほか，特記すべき事項なし。

現病歴：ALLに対して入院，化学療法中。4時間前から頻脈，発熱を認めていた。

バイタルサイン：HR 140回/分，BP 80/30 mmHg，RR 36回/分，SpO_2 94%（酸素6 L/min マスク投与下），BT 39.5℃。

敗血症の定義

■ 敗血症は1991年に米国集中治療学会（society of critical care medicine：SCCM）と米国胸部学会（American college of chest physicians：ACCP）により定義され[1]，2016年に改訂された，"Sepsis-3"と呼ばれる定義[2]がもっとも一般的である。

■ "Sepsis-3"では敗血症を「感染症に対する制御不能な宿主反応による，生命を脅かす臓器障害」と定義されている。主要改訂項目として注目すべきは，敗血症は"重症敗血症（severe sepsis）"から"敗血症性ショック（septic shock）"へ進展するという考え方を一新し，"重症敗血症"という用語は使用しなくなった。また，全身炎症反応症候群（systemic inflammatory response syndrome：SIRS）の概念が排除されたことも大きな改訂である。

■ "Sepsis-3"における具体的な定義は，ICU患者では sequential [sepsis-related] organ failure assessment（SOFA）スコア[3]が2点以上の増加とされ，非ICU患者では quick SOFA（qSOFA）スコア（呼吸数≧22回/分，意識障害 Glasgow Coma Scale<15点，収縮期血圧

表1　SOFAスコア

	障害臓器	スコア				
		0	1	2	3	4
呼吸器	PaO_2/FIO_2 (mmHg)	≧400	<400	<300	<200 人工呼吸補助下	<100 人工呼吸補助下
凝固系	血小板数（×10^3/μL）	≧150	<150	<100	<50	<20
肝	ビリルビン (mg/dL)	<1.2	1.2-1.9	2.0-5.9	6.0-11.9	>12.0
循環	血圧	MAP≧70 mmHg	MAP<70 mmHg	ドパミン<5γ or ドブタミン	ドパミン5.1-15γ or アドレナリン≦0.1γ or ノルアドレナリン≦0.1γ	ドパミン>15γ or アドレナリン>0.1γ or ノルアドレナリン>0.1γ
中枢神経	Glasgow Coma Scale	15	13-14	10-12	6-9	<6
腎	血清クレアチニン (mg/dL)	<1.2	1.2-1.9	2.0-3.4	3.5-4.9	≧5.0
	尿量（mL/日）				<500	<200

(Vincent JL, et al. Intensive Care Med 1996；22：707-10 より改変引用)

表2 小児の敗血症の定義

敗血症	SIRS＋感染症
重症敗血症	敗血症＋心血管障害 or ARDS or 2臓器以上の障害
敗血症性ショック	敗血症＋心血管障害

SIRS の定義：以下の4項目中2項目を満たすこと（ただし，中枢温もしくは白血球数は必須）	
中枢温	＞38.5℃ or ＜36.0℃
心拍数	頻脈＞2 SD 年齢正常値 or ＞0.5-4時間の持続的上昇
	徐脈（＜1歳）＜10%tile or ＞0.5時間の持続的低下
呼吸数	＞2 SD 年齢正常値 or 人工呼吸の必要性
白血球数	年齢正常値範囲外 or ＞10%桿状好中球

（Goldstein B, et al. Pediatr Crit Care Med 2005；6：2-8 より改変引用）

- ≦100 mmHg の3項目，各1点）が2点以上で敗血症疑いとしている（**表1**）。
- 敗血症性ショックは「適切な輸液負荷後も平均血圧65 mmHg 以上を維持するために昇圧剤を要し，乳酸値2 mmol/L を超えている」と定義されている。
- しかし，上記はいずれも成人の定義であり，"Sepsis-3"では小児について触れていない。現状，小児敗血症の定義は2005年のGoldsteinが定義したものに準じている[4]（**表2**）。

敗血症性ショックに対する診療

- 世界的に有名な Surviving sepsis campaign guideline（SSCG）の最新版 SSCG2016 が，2017年3月に公表された[5]。前版から大きく改定された点の1つが early goal-directed therapy（EGDT）の削除である。
- SSCG ではこれまで蘇生プロトコルとして EGDT が推奨されていた。EGDT は組織酸素供給をコンセプトとして中心静脈圧（central venous pressure：CVP），中心静脈血酸素飽和度（central venous saturation：$ScvO_2$）の目標値を設定し，輸液，血管収縮薬，赤血球輸血の投与を行うプロトコルである。EGDT は2001年の Rivers らの単施設ランダム化比較試験（randomized controlled trial：RCT）[6]を根拠としていたが，2014年から2015年に EGDT の効果を検証した3つの大規模多施設 RCT（ARISE[7]，ProCESS[8]，ProMISe[9]）において，EGDT とプロトコル化されていない治療との間の死亡率に有意差はみられなかった。その結果，SSCG 2016 では EGDT が推奨されなくなった。
- 一方，小児に関しては SSCG 2016 では記載がないため，前版 SSCG 2012[10]を参考にした診療が基本となる。SSCG 2012 では American College of Critical Care Medicine-Pediatric Advanced Life Support（ACCM-PALS）の敗血症性ショックに対する対処手順[11]が記載されている。
- ACCM-PALS によると，小児敗血症性ショックに対する初期輸液として，生理食塩水（もしくは膠質液）20 mL/kg のボーラス投与を最大量60 mL/kg（あるいはそれ以上），循環改善を認めるかラ音聴取あるいは肝腫大が出現するまで反復する（「Pros & Cons」参照）。
- ACCM-PALS における初期蘇生として，前述の初期輸液のほか，低血糖と低カルシウム血症の補正，抗生剤の早期投与が挙げられている（「Pros & Cons」参照）。

DOs & DON'Ts

◆ 小児敗血症では成人同様，早期認識・早期介入が肝要である。
◆ 初期輸液は生理食塩水または膠質液 20 mL/kg をボーラス投与するが，過剰輸液は生存率の低下につながる可能性もあるため，バイタルサイン，理学所見などから至適輸液量を推定する。
◆ 初期輸液を速やかな開始とともに，血液培養採取および迅速な抗生剤の開始が重要である。

Pros & Cons

▶ 小児敗血症における大量輸液

下記のさまざまな報告がなされており，適切な輸液量については一定の見解はない。

[大量輸液の有効性を示す研究報告]

・小児敗血症性ショック 34 症例に対する輸液量を 3 群（＜20 mL/kg，20-40 mL/kg，＞40 mL/kg）に分けると，＞40 mL/kg 輸液群が生存率がもっとも高かった。また，＞40 mL/kg 輸液群のなかでも，生存例は最初の 1 時間の輸液量が有意に多かった（生存群 42±28 mL/kg，死亡群 23±18 mL/kg）[12]。

・小児敗血症性ショック 91 症例に対して，ACCM-PALS アルゴリズム遵守群は非遵守群と比較し生存率が高かった（遵守群 92%，非遵守群 62%）[13]。

・小児重症敗血症および敗血症性ショック 90 症例に対して，最初の 1 時間の輸液量が多い群で死亡率が低かった（＜20 mL/kg 群 73%，＞40 mL/kg 群 33%）[14]。

[大量輸液の有効性を否定する研究報告]

・FEAST study[15]：重症熱性疾患の小児 3,141 症例（重症な低血圧なし）で，アルブミンもしくは生食投与群（20-40 mL/kg）とボーラスしない群を比較すると，48 時間死亡率が各々 10.6%，10.5%，7.3% であり，相対危険度（relative risk：RR）1.45（95% 信頼区間：1.13-1.86）であった[15]。ただし，本試験は対症患児がマラリア感染 57%，Hb＜5 g/dL の貧血患者 32% と，栄養状態や疾病背景が異なることや，全例が人工呼吸器のない一般小児病棟で管理されていることから，普遍化（generalization）が困難という意見がある。

▶ 抗生剤投与のタイミング

「抗生剤を 1 時間以内に投与すべき」という文言は以前から SSCG で記載されている。その論拠は 2006 年の Kumar らによる後ろ向きコホート研究にあり，敗血症性ショック患者において抗菌薬投与が 1 時間遅れるごとに死亡率が 7.6% 増加するというものに基づいている[16]。一方で 2015 年に Sterling らによる観察研究に基づくメタ解析によると，救急部門のトリアージから 3 時間以内またはショック認知から 1 時間以内の抗菌薬投与は死亡率の有意な改善につながらなかった[17]。倫理的な側面から本議題の無作為化比較試験の実施は困難であり，議論の残る点ではあるが，「1 時間以内」という具体的数値は今後変更される可能性が示唆される。

感染を伴うSIRS，低血圧性ショックから敗血症性ショックと診断。バイタルサインや理学所見を反復評価しながら生理食塩水20 mL/kgを2回反復投与するとともに，血液培養採取した上でバンコマイシン，セフェピムの抗生剤投与を開始した。初期輸液後，循環状態は改善し，全身状態のモニタリングと治療継続を目的にICUへ入室した。

参考文献

1) American College of Chest Physicians/Society of Critical Care Medicine Consensus Conference. Crit Care Med 1992；20：864-74.
2) Singer M, et al. JAMA 2016；315：801-10.
3) Vincent JL, et al. Intensive Care Med 1996；22：707-10.
4) Goldstein B, et al. Pediatr Crit Care Med 2005；6：2-8.
5) Rhodes A, et al. Crit Care Med 2017；45：486-552.
6) Rivers E, et al. N Engl J Med 2001；345：1368-77.
7) ARISE Investigators and ANZICS clinical trial groups. N Engl J Med 2014；371：1496-506.
8) ProCESS Investigators. N Engl J Med 2014；370：1683-93.
9) ProMISe Investigators. N Engl J Med 2015；372：1301-11.
10) Dellinger RP, et al. Intensive Care Med 2013；39：165-228.
11) Brierley J, et al. Crit Care Med 2009；37：666-88.
12) Carcillo JA, et al. JAMA 1991；266：1242-5.
13) Han YY, et al. Pediatrics 2003；112：793-9.
14) Oliveira CF, et al. Pediatr Emerg Care 2008；24：810-5.
15) Maitland K, et al. N Engl J Med 2011；364：2483-95.
16) Kumar A, et al. Crit Care Med 2006；34：1589-96.
17) Sterling SA, et al. Crit Care Med 2015；43：1907-15.

（谷 昌憲，植田 育也）

25 大量出血と大量輸血
Massive hemorrhage and transfusion

症例　4歳女児，体重16 kg。交通外傷のために，救急搬送。外傷コードにより救急医，麻酔科医を含む外傷チームが招集された。

救急初療室において，初期評価（primary survey）中，FAST（Focused Assessment of Sonography for Trauma）で両胸腔，モリソン窩，脾周囲に異常所見（出血）をみとめた。

Glasgow coma scale（GCS）：10（E3V2M5）

バイタルサイン：HR 180回/分，BP 65/28 mmHg，RR 36回/分，SpO_2 94%（酸素6 L/分マスク投与下），BT 36.7℃

おもな身体所見：自発呼吸下に気道開存，著明な腹部膨満あり，右上腹部に外傷痕あり，明らかな頭部外傷や外表出血はなし。

大量出血を伴う小児外傷における初期評価および治療のポイント[1,2]

- 外傷診療は多分野にまたがる領域であり，系統的かつ包括的な対応が求められる。大量出血に伴う病態生理とそれに対する治療戦略を理解し，チームとして機能できるよう準備する。
- ABC（A：airway 気道，B：breathing 呼吸，C：circulation 循環）の安定化が最優先事項であり，系統的な評価を繰り返し行う。
- できるだけ太い末梢静脈路を最低でも2本，迅速に確保する。末梢静脈路の確保が困難な場合は躊躇せず骨髄路を選択する。
- プレホスピタルでの投与を含め細胞外液20 mL/kgのボーラス投与後も速やかな循環の安定化が得られない場合には，気道確保のうえ，輸血と止血術を考慮する。
- ショックが遷延する場合の気道確保時には，鎮静薬・鎮痛薬の投与や気道確保後の陽圧換気による循環抑制が問題となる。場合によっては鎮静剤の投与そのものが禁忌となるため，臨床状況に合わせ気道確保のタイミングを慎重に判断する。
- 低体温，代謝性アシドーシス，血液凝固障害を「外傷死の三徴（deadly triad）」と呼ぶ。それぞれが相互に病態を悪化させ，出血が制御不能となる。
- 積極的な保温・加温を行い，「生理学的徴候の破綻阻止を主眼に置いた治療戦略（damage control strategy）」を決断し，早期のショック離脱を図る[2]。
- Damage control strategy を成功させるために必要な一連の処置を damage control resuscitation（DCR）と呼び
  ① 蘇生的手術と集中治療（damage control surgery）
  ② 低血圧を容認した輸液投与の制限（permissive hypotension：PH）
  ③ 血液凝固障害の制御を目的とした輸血療法（hemostatic resuscitation）
  で構成される。

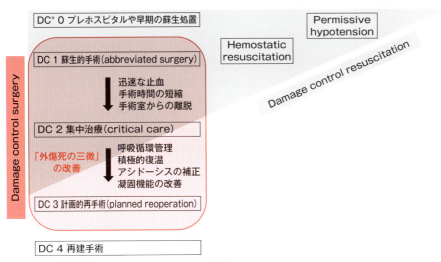

図1 Damage control strategy の概念

＊DC：damage contorol
（日本外傷学会監修．第2章　外傷治療戦略外傷専門診療ガイドライン JETEC．へるす出版，2014．p.19-31 を参考に作成）

Damage control strategy の適応[2]

■ Damage control strategy を決断する明確な基準はない。そのため血液検査，身体所見，手術所見などから早期に生理学的徴候の破綻を察知し，外傷の損傷パターンや重症度を参考に総合的に判断する。

■ 小児においても，外科的な止血にもかかわらず下記の所見を認める場合には，早期かつ適切に damage control strategy を決断する[3]。
　・大量輸血を必要とする
　・重度のショック：低体温（＜34℃），アシドーシス（pH＜7.2）and/or 凝固障害（PT-INR ＞1.5）
　・切除や再建を必要とする複雑な受傷機転（広範囲で到達困難な骨盤血腫，肝近傍の静脈損傷，膵十二指腸をまきこむ損傷など）

❶ Damage control surgery[2]

■ 小児における穿通性外傷は非常に少ない。また鈍的腹部外傷の中でも比較的頻度の高い肝損傷，脾損傷でもそれぞれ90％以上の症例で保存的治療（non-operative management：NOM）が可能である。一方で躊躇なく蘇生的手術に踏み切るべき症例は厳然として存在し，damage control strategy 適応基準を参考に集学的な判断が必要である[4]。

■ Damage control surgery における「蘇生的手術」「集中治療」がDCRの一翼をなす（図1）。

■ 蘇生的手術
　・止血と体腔内の汚染回避が目的である。
　・初回手術に要する時間は60-90分程度とし，目的が達成されれば，速やかに手術を終了して，集中治療に移行する。

■ 集中治療
  ・「外傷死の三徴」の改善を図ることが目的である。
  ・積極的介入にも関わらず，生理学的徴候が改善しない場合は，持続する出血が示唆される。出血が外科的に止血できるものか，血液凝固障害を反映したものかを慎重に判断し，前者であれば，緊急手術（emergency reoperation）を躊躇してはならない。
■ 計画的再手術
  ・「外傷死の三徴」が改善され生理学的状態が安定した後に，根治手術を目的とした計画的再手術を行う。
  ・一般的にはガーゼパッキング術後，長時間のガーゼ留置は感染率と死亡率が高くなるため，72時間程度を目処に行う。

❷ 低血圧を容認した輸液投与の制限（permissive hypotension：PH）[2]

■ 出血性ショックに対する積極的な輸液療法によって血圧が上昇すると出血が助長される。また，蘇生により細胞レベルでの虚血再還流障害が惹起される。これらを考慮して早期の止血を行い，輸液を制限するという考え方が報告されるようになった。
■ PHのあきらかな有用性を示す研究は存在しないこと，頭部外傷では血圧を高めに維持することが望ましいことなどから，PHを行うかどうかは総合的に判断する。
■ 成人における推奨[5]
  ・頭部外傷がない場合，外傷直後に主な出血がコントロールされるまでは収縮期血圧を80-90 mmHg に維持する
  ・Glasgow coma scale 8点以下の重症頭部外傷を伴う場合には収縮期血圧を80 mmHg 以上に維持する
■ 現状では小児における質の高いエビデンスは存在せず，ルーチーンでのHRは推奨されていない。出血量をモニタリングしながら，循環の指標に注意し，輸液量を調整する。

❸ 血液凝固障害の制御を目的とした輸血療法（hemostatic resuscitation：HR）[2]

■ 外傷性凝固障害の管理・治療バンドルである。
■ アシドーシス，低体温は凝固障害を助長するため，基礎疾患（出血）のコントロールとともに積極的に対応する。
■ 大量輸血プロトコール（massive transfusion protocol：MTP）：新鮮凍結血漿（fresh frozen plasma：FFP）と赤血球濃厚液（packed red blood cell：PRBC）との低い輸血量比率による医原性希釈性凝固障害予防目的で，FFP/PRBC を成人では少なくとも 1/2 以上になるようにFFPを投与することが推奨されている[5,6]。
■ しかし，成人・小児ともに，MTPの有用性や適切な投与比率に関する決定的なエビデンスはなく，施設毎に独自の基準を設けているのが実情である[3,5,6]。
■ 小児におけるMTP適応の一例を示す[3]。これを参考に，受傷早期から十分にFFPや濃厚血小板（platelet concentrates：PC）を投与することが重要である。
  ・以下の①②いずれかを認めた場合にMTPを行う
    ①急速に生命に危険を及ぼすと予想される出血（原因によらず）かつ医師が必要と判断した場合

②以下の 4 項目の内 3 つを満たす場合
- 頻脈（年齢相当の 95 パーセンタイル以上）あるいは低血圧（年齢相当の 5 パーセンタイル未満）
- base deficit≧6 あるいは乳酸値≧4 mmol/L
- PT-INR≧1.5
- ヘモグロビン≦9 g/dL

・Transfusion protocol[3]
＜3 kg→1 PRBC：1 FFP：1 PC
3-20 kg→2 PRBC：2 FFP：2 PC
21-40 kg→4 PRBC：4 FFP：5 PC
＞40 kg→6 PRBC：6 FFP：5 PC

DOs & DON'Ts

◆ 外傷の治療戦略を理解し，初期診療から一貫した質の高い外傷専門診療が「チームとして」提供できるよう準備する。
◆ ABC の安定化が第一であり，生理学的徴候の破綻阻止を目的とした治療戦略をとる。
◆ 血管内容量が不十分な状態での気管挿管は，陽圧換気による前負荷のさらなる減少から低心拍出を来す。迅速に輸液路を確保し，十分に volume resuscitation を行いながら，適切なタイミングで気管挿管する。
◆ 根本治療による止血や無理な手術の継続によって，「外傷死の三徴」（低体温・代謝性アシドーシス・血液凝固障害）を増悪させてはならない。
◆ 医原性希釈性凝固障害を予防するため，大量出血が予測される患者群においては受傷早期から十分な FFP や PC の投与を行う。

Pros & Cons

▶ 外傷性凝固障害の診断

・外傷性凝固障害の発症予測や診断，輸血療法の指針，転帰改善の指標などを目的とした検査や診断基準が求められるが，現在のところ，これら全てを満たす検査や診断基準は存在しない。プロトロンビン時間が多用されてきたが，測定に時間を要することや，トロンビン産生前段階の血液凝固のみを反映するため，線溶亢進型 DIC が主体である外傷性凝固障害の診断としては推奨されない[2]。

・小児においても，外傷性凝固障害の point-of-care testing としてトロンボエラストグラフィーの有用性を示す報告もあるが[7,8]，多くの報告は高いレベルのエビデンスに欠ける。外傷性凝固障害診断の客観的基準閾値は確立しておらず[9]，現状では，トロンボエラストグラフィーを用いても重症出血を伴う外傷症例の転帰は改善しないと結論づけられている[10]。

▶ 小児多発外傷患者の大量出血における止血剤の有用性

1) 遺伝子組み換え活性型第Ⅶ因子（rFⅦa）[5,6]
   ・小児外傷症例での使用報告はある[11]が，重症出血性外傷の予後改善を示す十分なエビデンスに乏しく，投与は推奨されない[5,6]。
   ・適切な投与量も明らかではないが，エキスパートオピニオンにより 50-90 μg/kg/dose（最大 3 回まで）の投与が推奨されている[3]。血栓傾向を懸念して，15 μg/kg/dose から投与開始するという意見もある。

2) トラネキサム酸
   ・トラネキサム酸は外傷性出血死を有意に減少させ，その効果は受傷後早期に投与したほうがより有用であることが報告されている[12]。小児における後方視的研究においても死亡率の低下が報告されている[13]。
   ・システマティックレビューでは，成人では明らかな死亡率の減少には寄与しないと結論づけた上で，トラネキサム酸そのものに特記すべき副作用を認めないため，受傷早期のトラネキサム酸の投与は許容されるとしている[6]。
   ・投与量[14]
      ローディング：15 mg/kg（最大 1 g）を生理食塩水または 5%ブドウ糖液で溶解し，10 分以上かけて点滴静注
      維持量：2 mg/kg/h（少なくとも 8 時間あるいは出血が止まるまで）

症例の経過　細胞外液 20 mL/kg の急速投与によっても循環動態が安定せず，呼吸努力も著明であったため，輸液負荷を継続しながら，ロクロニウム 1.2 mg/kg 投与後，気管挿管し，両側に胸腔ドレーンを留置した。外傷性凝固障害を予測してただちに MTP が行われた。輸血は低体温を避けるため，加温システムを用いて行った。積極的な蘇生にもかかわらず，収縮期血圧は 60 mmHg 台にとどまったため，初療室にて開腹，肝損傷を認めたためガーゼパッキングを施行し，血行動態の安定化を得た。しかし，外傷性凝固障害の進行を認めたため，集中治療管理目的で開腹のまま小児集中治療室へ入室した。

参考文献

1) 日本外傷学会ほか監修. 第 14 章 小児外傷. 改定第 5 版外傷初期診療ガイドライン JATEC. へるす出版, 2016. p.195-208.
2) 日本外傷学会監修. 第 2 章 外傷治療戦略. 外傷専門診療ガイドライン JETEC. へるす出版, 2014. p.19-31.
3) Tran A, et al. Semin Pediatr Surg 2017；26：21-26.
4) 荒木尚, ほか編. 11 腹部・骨盤外傷. トロント小児病院外傷マニュアル. メディカル・サイエンス・インターナショナル, 2008. p.183-202.
5) Rossaint JW, et al. Critcal Care 2016；20：100-54.
6) Cannon JW, et al. J Trauma Acute Care Surg 2017；82：605-17.
7) Vagel AM, et al. J Pediatr Surg. 2013；48：1371-6.
8) Nylund CM, et al. Pediatr Crit Care Med 2009；10：e22-e26.
9) Luz LTD, et al. Crit Care 2014；18：518-44.
10) Wikkelso A, et al. Cochrane Database Syst Rev 2016；(8)：CD007871.
11) McQuilten ZK, et al. Pediatrics 2012；126：e1533-40.

12) CRUSH-2 trial collaborators. Lancet 2010 ; 376 : 23-32.
13) Eckert MJ, et al. J Trauma Acute Care Surg 2014 ; 77 : 852-8.
14) RCPCH Evidence statement, 2012.
　　http://www.rcpch.ac.uk/improving-child-health/quality-improvement-and-clinical-audit/childrens-medicines/childrens-medicine（accessed 2017. 8. 8.）

〔今井 一徳，池山貴也〕

26 重症熱傷
Initial management of a child with acute severe burn

症例
5歳男児，体重18 kg。自宅火災にてベッド下から救助され救急搬送。
全身状態：不穏
バイタルサイン：HR 170回/分，BP 80/36 mmHg，RR 40回/分，SpO$_2$ 94%（非再呼吸式リザーバーマスク酸素投与15 L/分），BT 36.5℃
Glasgow coma scale（GCS）：8（E2V2M4）
Primary survey，secondary surveyにおいて，口周囲・頸部・体幹前面・右上肢中心に25%熱傷のほか，明らかな外傷なし。

1．広範囲熱傷の病態生理と病期[1]

■ 炎症反応に伴い血管透過性が亢進し，血管外への蛋白を含む体液の漏出結果，循環血液量が減少する。
■ 経過は3つの病期に分けられる。
　① 受傷〜48時間
　　・炎症によって炎症メディエーターが放出され血管透過性が亢進する。
　　・血管透過性亢進は受傷後数時間以内に始まる。
　　・気道粘膜浮腫は，この時期の輸液過多が原因となり受傷後24-48時間は悪化する。
　　・浮腫の結果，組織灌流障害により酸素運搬障害，肺水腫，胸壁浮腫による拘束性障害，腹腔内圧上昇などが起こる。
　② 利尿期（受傷48-72時間後）
　　・血管外に漏出していた体液が血管内へ戻り大量の利尿がつく。
　　・前負荷増大が起こりうるため，心臓や腎臓の機能障害がある症例では注意が必要である。
　③ 利尿期〜熱傷創閉鎖まで
　　・熱傷創はバリア機能がないため創感染から敗血症に陥る可能性がある。

2．初期評価

❶ 気道・呼吸[2-4]

1）気道熱傷による影響
■ 上気道：直接の熱による損傷
■ 下気道・肺胞：蒸気，煙に含まれる化学物質による損傷
■ 全身：一酸化炭素，シアン化水素などの吸入による組織酸素運搬障害・利用障害

2）気道熱傷の診断
■ 確定診断は気管支鏡であるが，小児では覚醒下での気管支鏡検査は協力が得られず困難である。
■ したがって，以下のような病歴や臨床症状，検査所見から気管挿管の必要性を判断し，挿管後に気管支鏡による気道熱傷の診断確定，重症度判定を行う。
　・病歴：閉所空間での受傷，炎や煙の曝露時間，逃げ遅れ

- 臨床症状：気道閉塞症状（嗄声，喘鳴など），努力呼吸，ガス交換障害，顔面・頸部の浮腫，顔面浮腫が予測される広範囲熱傷〔体表面積（total body surface area：TBSA）20%以上の熱傷〕，口鼻周囲の熱傷，焦げた鼻毛，口腔内のすす，すす混じりの痰，意識障害
- 検査：気管支鏡，CT，一酸化炭素ヘモグロビン値（COHb）など

■ 気道熱傷は死亡リスクの１つであり，気管支鏡による重症度判定は死亡率と関連する[5]。
■ 気道粘膜浮腫は，数日の経過で改善するが，悪化・改善の経過は急性期の輸液量にも影響される。
■ 小児では，気道が細く浮腫などにより気道閉塞を来しやすい。
■ 気管挿管時にはすでに気道閉塞が進行している可能性を考慮し，年齢相応より細いサイズの気管チューブを準備する。カフ付き気管チューブの使用により，病期に応じて交換する必要性を回避できるほか，呼吸器系コンプライアンスや気道抵抗の増悪時にも対処しやすくなる。

❷ 循環

1）初期輸液蘇生の目標[4,6,7]

■ 熱傷範囲から適切な輸液量を算出する。血管内容量および組織灌流の維持がもっとも重要である。
■ 過少輸液は，血行動態の不安定や臓器の低灌流から臓器不全を招来し，転帰の悪化につながる。
■ 熱傷面積：適切な輸液量を決定するのに重要である。5 の法則や Lund and Browder chart が推奨されている。
■ 40 年前に Parkland の公式（表 1）が提唱されて以降，熱傷によるショック患者の死亡率は著明に低下した。Parkland の公式は，初期輸液の指標として現在でも使用されている。
■ Fluid creep〔大量輸液による肺水腫，胸水貯留，心嚢液貯留，腹部コンパートメント症候群（abdominal compartment syndrome：ACS），四肢コンパートメント症候群など〕は，肺炎，血流感染，急性呼吸窮迫症候群（acute respiratory distress syndrome：ARDS），多臓器不全の増加，人工呼吸管理の長期化，病院滞在期間の延長，死亡率の増加を引き起こす。
■ 小児では ACS の死亡率は 16-100% と報告によりさまざまである。ACS の認識が十分ではなく対応が遅い可能性がある[8]。
■ 実際は，公式以上の輸液が投与されており[9]，「ショックの是正に必要かつ fluid creep による合併症を最低限に抑える輸液量」について多くの研究が行われている。

2）最適な輸液量の調整[10]

■ 成人では，時間尿量と比較した循環モニタリング〔肺動脈カテーテルや pulse contour cardiac output（PiCCO）によるパラメータ，経食道心エコーなど〕の研究がなされているが，大規模な無作為化比較対照研究はまだない。
■ 小児でも PiCCO を用いた輸液管理の研究報告[11]があるが，基準値が明確に定まっていない。
■ 現状では，公式に従い輸液を開始し，時間尿量 1 mL/kg/h を目標に，脈拍や血圧，塩基過剰（base excess），乳酸値，超音波検査により血管内容量を評価し，適宜輸液量を調整する。

3）輸液製剤の選択[12,13]

■ 血管透過性亢進に加え，熱傷創からの蛋白，体液喪失も循環血液量減少を助長する。
■ バリアのない状態の皮膚からの水分蒸発は通常の 6-7 倍といわれている。
■ 滲出液の電解質組成は血漿と同じような組成で，その蛋白量は血漿の約半分とされる。
■ 熱傷管理における輸液組成に関する大規模な無作為化比較対照研究はない。しかし，メタ解析では，アルブミン投与は死亡率を低下させないが，総輸液量を減らすことで浮腫を抑え，ACS な

表 1　初期蘇生輸液の主な公式

受傷後（来院後ではない）24 時間の輸液量：以下の公式＋糖入りの維持輸液（乳幼児）

	輸液量	輸液の種類
Parkland	4 mL/kg/%TBSA 1/2 の量を受傷後 8 時間で投与，その後の 16 時間で残りの 1/2 を投与	細胞外液
ABLS （小児：14 歳未満，40 kg 未満）	3 mL/kg/%TBSA 《熱傷面積計算前》 ・5 歳以下　125 mL/h ・6-13 歳　250 mL/h	細胞外液
Galveston （体表面積による公式）	維持輸液量として 2,000 mL/m^2 TBSA に加えて，最初の 24 時間に Lactated Ringer's を 5,000 mL/m^2 burned 輸液	細胞外液

ABLS：Advanced Burn Life Support
（日本熱傷学会．熱傷診療ガイドライン　改訂第 2 版．
Rogers'Textbook of Pediatric Intensive Care；Lippincott Williams & Wilkins, 2016 より改変引用）

どの合併症の発生率を低下させるという結果が示されている。

❸ 意識障害

■ 毒性物質（一酸化炭素，シアン化合物など）の吸入，併存する外傷の可能性。

❹ 他に併存する外傷の有無の評価や重症度の評価

■ 重症度評価については，Artz の熱傷重症度基準が参考になる（**表 2**）。
■ 小児熱傷患者において，熱傷面積と死亡率の間には有意な相関が示されており（30-39%TBSA では死亡率 3%，90-100%TBSA では 55%），特に 60%TBSA 以上では敗血症罹患率，多臓器不全，死亡率が有意に上昇する[14]。

❺ 熱傷における鎮痛[15,16]

■ 熱傷の痛みに加えて，ドレッシング交換やデブリードマン，植皮などの処置に伴う痛みがある。
■ 処置が繰り返し必要であり，鎮痛が不十分であれば不安や恐怖も加わり，処置やその後のリハビリテーションへのコンプライアンス不良，さらには慢性疼痛や心的外傷後ストレス障害（post-traumatic stress disorder：PTSD）など長期的な問題となりうる。
■ 薬物療法は，熱傷後の薬物動態変化を考慮する必要がある。痛みの感じ方は個人差が大きく，また，同じ個人でも治療の時期，経過により異なる。適宜痛みの評価を行い適切な薬物を選択し，投与量やタイミングを調整する。
■ 熱傷による薬物動態の変化[17,18]
　・受傷後 48 時間までは，臓器の血流が減少するため薬物のクリアランスが低下する。その後は代謝が亢進した状態になりクリアランスは増加する。
　・蛋白の漏出により血漿蛋白が低下することが多く，薬物の蛋白結合率が変化する結果，薬物の生理活性が変化する。
　・体内の水分量の変化により分布容積が変化する。
　・受傷 48-72 時間後，神経筋接合部に存在する受容体とは異なるサブユニットをもった，ニコ

表 2 Artz の重症度分類

重症	・Ⅱ度熱傷　30%TBSA 以上 ・Ⅲ度熱傷　10%TBSA 以上 ・顔面・手足の熱傷 ・気道熱傷 ・軟部組織の熱傷や骨折の合併 ・電撃傷	専門施設で治療
中等症	・Ⅱ度　15-30%TBSA ・Ⅲ度　10%TBSA 以下（顔面，手足除く）	一般病院で入院治療
軽症	・Ⅱ度　15%TBSA 以下 ・Ⅲ度　2%TBSA 以下	外来治療可能

TBSA：total body surface area

チン性 Ach 受容体が筋膜全体に多く発現する。そのため広範囲熱傷の患者では高 K 血症やそれに続く心停止の可能性があり脱分極性筋弛緩薬（サクシニルコリン）は禁忌となる。受傷後 12 時間以内であれば使用に問題がなかったとの報告もあるが，急性期での投与は避ける。
・また，非脱分極性筋弛緩薬（ベクロニウム，ロクロニウムなど）は通常より多くの投与量が必要となる。この反応性の変化は熱傷面積にもよるが，25-30%TBSA 以上でみられることが多い。受傷後 5-6 週間をピークに非脱分極性筋弛緩薬への耐性がみられ，1 年ほど続く。

■ 痛みのメカニズム[19]
・熱傷患者の全身管理において，痛みは非常に優先度の高い問題である。
・熱傷患者の痛みには，主に以下のようなメカニズムが複雑に関与しているとされる。
　①侵害受容性疼痛
　②神経障害性疼痛
　③痛覚過敏（hyperalgesia）：痛み刺激に対する閾値が低下することで痛みが増強する。熱傷により炎症性化学物質であるブラジキニン，プロスタグランジンなどの発痛物質や発痛増強物質が放出され侵害受容体の閾値が低下する（末梢性感作）。末梢性感作が形成されると，一次ニューロンからサブスタンス P などが放出され，脊髄後角の N-methyl-D-aspartate（NMDA）受容体に結合することで NMDA 受容体を活性化し二次ニューロンの興奮をもたらす。（中枢性感作）
　④下行抑制系の抑制

■ 痛みの種類
・安静時痛（background pain）：刺激や体動がない状態での痛み。創閉鎖まで続く。
・突出痛（breakthrough pain）：持続痛が適切に緩和されているにもかかわらず出現する自発痛，または，予測可能あるいは不可能な要因による一過性の痛みの増強。どういう状況で起きやすいか観察してパターンがあれば未然に防ぐようにする。頻度や追加薬物（レスキュー薬）の必要量を確認し，レスキュー薬の使用を繰り返す必要がある場合には安静時痛（持続痛）の緩和が不十分と考え，鎮痛剤のベースライン投与量の調整を行う必要性を考慮する。
・処置時，術後の痛み：デブリードメントと採皮は特に痛みが強い。

■ 鎮痛薬や鎮静薬の選択上の注意点
・オピオイドが鎮痛の主体となるが，熱傷では長期あるいは反復投与を要する症例が多く，麻薬

に対する耐性が生じる可能性が高い。その場合，オピオイドの総投与量を抑えるために，ケタミンやアセトアミノフェンの併用を検討する。
- 年長児ではオピオイドの自己調節鎮痛法（patient-controlled analgesia：PCA）を導入することも可能である。
- 痛覚過敏を呈する症例ではケタミンやガバペンチンが有効な場合がある。
- 非ステロイド性抗炎症薬（non-steroidal anti-inflammatory drugs：NSAIDs）は炎症性の痛みに対して効果があるが，腎障害や上部消化管出血のリスクが高い重症熱傷の患者に対してルーティンに投与することは推奨されない。
- 不安や恐怖感が疼痛閾値の低下に関与していると推定される症例では，ベンゾジアゼピン系の併用を検討する。

■ その他
- 突然痛みが増強した場合は感染の可能性も念頭におく
- 全身麻酔や鎮静に際しては絶食時間が必要であるが，処置終了後は可及的速やかに経口摂取や経管栄養を再開し，熱傷患者に必要な栄養量の供給に留意する。
- 非薬物療法（play therapy，distraction technique など）も鎮痛に効果的である。

DOs & DON'Ts

◆ 気道熱傷は，気管挿管のタイミングが遅れるほど換気困難・挿管困難の危険性が高くなる。
◆ 気管挿管時の導入の際は，血管内容量低下による低血圧に注意する。
◆ 初期輸液は，受傷後2時間以内に開始する。受傷2時間以上たってからの輸液開始では，敗血症，腎機能障害，死亡率が上昇する[20]。
◆ 乳幼児では低血糖の危険性があるので，初期蘇生輸液に加え，糖入りの維持輸液を投与する。
◆ 小児の体温は環境温に影響されやすい。処置時には体温維持に努める。

Pros & Cons

▶ 胸部CTの有効性

胸部CTは気管壁の厚さ（3 mm以上で肺炎のリスク）や肺野の評価が可能であるが，重症度や臨床経過の予測は困難であり，臨床上の有用性に議論がある。

▶ 小児における初期蘇生輸液の公式

小児は体重に比し体表面積が大きい。特に乳幼児では，体重をもとに計算すると過少輸液となる可能性があるとの指摘もあり，体表面積による公式（**表2**）も提唱されている[21,22]。

▶ 初期輸液におけるアルブミン投与の是非
- アルブミンは死亡率減少には寄与しなかったが，総輸液量の減少，合併症の減少には寄与していた。ただし，メタ解析で解析された研究はいずれも小規模なもので，30-40年前の文献も含まれていた。

- 多くは細胞外液のみで蘇生可能であり、血管の透過性が亢進している状態ではアルブミンを投与しても血管外に漏出して浮腫を助長するので、アルブミンを投与する場合は受傷後18-24時間以降がよいという意見もある[11]。
- American Burn Association（米国熱傷学会）では、急性期の輸液過剰を抑えるために受傷後約12-24時間でのアルブミン投与を考慮してもよいとしている。

　口周囲の熱傷や、呼吸速迫、酸素化不良などから気道熱傷ありと判断した。また頻脈、低血圧を認め循環血液量減少性ショックと判断した。意識障害もあることから煙の吸入による一酸化炭素中毒の可能性が示唆された。熱傷面積も20% TBSA以上であり、大量輸液の必要性、その結果の浮腫の増悪が懸念されたため、気管挿管による呼吸管理を行うこととなった。Parklandの公式で輸液量を計算し、晶質液1,800 mL〔4×18（kg）×25（%）〕の半量の900 mLを受傷後から最初の8時間で、残りの900 mLを次の16時間で投与することとした。尿量は1 mL/kg/h保つように、ACSに注意しながら輸液速度を調整した。その後、利尿期がきて浮腫が改善し、酸素化・換気が問題なければ抜管に向けて調整する。今後予定されるデブリードマンや植皮などの処置の必要性など全体像を考慮にいれて抜管のタイミングを決定することとした。

参考文献

1) 上山昌史. 救急医学 2010 ; 34 : 393-8.
2) Walker PF, et al. Criti Care 2015 ; 19 : 351.
3) Robert L. N Engl J Med 2016 ; 375 : 464-9.
4) Jeschke MG, et al. Lancet 2014 ; 383 : 1168-78.
5) You K, et al. Burns 2014 ; 40 : 1470-5.
6) 大須賀章倫, ほか. 日本救急医学会誌 2015 ; 26 : 647-56.
7) Guilabert P, et al. Br J Anaesth. 2016 ; 117 : 284-96.
8) Thabet FC, et al. J Crit Care 2017 ; 41 : 275-82.
9) Bulmetti J, et al. J Burn Care Res. : 2008 ; 29 : 180-6.
10) Paratz JD, et al. Shock 2014 ; 42 : 295-306.
11) Kraft R, et al. J Surg Res. 2013 ; 181 : 121-8.
12) Eljaiek R, et al. Burns 2017 ; 43 ; 17-24.
13) Navickis RJ, et al. J Burn Care Res. 2016 ; 37 : e268-78.
14) Kraft R, et al. Lancet 2012 ; 379 : 1013-21.
15) Pardesi O, et al. J Burn Care Res.(in press)
16) Richardson P, et al. Burns 2009 ; 35 : 931-6.
17) Davis PJ, et al (ed). Smith's Anesthesia for Infants and Children, 9th ed. Elsevier, Philadelphia, 2016.
18) Nishan G, et al. Anesthesiology2000 ; 92 : 31-7.
19) 日本緩和医療学会. がん疼痛の薬物療法に関するガイドライン 2010.
20) Barrow RE, et al. Resuscitation 2000 ; 45 : 91-6.
21) Bowser-Wallace BH, et al., Burns Incl Therm Inj 1986 ; 12 : 549-55.
22) 一般社団法人日本熱傷学会. 熱傷診療ガイドライン 改訂第2版.
23) Shaffner DH, et al (ed). Rogers' Textbook of Pediatric Intensive Care, 5th ed, Wolrers Kluwer, Philadelphia, 2016.

（松本 麻里花, 川崎 達也）

27 頭蓋骨縫合早期癒合症に対する頭蓋形成術
Craniosynostosis repair

症例　6ヵ月男児，体重7kg。アペール（Apert）症候群，頭蓋骨縫合早期癒合症（短頭蓋）に対して頭蓋形成術（腹臥位）が予定された。
　短頭蓋のほか，前額部突出，眼球突出，鼻梁低形成，上顎低形成，両側第2-5指・第2-4趾の骨性癒合を認めた。
　術前から閉塞性睡眠時無呼吸を指摘されていた。

頭蓋骨縫合早期癒合症

- 頭蓋縫合の早期癒合により頭蓋の発育が制限され，頭蓋の変形や狭小化を来す疾患である。頻度：2,000-3,000出生に1人。
- 単一縫合早期癒合では，早期癒合が起こった頭蓋縫合の部位に特徴的な頭蓋の形状を呈する。複数縫合早期癒合症では，短頭蓋（両側冠状縫合早期癒合），尖頭蓋，塔状頭蓋，クローバーリーフ頭蓋などを呈する。
- 頭蓋縫合にのみ異常が見られる非症候群性（約80％）と，頭蓋縫合のほかに顔面骨や四肢の発育障害を合併する症候群性（約20％）に分類される。
- 以下に代表的な症候群性頭蓋骨縫合早期癒合症と，その特徴を示す。いずれも顔面，上気道の解剖学的異常（顔面中部低形成，上顎骨低形成，眼球突出，口嘴様の鼻など）を伴うことが多い。
    ① クルーゾン（Crouzon）症候群：さまざまな頭蓋変形を呈し，高率に小脳扁桃下垂（二次的Chiari奇形）を合併する。水頭症，経静脈孔狭窄などの合併も見られる。
    ② アペール症候群：さまざまな頭蓋変形を呈し，骨性合指趾を伴う。脳形成異常，頸椎癒合などを合併する。
    ③ ファイファー（Pfeiffer）症候群：Ⅰ-Ⅲ型に分類され，Ⅱ型はクローバーリーフ頭蓋を呈する。幅広く短い母指趾，短い指趾，皮膚性合指趾を伴う。後鼻孔狭窄・閉鎖などを合併する。
- 臨床的には，頭蓋内腔の狭小化による頭蓋内圧亢進や発達遅滞，顔面・上気道の解剖学的異常による上気道狭窄，それに伴う閉塞性睡眠時無呼吸症候群（obstructive sleep apnea：OSA）が問題となる。水頭症，頸静脈孔の狭小化，OSAの合併は頭蓋内圧亢進を増悪させる。
- 症候群性は複数の頭蓋縫合で早期癒合が生じることが多いため，出生後早期より頭蓋の狭小化が進行する場合がある[1]。
- 頭蓋内圧亢進の所見や，著明な頭蓋の形態変化を認めた場合に外科的治療の適応となる。症候群性や複数の頭蓋縫合早期癒合の場合は病状の進行が予想されるため，上記の所見の出現以前に外科的治療が選択されることが多い。

術前評価[3]

- 気道確保困難を念頭において術前評価を行う。特に，症候群性に見られる眼球突出，顔面中部低形成，上顎骨低形成，後鼻孔狭窄，頸椎癒合などは，気道確保困難の要因となる。
- 症候群性では50-70％がOSAを合併する[3,4]。慢性的に上気道狭窄が著明な症例では，経鼻エアウェイの挿入，気管切開や非侵襲的陽圧換気（non-invasive positive pressure ventila-

tion：NPPV）による人工呼吸管理を術前から必要としている場合がある。
- 閉塞性無呼吸に中枢性無呼吸を合併することもあり，可能であれば術前にポリソムノグラフィーによる鑑別を行う。
- 頭蓋形成術は比較的出血量が多いため，術前の貧血の評価，十分な輸血の確保を行う。

術中管理[3,5]

❶ 麻酔導入

- マスク換気困難や挿管困難などの困難気道の可能性を考慮し，準備を行う。
- 術中の出血に備え，複数の末梢静脈路と，観血的動脈圧ラインを確保する。
- 頭蓋形成術は"sphinx position"（腹臥位で頸部を後屈した体位）のように，頸部の伸展・屈曲を必要とする場合がある。過度の頸部伸展・屈曲は頸静脈圧迫による静脈うっ滞を来し，頭蓋内圧亢進，術野での出血増加，口腔内や舌の浮腫による術後上気道閉塞の原因となる。そのため術者と確認しながら過度な頸部伸展・屈曲を来さないように体位を決定する。
- 眼球圧迫に注意を払って体位をとる。眼球突出が著明な場合は眼瞼縫合により角膜を保護する。
- 術中は気管チューブへのアクセスが困難となる。また，頭部はピン固定をせずに，術者が術中に頭部を動かすことがあるため，気管チューブの位置異常，閉塞，事故抜管が起こる可能性がある。確実な気管チューブの固定を心がけ，術中は鏡やビデオモニターなどを駆使して気管チューブの観察に努める[6]。呼気二酸化炭素モニターの異常，聴診による呼吸音異常の察知も重要である。

❷ 麻酔維持

- 術中鎮痛はフェンタニルの間欠的投与や，レミフェンタニルの持続投与で行う。重度のOSAを合併している症例ではオピオイドへの感受性が増強している可能性があるため[7]，必要に応じてフェンタニルなどのオピオイド投与量の減量を考慮する。
- 頭蓋内圧亢進を伴う症例では，過剰輸液を避け，さらなる頭蓋内圧の上昇を避ける。
- 出血量のカウントは，出血の覆布への吸収，頻回な術野の洗浄により，信頼性が低い。血中ヘモグロビン値やバイタルサインを指標に輸血のタイミングを決定する。
- 頭高位では，術中に静脈空気塞栓（venous air embolism：VAE）の発生に注意する。

術後管理

- アセトアミノフェン，非ステロイド性抗炎症薬や，オピオイドによるIV-PCAなどを組み合わせて，いわゆる"マルチモーダル（multimodal）"な方法で鎮痛を図る。OSAを有する症例の場合，オピオイドの使用に伴う上気道閉塞に注意する必要があるが，一方で，術後の不十分な鎮痛が上気道閉塞の悪化につながる可能性もある。
- 術前の上気道狭窄症状や合併症，年齢・体重，麻酔・手術時間，術中出血量を考慮して手術室抜管を決定する。術前にOSAを認めず，呼吸状態が良好な症例では，手術室抜管が可能である[4,8]。
- 術直後に口腔内や舌の浮腫が認められた場合は，挿管・人工呼吸管理の継続を考慮する。

DOs & DON'Ts

◆ 術前の OSA の程度や，頭蓋・顔面・上気道の形状を十分に把握して，麻酔計画を立てる。
◆ 過度な頸部伸展・屈曲，眼球圧迫を避けるよう，慎重に体位を決定する。
◆ 術中は気管チューブへのアクセスが困難となるため，細心の注意と最大限の工夫をもって気管チューブの固定と管理を行う。
◆ 頭高位では静脈空気塞栓（VAE）に注意する。
◆ 術後は適切な鎮痛手段を講じる。

Pros & Cons

▶ 小児麻酔における輸血

・健康な小児における術中輸血の閾値に関してのエビデンスは乏しいのが現状である。生後4ヵ月以上の健康な小児における濃厚赤血球の投与基準として，成人とほぼ同様の①循環血漿量の 15％以上の急性の出血，②血清ヘモグロビン（Hb）値 7 g/dL 未満，ヘマトクリット（Hct）値 24％未満で貧血の症状を伴うもの，などが挙げられている[9]。2017 年にヨーロッパ麻酔学会が発表した周術期大量出血のガイドラインでは，小児（未熟児，チアノーゼを呈する新生児を除く）における出血時の濃厚赤血球投与は，Hb 値 7-9 g/dL を目標に輸血することが推奨されている[10]。
・生後 4ヵ月未満の場合，症状や人工呼吸の有無，呼吸状態など病態によって異なるが，一般的には Hct 値 30-35％値未満が濃厚赤血球投与の基準とされている[9]。
・新生児や未熟児，心疾患や肺疾患を合併した症例では，症例ごとに輸血開始を判断する。

▶ トラネキサム酸（tranexamic acid：TXA）の有用性

・心臓手術や側弯症手術と同様に，小児の頭蓋形成術においても TXA が輸血量の減量に寄与する可能性が報告されている（blood conservation therapy）。
・効果や投与量に高いレベルのエビデンスはないが，①執刀前に 15 mg/kg ボーラス投与後，手術終了まで 10 mg/kg/h で持続投与[11]，②執刀前に 50 mg/kg ボーラス投与後，手術終了まで 5 mg/kg/h で持続投与[12,13]，などの投与方法が報告されている。

▶ 静脈空気塞栓（VAE）

・頭蓋形成術は VAE の発生率が高い[14]。
・VAE は，術野が心臓より高位となる手術中に，術野で損傷された静脈が大気圧に曝露され，静脈内に空気が混入することで発生する。混入した空気が多量の場合，広汎型肺塞栓と同様の右心不全所見，循環虚脱を呈する。少量の空気の混入であれば，心拍出量や血圧の低下は軽度だが，卵円孔開存の合併率が高い乳幼児では心筋虚血，脳虚血も引き起こしうる。
・VAE の検出方法として，経食道心臓超音波検査（transesophageal echocardiography：TEE），前胸壁ドップラー（precordial Doppler ultrasound），肺動脈カテーテル，経頭蓋

ドップラー（transcranial Doppler ultrasound：TCD）などの感受性が高い[15]。
- VAEを予防する方法，もしくはVAEが生じた時の対処方法として，骨断面に骨蠟を塗る，術野を生理食塩水で満たす，頭高位の程度を下げる，5 cmH$_2$O以上のPEEPをかける，十分な血管内容量を保つなどがある[16]。
- 術中に呼気二酸化炭素濃度の急激な低下や，それに伴う血圧低下を認めた場合はVAEを疑い，血圧低下が重度の場合は，上記対処方法のほか，右心不全治療として血管収縮薬や強心薬を投与する。中心静脈カテーテルからの混入空気の吸引は，大量の空気が混入しない限り有用ではない[16]。

症例の経過

　酸素，亜酸化窒素，セボフルランによる吸入導入，気管挿管および末梢静脈路確保後，プロポフォールとフェンタニル，レミフェンタニルによる全静脈麻酔で麻酔を維持。

　気道確保に際して，マスク換気はやや困難であったが，経口エアウェイ挿入により容易となった。喉頭展開は容易であった。末梢静脈路2本目と動脈圧ラインを確保後，腹臥位とした。導入後の動脈採血ではHb 9.1 g/dL，Hct 28.2％であった。

　手術開始2時間後のカウントによる出血量は10 gであったが，採血でHb 6.9 g/dL，Hct 21.5％と貧血の進行を認めたため，濃厚赤血球の投与を開始した。

　術後鎮痛として，手術終了前に静注アセトアミノフェン製剤を投与し，モルヒネによるIV-PCAを開始した。手術終了後，口腔内の浮腫は認めず，手術室で抜管したが，抜管後に上気道狭窄症状を認めたためICU帰室後からNPPVを開始した。翌日にはNPPVを離脱し，術後2日目に一般病棟へ転棟した。

参考文献

1) Chumas PD, et al. J Neurosurg 1997；86：177-81.
2) Kimonis V, et al. Semin Pediatr Neurol 2007；14：150-61.
3) Thomas K, et al. Pediatric Anesthesia 2012；22：1033-41.
4) Al-Saleh S, et al. J Craniomaxillofac Surg 2011；39：153-7.
5) Hughes C, et al. Pediatric Anesthesia 2013；22：22-7.
6) 中里茜，ほか．日本小児麻酔学会誌 2013；19：142-6.
7) Brown KA, et al. Anesthesiology 2006；105：665-9.
8) Stricker PA, et al. Pediatric Anesthesia 2011；21：1026-35.
9) Roseff SD, et al. Transfusion 2002；42：1781-92.
10) Kozek-Langenecker SA, et al. Eur J Anaesthesiol 2017；34：332-95.
11) Dadure C, et al. Anesthesiology 2011；114：856-61.
12) Goobie SM, et al. Anesthesiology 2011；114：862-71.
13) Goobie SM, et al. Clin Pharmacokinet 2013；52：267-76.
14) Faberowski LW, et al. Anesthesiology 2000；92：20-3.
15) Mirski MA, et al. Anesthesiology 2007；106：164-77.
16) Coté CJ, et al. A Practice of Anesthesia for Infants and Children（5th Ed.）Elsevier；2013. pp.519-20.

（蜷川 純，鈴木康之）

28 肝移植
Liver transplant

> **症例** 1歳4ヵ月男児, 体重8kg。胆汁うっ滞性肝硬変に対して, 生体肝移植が予定された。
> 既往歴：3ヵ月時, 先天性胆道閉鎖症に対して肝門部腸管吻合術（葛西手術）施行。
> 現症：食道静脈瘤, 慢性的腹水貯留, 体重増加不良, 血小板減少。

肝移植の適応

- 肝移植は末期肝疾患の標準的治療である。
- 小児では成人と比較して症例数が少なく, 適応疾患も大きく異なる[1]。また適応疾患は多岐にわたり, 個々の症例に合わせた麻酔管理が必要となる[2]。
- 胆道閉鎖症, アラジール症候群などの胆汁うっ滞性疾患が適応疾患の大半を占める[1]。
- 尿路サイクル異常症, 有機酸代謝異常症などの先天性代謝性疾患も適応である。この場合, 通常の周術期管理に加えて代謝疾患の管理が必要となり, 周術期を通じて原病による発作の予防が重要である[2]。

肝移植の手術手技

- 生体肝移植と脳死肝移植がある。日本では心停止後ドナーはない。
- 生体肝移植の場合, 患児の体格に合わせて生体ドナーから摘出する肝グラフトサイズを決定する。
- 体格が小さいため小児症例では外側区域が選択されることが多いが, 新生児症例などレシピエントの体格によりさらに減量（reduced-graft）することもある。
- 脳死肝移植では全肝グラフト, 分割グラフトが状況により選択される。

術前評価

- 末期肝疾患は肝機能の破綻のみでなく, 他の臓器にも大きく影響をおよぼす。
- 呼吸：術前からの呼吸障害として, 腹部膨満による呼吸窮迫, 無気肺, 誤嚥性肺炎, 胸水貯留, 肺内シャント形成などが挙げられる。低酸素血症は術後胆管合併症の危険因子である。
- 循環：術前から心機能低下や肺高血圧症を認める場合があり, 肺高血圧症の先行治療が必要なことがある。
- 肝機能：末期肝疾患での凝固線溶系は正常とは異なり不安定なりにバランスを保った状態である。通常の血液検査では正確な凝固線溶系は評価できない[3-8]。
- 腎機能：肝腎症候群や利尿薬, 抗菌薬の使用により腎機能低下を呈している場合がある。高度腎機能低下を認める場合は術前の血液透析などを考慮する。
- 胆管炎や特発性腹膜炎の既往を確認し, 治療歴のある場合は周術期の抗菌薬投与について執刀医や内科系主治医, 感染症専門医に相談する。

麻酔導入

- 麻酔導入によりバランスが保たれていた全身状態が崩れる。
  - 通常の維持輸液のみでは低血糖に陥る場合がある。

- ・腹部膨満のため容易に低酸素や低換気に陥る。
■ 肝移植術中は大量出血，高度循環障害や心停止などの可能性がある。
  - ・末梢静脈路は上肢に最低 2 本確保する。
  - ・観血的動脈圧ラインおよび中心静脈路を確保する。
  - ・肺高血圧症合併例では肺動脈カテーテル（スワン・ガンツカテーテル）留置が有用かもしれないが，出血傾向のため，その適用は慎重に検討すべきである。
  - ・肺高血圧症合併例や，大量出血が術前から予測される肝血管腫などの症例では，術中心停止の可能性がある。この場合，人工心肺導入の可能性を考慮し，準備する。

術中管理

■ Dissection phase（摘出期）：肝臓の流入・流出血管周囲や肝臓周囲の癒着剥離，側副血行路の結紮処置肝臓摘出が行われる。
  - ・肝臓脱転や横隔膜への刺激が頻回に起こるため，バイタルサインは不安定になる。
  - ・腸管からの不感蒸泄に加えて腹水流出も持続しているため，輸液投与量に注意する。
  - ・突然の大量出血に備え濃厚赤血球（packed red blood cell：pRBC）輸血を早めに考慮する。
■ an-hepatic phase（無肝期）：肝臓摘出後は無肝期と呼ばれる時期となる。
  - ・肝臓代謝の薬物は代謝されないため，無肝期が長くなる場合は薬物投与量の減量調節が必要である。
  - ・門脈がクランプされているため門脈血流はうっ滞し腸管浮腫が進行する。それに伴い不感蒸泄も増加するため輸液の調整を行う。
  - ・再灌流に伴い，低血圧，代謝性アシドーシス，貧血，体温低下，電解質異常などが起こるため，無肝期のうちに補正できるものは補正しておく。
  - ・再灌流時，高カリウム血症を来す場合があるため，過度なカリウム補正は行わない。
■ Put in-reflow（プットイン-再灌流）：グラフトがレシピエント術野に入り（プットイン），肝静脈，門脈の順に吻合した後，血流再開（再灌流）となる。
  - ・再灌流は肝移植術中，もっともバイタルサインが変動する時期である。
  - ・再灌流症候群といわれる急激な血圧低下，不整脈，代謝性アシドーシスの進行に加え，大量出血，空気塞栓，心停止も起こりうる。
  - ・再灌流後 5 分以内に収縮期血圧が 30％以上低下し少なくとも 1 分は継続するものは再灌流症候群と呼ばれ，肝移植の 50％程度に起こる。血管内皮からの過度の一酸化窒素（nitric oxide：NO）放出が原因とされている。患者の術前状態やグラフト状態などによっても低血圧の程度が大きく異なる[9]。
  - ・再灌流前に，昇圧剤（フェニレフリンなど）や輸液負荷準備しておく。
  - ・無肝期から再灌流後，凝固能は破綻する（heparin like effect）[3-8,10]。
  - ・再灌流時における凝固線溶系の破綻に対する新鮮凍結血漿（fresh frozen plasma：FFP）の投与は症例ごとに異なる[10]。
  - ・冷阻血時間（保護液灌流開始からプットインまでの時間）や温阻血時間（プットインから臓器再灌流までの時間）は，術後のグラフト機能や腎機能，再灌流症候群の重症度に影響を与える。
■ 肝動脈吻合：顕微鏡下動脈吻合となる。
  - ・肝動脈吻合の際に肝臓脱転や手術操作により門脈や肝静脈血流が阻害され（inflow block，

outflow block），グラフト機能に悪影響を与え，また血栓形成を起こす可能性がある。
　　　・inflow block，outflow block が起きた際には循環維持が困難となることがある。
■ 胆管吻合-閉腹：胆管吻合を端端吻合もしくは Roux-en-Y 吻合で行う。
　　　・閉腹に伴ってグラフト位置が変化し，グラフト血流が阻害される可能性がある。
　　　・バイタルサインが不安定な場合，外科医に血流の確認を依頼する。

DOs & DON'Ts

- 肝移植適応疾患は全身性疾患と考える。
- 通常の血液検査では正確な凝固線溶系評価はできない。
- 疾患ごとに麻酔管理のポイントが大きく異なる。代謝性疾患や急性肝不全の肝移植麻酔の管理に，胆道閉鎖症の管理で臨まない。
- 血液検査の結果のみを判断材料として輸血管理を行わない。
- 肝移植の各時期で起こりうる事象を念頭におき，術者とコミュニケーションをとる。

Pros & Cons

▶ 輸液管理

・グラフト血流の維持のために，輸液負荷を中心とした血圧管理を行うと，全身浮腫進行・胸水貯留などにより呼吸状態が悪化する可能性が高く予後に影響しうる[11]。
・輸液負荷のみでなく，血管作動薬（アドレナリン，ノルアドレナリンなど）を適宜使用する[11]。

▶ 凝固の評価・管理

・肝移植術中はその時期により複雑に凝固線溶系が変化する[3-8,10]。特に無肝期から再灌流を迎えると凝固線溶系は破綻し，各種凝固検査は測定不能となることが多い。
・肝移植の周術期に凝固能検査としてトロンボエラストグラムを用いることで，術中輸血量が減少したという報告がある[12]が，現状では高いレベルのエビデンスはない。
・グラフト血流が良好であれば，多くの症例で時間経過とともに凝固線溶機能は改善する。術野止血が得られていればFFPや血小板の投与は必ずしも必要ではなく，また特別な凝固線溶系の検査は必須ではない[10]。
・肝臓内の血管内皮は他の血管と比較し過凝固に傾いている。再灌流後のグラフト内の血管はさらに過凝固に傾くため，FFP投与はグラフト内血栓形成を増長し，再手術・再移植，死亡率に影響する可能性がある[10]。
・術前から血漿交換や頻回のFFP投与を要している急性肝不全症例などは導入時からFFP投与が必要となる。
・脳死グラフト症例（特に冷阻血時間が長い場合）は，凝固能改善に時間を要する可能性があるため，術野の止血状況をみながら術者と相談しFFP投与を決定する[10]。

▶ 手術室内での抜管

・海外の施設では術当日に抜管が行われており，その安全性も示されている[13]。

- 術当日に抜管を行う指標として，年齢，脳症の有無，手術終了時のカテコラミン使用の有無・グラフト機能改善の程度，合併症の有無などが報告されている[13,14]。
- 陽圧換気は門脈血流を低下させるため，早期の抜管が推奨されるが，経験が少ないうちは当日抜管に固執する必要はない。

症例の経過

　腹部膨満が著明であったため，軽度ヘッドアップ位にて急速導入で麻酔を開始した。末梢静脈路2本，動脈ライン1本を上肢に，右内径静脈に中心静脈路を確保した。麻酔維持はデスフルラン，レミフェンタニル（0.5-0.75 μg/kg/min），フェンタニル（総投与量25-30 μg/kg）で行った。開腹後，腹水の流出（300 mL）と不感蒸泄のため輸液負荷（100 mL/kg/h程度）が必要であった。肝臓脱転による血圧低下が頻回にあったが，フェニレフリン（5 μg/kg/回）の投与で対応した。出血により貧血が進行したためpRBC投与を開始した。無肝期に入り血圧が徐々に低下してきたため再還流に向けてアドレナリン，ノルアドレナリンの持続投与を開始した。

　また高度門脈圧亢進症のため門脈血流が途絶していた影響で門脈は瘢痕化していた。そのためドナーから血管グラフトが採取され門脈形成が行われた。プットインの後，肝静脈および門脈吻合が行われた。血管作動薬投与開始後，血圧は安定していたが，再灌流直前にはフェニレフリンを使用し再還流による低血圧に対処した。再灌流後，PT，APTTともに測定不能となったが，術野での止血が可能であったため，FFPの投与は行わなかった。また代謝性アシドーシス，高乳酸血症，低体温に対し補正を行った。肝動脈吻合時に突然血圧が低下し，グラフト肝がうっ血で膨満していたため術者に伝えたところ，肝静脈吻合部が屈曲していた（outflow block）。早急に位置を直し血流が確保され血圧は改善した。吻合終了後，腹部超音波検査で血流を確認し，胆管吻合，閉腹となった。

　閉腹時には，バイタルサインも安定し尿量も増加，血管作動薬持続投与を中止した。代謝性アシドーシスは改善し，乳酸値も改善傾向で凝固能も改善した。閉腹後のグラフト血流も良好であったため，手術室で抜管した。

参考文献

1) 日本肝移植研究会．肝移植症例登録報告．移植 2016；51：145-9．
2) Baba C, et al. Paediatr Anaesth 2015；26：694-702．
3) Hoffman M, et al. Haemostasis 1996；26：12-6．
4) Hoffman M, et al. Thrombosis Haemostasis 2001；85：958-65．
5) Sabate A, et al. Transplant Proc. 2012；44：1523-5．
6) Tripodi A, et al. N Engl J Med 2011；365：147-56．
7) Giannini EG, et al. Curr Opin Hematol 2008；15：473-80．
8) Mallett SV, et al. Liver Int 2013；33：961-97．
9) Bezinorer B, et al. Liver Transpl 2013；19：191-8．
10) 馬場千晶，ほか．Thrombosis Medicine 2016；1：47-54．
11) Perilli V, et al. Eur Rev Med Pharmacol Sci 2016；20：3172-7．
12) Agarwal A, et al. Anaesth Crit Care 2013；3：42-8．
13) Mandell MS, et al. Anesth Analg 1997；84：249-53．
14) Fullington NM, et al. Liver Transpl 2015；21：57-62．

（馬場　千晶）

29 腎移植
Kidney transplant

症例 7歳10ヵ月男児，体重20 kg。末期腎不全に対して父親をドナーとする生体腎移植が予定された。

現病歴：2歳時に巣状分節性糸球体硬化症（focal segment glomerulosclerosis：FSGS）と診断され，シクロスポリンとメチルプレドニゾロンによるパルス療法を行ったが完全寛解に至らなかった。4歳時に持続腹膜透析（continuous ambulatory peritoneal dialysis：CAPD）が導入された。6歳時に高血圧，浮腫，心拡大を認め，7歳時には異所性心房頻拍が出現した。7歳時には両側腎摘除術が施行された。

日本における小児腎移植

- 2000-2014年の統計では，19歳以下の腎移植が年間約90例行われている[1]。90%が肉親からの生体腎移植で，献腎は10%未満である。北米では50%，英国では60%が献腎移植である[2]。
- 原疾患では低形成・異形成腎がもっとも多く，次いでFSGS，逆流性腎症が続き，この傾向は欧米と同様である[2]。
- 日本における小児の腎移植は1960年代に始まり，免疫抑制剤の発達により移植腎の生着率およびレシピエントの生存率ともに上昇している[1,2]。
- レシピエントの死亡原因は，心疾患と感染症の割合が多い。移植腎の廃絶理由は慢性拒絶反応によるものが多い[3]。
- ABO血液型不適合，下部尿路障害を伴う症例，原発性蓚酸尿症（肝・腎複合移植）などにも，腎移植の適応は拡大している[2]。
- 先行的腎移植（preemptive kidney transplantation：PEKT）は，透析療法を導入する前に腎移植を行う方法である。患者生存率と移植腎生着率ともに優れている。小児では身体・精神運動発達の観点からも恩恵が大きく，2002-2014年の疫学調査では28.4%を占めるようになった[2,3]。
- 先行的腎移植を促進するためにも，小児では献腎レシピエント選択基準スコアの優遇が望ましい。現在，16歳未満の小児患者には14点，16-19歳には12点の加算が行われている[1,4]。
- 北米での小児腎移植については，NAPRTCS（North American Pediatric Renal Trials and Collaborative Studies）が定期的に成績を報告している[5,6]。生体腎移植後の急性尿細管壊死（acute tubular necrosis：ATN）発症の要素として，5回を超える輸血歴と透析歴が報告されている[5,6]。

小児慢性腎疾患

- 日本の腎移植に至る小児慢性腎疾患の原因として，先天性腎尿路奇形（congenital anomalies of the kidney and urinary tract：CAKUT）とFSGSが多い。CAKUTには低形成・異形成腎などの腎形成異常，尿路通過障害，膀胱尿管逆流症などが含まれる。FSGSは代表的な小児難治性腎疾患で，末期腎不全に進行する危険性が高い[2]。

- 小児の腎代替療法では腹膜透析を第一選択とすることが多い。新生児・乳児でも安全に行える[2]。
- 成人からの生体腎移植が可能となる体重約10 kgまでの成長が重要である。適正な栄養摂取，十分な透析，ドライウエイトの適正管理，感染症の予防と治療を行う[2,7]。
- 小児腎不全患者では成長障害を認めることが多い[1,2,7]。
- 心血管系の障害（突然の心停止，不整脈，心筋症など）を起こすことが多い。透析患児の死亡原因の20-33%は心血管系の障害である[2,3,5,8]。

小児腎移植の術式

- 生着率の高い移植を行うために，ドナーとレシピエントのサイズの違いを考慮して術式は改良されてきている。
- 成人腎臓を移植できるレシピエントの体格は約10 kgを目安とするが，体重8 kg，身長75 cm以上とする報告もある[9,10]。
- ドナー腎は左腎のほうが血管及び尿管をより長く摘出することができるため，移植に有利である[10]。
- 体重により術式が異なり，体重12-15 kg以上あれば右腹膜外腔への移植が可能である[9,10]。
  - 体重20-25 kg以上：右下腹部弓状切開を行い，右腹膜外腔に移植腎床を作る。多くは腎動脈を内腸骨動脈に端端吻合し，腎静脈は外腸骨静脈に端側吻合する[9,10]。
  - 体重12-20 kg：右下腹部弓状切開を季肋部まで延長し，右腹膜外腔に移植腎床を作る。腎動脈は総腸骨動脈と端側吻合し，腎静脈は総腸骨静脈に端側吻合を行う[9,10]。
  - 体重10-12 kg未満：経腹膜的到達法を用いる。右傍正中あるいは正中切開を行い，腹腔を経て後腹膜を縦切開する。後腹膜腔の腹部大動脈と下大静脈の前面に移植床を作る[9,10]。腎動脈は腹部大動脈に端側吻合し，腎静脈は下大静脈に端側吻合する[9,10]。
- 血管吻合は動脈，静脈の順に行うことが多い。体重が10 kg以下では，移植腎を移植床に納めた状態で静脈，動脈の順で吻合することもある[9,10]。血流再開は，静脈側の中枢，末梢，動脈側の末梢，中枢の順に行う[10]。
- 膀胱尿管吻合は，肉眼的血尿が少ない膀胱外アプローチを行う。膀胱の筋層を切開して尿管を走らせ，粘膜に吻合する。最後に筋層を縫合して粘膜下トンネルを作り，逆流を防止する構造にする[9,10]。
- 下部尿路異常に対する対策：末期腎不全乳児の40%が先天性尿路奇形を合併している[7]。術前に機能評価を行い，必要な手術・治療を行う[10]。
- 固有腎の摘出：固有腎の摘出は必要な場合にのみ行うべきである。特に乳幼児では透析時の過量輸液の調節に役立つ[5]。NAPRICSの統計によれば22%で行われている[5,6]。

周術期管理

❶ 術前評価

- 術式（腹腔内か後腹膜か，吻合血管），血管異常の有無，追加手術の有無（CAPDカテーテル抜去，固有腎摘出など）を確認し，麻酔計画を立てる。
- 術前に評価すべき項目：
  ① 体重と術後目標体重

② 透析の有無やスケジュール，自尿の有無と量，電解質の正常化
③ 内服薬（特に降圧剤，炭酸水素ナトリウム），免疫抑制剤投与スケジュール
④ 血液検査（ヘモグロビン値，血小板数および機能，電解質，凝固能，血液ガス），大血管の走行と開存の確認
⑤ ドナーの既往歴，血圧，体格，摘出予定腎の左右，手術方法
⑥ 心機能の評価：異常を伴うことが多いため[1,8]，心臓超音波検査を含む精査を行う。

❷ 術中管理

1) 麻酔管理全般

- 麻酔方法の制約はない。
- 通常量の非脱分極性筋弛緩薬を使用する[5]。
- 硬膜外カテーテルは全身麻酔導入後に挿入する。凝固系に問題のあることはまれである[11]。
- 腎動脈吻合開始までにドナーの血圧よりやや高めの血圧になるように，十分な輸液を行う。
- 血流再開と同時に移植腎の「張り」を観察する。「張り」がみられない場合は移植腎の血流増加のために血圧とCVPを上昇させる。
- 初尿を確認後は尿量を5分ごとに計測し，尿量分を輸液に上乗せする。尿量が低下しないよう輸液を負荷してCVPの値を維持する[5]。
- 体温は低下しやすい[5]。手術操作で大きく開腹するのと，移植腎保護灌流液が冷却されているためである。術中は積極的に保温・加温を行う。
- 移植腎の血流を維持し，腎動脈血栓症やATNを予防するために，乳幼児であっても大量の輸液が必要となる。マンニトールとフロセミドを腎血流再開前に投与することが多い[12]。
- 手術終了後は動脈血ガス分析，胸腹部X線写真を参考に全身状態，尿量など総合的に判断し，抜管を行う。乳児を除いてほぼ全例で手術室内での抜管は可能である。

2) 麻酔中の検査と補正

- 低Na血症に注意し，持続する場合はNaを補充する。特に術前から炭酸水素ナトリウムの内服を行っている場合は低Na血症になる傾向がある。低Na血症が続くと利尿が悪くなる可能性あるため，補正は重要である。
- Ca値は血液製剤の使用によって低下するため，補充が必要な場合がある。
- K値に異常が続けば補正を行う[16,17]（表1）。

3) 術中の血管内容量のモニタリングと管理のポイント

- 手術中は標準モニターに加えて，循環動態モニターとして観血的動脈圧測定と中心静脈圧測定を行う。経食道心臓超音波検査も参考になる[5,15]。
- 深部体温計は必須である[5]。
- 移植腎が機能するような循環動態を保つ（「Pros & Cons」参照）
- 炭酸水素ナトリウムを動脈吻合が終わる頃から投与して，アシドーシスを予防する。

4) 術中の低血圧・高血圧の対処法

- 移植腎への十分な血流維持を目的として，高い血圧，高いCVPを目標とする[5,12]（「Pros & Cons」参照）。
- 麻酔薬の末梢血管拡張作用や心機能抑制作用のため，術中は降圧薬の必要性は低い。

表1 高カリウム血症の治療

高カリウム血症	血清 K⁺>6.0 mEq/L
心電図波形の確認 （いずれかを認める）	・高い T 波 ・続いて 　▶幅広い QRS 　▶PR 間隔の延長 　▶P 波の消失
治療	①緊急にカルシウム製剤静注 　・2％塩化カルシウム　10-30 mg/kg → 0.5 mL/kg 　・8.5％グルコン酸カルシウム　30-100 mg/kg → 0.5 mL/kg ②アシドーシスの補正 　・やや過換気に 　・炭酸水素ナトリウム投与 ③K⁺を細胞内に留まらせるために 　・インスリン・グルコース療法 　0.5-1 g/kg ブドウ糖＋0.1 U/kg インスリン（30-60 分かけて静注） ④その他の療法 　・サルブタモール吸入[11]：K⁺を細胞内に移動させる

(Cote CJ, et al (ed). A Practice of Anesthesia for Infants and Children, Fifth Edition. 2013 Elsevier：Philadelphia. p.174.
相馬洋紀, ほか. 日本小児腎臓学会誌 2005；18：101-4 より引用)

5) 術中の高カリウム血症の対処法（表1）

■ 生体腎移植の場合は準備期間があるため，高カリウム血症の状態で手術室に入室することはきわめてまれである。

■ 血清カリウム濃度が上昇傾向の場合は，ややアルカローシスに調整して細胞外液のカリウム濃度を下げる[16]。

■ 血清カリウム濃度が 6.0 mEq/L を超えて心電図変化が見られる時には，ただちに積極的治療を開始する[16]。

■ サルブタモールなどのβ受容体刺激薬には細胞外のカリウムイオンを細胞内に移動させる効果がある。奇異性増悪も報告されており心電図変化に注意する[16,17]。

■ 輸血が必要な場合は，濃厚赤血球用のカリウム吸着除去用血液フィルタを使用する。新鮮凍結血漿中のカリウム濃度も高い場合がある。

■ 輸液を生理食塩水に変更せざるを得ない可能性がある。アシドーシスに傾くため，補正が必要なことがある。移植腎から十分な尿の排出が始まると血清カリウム濃度は正常化する。

❸ 術後管理

■ 集中治療室で全身管理を継続する[5,12-14]。

■ 乳幼児で腹部膨満が著しい場合や，大量輸液による肺水腫を併発した場合には術後も人工呼吸を継続する[5,12,14]。術後の肺水腫は胸部X線写真上33％，臨床上7％に認めると報告がある[12,13]。

■ 十分な鎮痛は移植腎の血流維持にも重要である[5]。

DOs & DON'Ts

◆ 術前のドナーおよびレシピエントの病態把握を行い，関連診療科・部門との連携を密に行う。
◆ 麻酔方法，モニター，血管確保部位（前腕の血管は温存），バイタルサインの目標値，術後鎮痛法，術後人工呼吸の可能性を担当麻酔科医，集中治療医と確認する。
◆ ドナー腎の動脈クランプから移植腎再灌流までの時間をできるだけ短くする。献腎移植の場合は，移植腎の到着に合わせて全身麻酔と手術を進行させる。
◆ 移植腎の尿量が維持できる十分な輸液を行い，肺水腫を合併した場合は術後に人工呼吸を行う。

Pros & Cons

▶ 麻酔薬の選択

・レミフェンタニル（代謝が臓器に依存しない），プロポフォール（腎からの排泄が少ない），腎から排出される代謝産物に活性がないフェンタニル，ミダゾラムが推奨されている[5]。
・モルヒネ（代謝産物に活性）では注意が必要である。ペチジン（主に腎排泄）の使用は避けるべきである[5]。
・腎不全患者では低蛋白血症を伴うことが多く，投与量に注意する[5]。

▶ ドパミンの使用

レシピエントの血圧維持を目的として投与される場合がある。後方視的に行った研究では，83%で使用されており，使用症例ではクレアチニン値の低下に要する日数が有意に長くなると報告されている[13]。

▶ 輸液，アルブミン，輸血投与量

・成人の腎を小児に移植する場合の術中管理について，エビデンスは少ない。成人のデータを参考にして移植が行われている[13]。
・乳幼児に成人の腎を移植する場合，移植後早期の腎動脈血栓症とATNを予防するために必要な水分量や移植後の最適なヘマトクリット値に関するエビデンスは乏しい。Beebeらは5%アルブミン50 mL/kgを手術中に投与することを推奨している[12]。
・MRI画像を使った乳児の研究では，術後に2,500 mL/cm^2/day（Na 8-10 mEq/kg/day）の水分を胃管・胃瘻から注入し，大動脈径と移植腎動脈径を，移植前，8-12日後，4-6ヵ月後に測定した。大動脈径は移植前の約2倍になっているが，腎動脈径は摘出前より細く，6ヵ月後の腎体積は26%減少していた。この結果から術後も大量の輸液が必要である可能性が示唆された[14]。

▶ 収縮期血圧，平均血圧，CVPの目標値

CVPの目標を16-20 mmHg，収縮期血圧120 mmHg，平均血圧65-70 mmHgが推奨されているが，施設により管理は異なる[5,12,14]。

麻酔導入：セボフルラン，亜酸化窒素，酸素の吸入で導入を行い，維持は酸素/空気/セボフルランおよびレミフェンタニル，ロクロニウムで行った．末梢静脈路 2 本，動脈路（左橈骨動脈），中心静脈路（右内径静脈）を確保し，硬膜外カテーテルを Th11-12 より挿入した．

術中経過：ドナー腎動脈クランプから腎血流再開まで 67 分，初尿確認まで 32 分であった．術中の輸液量は 1％ブドウ糖加酢酸リンゲル液 1,650 mL，5％アルブミン 1,000 mL，赤血球濃厚液 140 mL，出血量は 123 mL であった．20％マンニトール 50 mL とフロセミド 40 mg は腎血流再開直前に投与し，ドパミン 3-4 µg/kg/min を PICU まで継続した．血圧は収縮期血圧 120-150 mmHg，CVP 13-17 mmHg を維持した．

術後経過：手術終了後に抜管して PICU へ搬送した．術後の鎮痛・鎮静はデクスメデトミジン 0.5 µg/kg/h，持続硬膜外投与（0.2％ロピバカイン 294 mL，フェンタニル 300 µg/6 mL）持続投与量：3 mL/h，1 回投与量：3 mL，ロックアウトタイム：30 分にて行った．術後 2 日目に一般病棟へ転出し，経過良好であった．

参考文献

1) 宍戸清一郎，ほか．移植 2015；50：595-604．
2) 服部元史．移植 2014；49：209-14．
3) 服部元史，ほか．日本臨床腎移植学会雑誌 2016；4：301-12．
4) 日本臓器移植ネットワーク．レシピエント選択基準（2011 年 3 月 15 日改訂）http://www.jotnw.or.jp/jotnw/law_manual/pdf/rec-kidney.pdf
5) Cote CJ, et al (ed). A Practice of Anesthesia for Infants and Children, Fifth Edition, 2013 Elsevier：Philadelphia. pp 607-11.
6) NAPRTCS 2014 annual transplantation report Accessed June, 2014, https://web.emmes.com/study/ped/annlrept/annlrept.html
7) Dharnidharka VR, et al. N Engl J Med 2014；371：549-58.
8) 濱田　陸．腎と透析 2016；80：85-91．
9) 田口智章，ほか監．スタンダード小児外科手術．メジカルビュー社：東京，2013，pp374-7．
10) 板橋淑裕，ほか．泌尿器外科 2017；30：971-6．
11) Coupe N, et al. Pediatric Anesthesia 2005；15：220-8.
12) Beebe DS, et al. Anesth Analg 1991；73：725-30.
13) Taylor K, et al. Pediatr Anesth 2016；26：987-91.
14) Salvatierra O, et al. Transplanation 1998；66：819-23.
15) Taylor K, et al. Pediatr Transplantation 2016；20：778-82.
16) Cote CJ, et al (ed). A Practice of Anesthesia for Infants and Children, Fifth Edition. 2013 Elsevier：Philadelphia. p.174.
17) 相馬洋紀，ほか．日本小児腎臓学会誌 2005；18：101-4．

（宮澤 典子）

30 小児頭部外傷の周術期管理
Perioperative management of the child with traumatic brain injury

症例 　6ヵ月男児，体重5kg。救急受入要請の連絡で重症頭部外傷の疑いのため，外傷コードが発令され，麻酔科医を含む院内外傷チームが招集された。
　受傷機転：保護者によると「子どもがつかまり立ちをしようとして転倒し，痙攣した」。
　初療時のバイタルサイン：HR 70回/分，BP 110/75 mmHg，RR 32回/分，SpO$_2$ 95%（酸素6L/分マスク投与下），BT 37.4℃，Glasgow Coma Scale 6（E1V1M4）
　主な身体所見：瞳孔径に左右差あり（左＞右），左眼の対光反射消失，躯幹・四肢に陳旧性の皮下出血斑が多数あり。

小児頭部外傷の疫学

- 頭部外傷（traumatic brain injury：TBI）は，初診時のGlasgow Coma Scale（GCS）により，GCS 13-15：軽症，GCS 9-12：中等症，GCS 3-8：重症，に分類される。
- 小児TBIの受傷機転には交通事故，転落，スポーツ，虐待が多い[1]。
- 重症TBIの小児には多発外傷を認めることが多いが，直接死因はTBIがもっとも多い[1,2]。
- 虐待によるTBIは，乳幼児にもっとも多く，ほかの受傷機転と比べて死亡率が高く[3]，神経学的転帰も不良である[4]。医療機関の受診の遅れ，揺さぶられっこ症候群のときの脳への急激な回転といった受傷メカニズム，低酸素性虚血性脳症の合併などのためと考えられている[5]。

小児頭部外傷の病態生理

- TBIによる脳損傷には，外傷による直接的一次性脳損傷と，低酸素血症，低血圧などの全身性因子を原因とする二次性脳損傷がある。
- 受傷後，脳血流量（cerebral blood volume：CBV）の減少と脳代謝率（cerebral metabolic rate：CMR）の亢進の結果，二次性脳損傷を来しやすくなる。
- 受傷後24-72時間で，血液脳関門の破綻により生じる血管原性浮腫や，興奮性アミノ酸の影響などによる細胞毒性浮腫により，脳浮腫が顕在化する。頭蓋内圧（intracranial pressure：ICP）の亢進によりCBVが減少し，虚血によってさらに浮腫が進行して脳ヘルニアが生じる。

❶ 頭蓋内圧容量曲線

- 頭蓋内の閉鎖腔の成分は，脳実質，血液，脳脊髄液に大別される。血腫のような占拠性病変の場合，受傷初期は，血液と髄液の代償的減少によりICPは上昇せずに一定に保持される。占拠性病変が拡大して空間的余裕が消失するとICPは急激に上昇する（Munroe-Kellieの法則）。
- 乳児における大泉門の開存はICP亢進の緩衝や脳保護にはつながらない[6]。
- 脳灌流圧（cerebral perfusion pressure：CPP）は，平均体動脈圧（mean arterial pressure：MAP）とICPの差であらわされる（CPP＝MAP－ICP）。

❷ 脳血流量（cerebral blood volume：CBV）

- 健常な成人では，CBVは安静時心拍出量の約15%を占め，50 mL/100 g/分程度である。健常

な小児では年齢によりCBVが異なることが示唆されている[7]。
■ 乳幼児のCBVは成人と比べて多いために急速な脳浮腫やICP亢進が生じやすいと考えられていたが，近年の研究では必ずしもそうではない[8]。
■ PaO_2，$PaCO_2$，体血圧は，CBVに影響する重要な因子である。
・健常な成人では，PaO_2が60 mmHg以下になるとCBVは急激に増加する。また高二酸化炭素血症によりCBVは増加する。CBVが増加するとICPが亢進しうる。
・健常な成人では，MAP 50-150 mmHgではCBVが一定に維持されるように自動調節能が働いている。小児では，自動調節能が維持されるMAP範囲も低く考えられうるが，動物実験や麻酔下でのヒトの研究では，自動調節能が維持される血圧範囲には年齢間で差異はなかった[7]。
・TBIにより自動調節能は障害される[9]。小児中等症〜重症TBI例では，軽症例と比較して自動調節能の障害率が高く[10]，また，低年齢ほど自動調節能が障害されていた[11]。

❸ 脳代謝率（cerebral metabolic rate：CMR）

■ CMRは発熱，痙攣，痛み，興奮などにより増加する。TBIでは，CMRとCBVの需給バランスが崩れ，脳虚血や脳浮腫が生じうる。
■ 健常な小児の安静時の脳酸素代謝率（cerebral metabolic rate for oxygen：$CMRO_2$）は明らかになっていない（成人：平均3.2 mL/100 g/分）[7]。脳ブドウ糖代謝率は，出生後から漸増し，3-4歳をピークに，その後成人まで低下する[7]。

周術期に使用する薬物の脳血流や脳血流調節への影響[12,13]（表1）。

❶ 静脈麻酔薬

■ チオペンタールやプロポフォールは，自動調節能および代謝調節能を維持することから神経保護的である。
■ ケタミンは，チオペンタールやプロポフォールと比較して循環動態への影響が少ない。ただし，内因性カテコラミンが枯渇しているショック症例では血圧低下を来す可能性がある。
■ オピオイドは，呼吸抑制や低換気が生じない限り，CBV，ICPに対する影響はほとんどない。

❷ 吸入麻酔薬

■ 脳血管拡張作用を有し，CBVの増加からICP亢進を来すが，過換気によりICP亢進の程度は減弱する。成人と比較して小児では脳血管拡張作用がより鋭敏である。
■ セボフルラン，イソフルランと比べて，デスフルランはもっとも強力な脳血管拡張作用を有し，CBV増多作用，ICP亢進作用，自己調節能の減弱作用を有し，CMRの低下作用も小さい。

❸ 心血管作動薬

■ 血管収縮薬はICPを上昇させる。成人重症TBIでは，フェニレフリン，ノルアドレナリン，ドパミンのうち，フェニレフリンがICP亢進なく，MAPとCPPをもっとも上昇させていた[14]。
■ ニトロプルシド，ニトログリセリン，ヒドララジンなどの直接作用型の血管拡張薬は脳血管拡張作用を有し，CBV増加からICP亢進を生じる。非直接作用型の血管拡張薬，プロプラノロールやエスモロール（β受容体拮抗薬），ラベタロール（α・β受容体拮抗薬）はCBV増加やICP

表1 脳循環と脳代謝に対する麻酔薬の影響

		MAP	CBV	CPP	ICP	CMRO$_2$
吸入麻酔薬	ハロタン	↓↓	↑↑↑	↓	↑↑	↓↓
	イソフルラン	↓↓	↑	↓	↑	↓↓↓
	セボフルラン	↓↓	↑	→〜↓	→〜↑	↓↓↓
	デスフルラン	↓↓	↑	↓	↑	↓
	亜酸化窒素	→〜↓	↑〜↑↑	↓	↑〜↑↑	↓〜↑
静脈麻酔薬	チオペンタール	↓↓	↓↓↓	↑↑↑	↓↓↓	↓↓↓
	プロポフォール	↓↓↓	↓↓↓	↑↑	↓↓	↓↓↓
	Etomidate	→〜↓	↓↓↓	↑↑	↓↓↓	↓↓↓
	ケタミン	↑↑	↑↑↑	↓	↓〜↑?	↑
	ベンゾジアゼピン	→〜↓	↓↓	↑	→	↓↓
	オピオイド	→〜↓	↓	↓〜↑	→〜↓	↓

MAP：mean arterial pressure，平均動脈圧
CBV：cerebral blood volume，脳血流量
CPP：cerebral perfusion pressure，脳灌流圧
ICP：intracranial pressure，頭蓋内圧
CMRO$_2$：cerebral metabolic rate for oxygen，脳酸素代謝率

(Vavilala MS, et al. In：Smith's Anesthesia for Infants and Children, 9th edition. Davis PJ, et al.(Eds), Elsevir：Philadelphia, 2017, p.749-53. Szabo EZ, et al. Paediatr Anaesth 2009；19：108-19. より改変引用)

亢進を来さないため，TBI 症例の血圧コントロールに有用である。

❹ その他

- 挿管操作による ICP 上昇を防ぐ目的でリドカイン（1-2 mg/kg）が使用されることがあるが，高いレベルのエビデンスはない。また，挿管操作の 2-3 分前に投与する必要がある。
- サクシニルコリンは必ずしも ICP を上昇させない[15]。

小児頭部外傷の初期治療と周術期管理[5,6,12,15]

- 初期治療および周術期管理の目標は，低酸素血症や低血圧などによる二次性脳損傷の回避と，ICP 亢進の予防と治療である。
- 基本的には，小児重症 TBI ガイドライン（表2）[6]を順守した管理が推奨される。
- 米国の主要な小児外傷センターでの小児重症 TBI ガイドラインの順守率の上昇は，生存退院率および神経学的転帰の改善と相関しており[16]，また，コストの上昇を認めなかった[17]。
- 確実な気道確保の適応：①意識レベルの低下（GCS 8 以下，または，急激な意識レベルの悪化），②咳嗽反射や嚥下反射などの気道保護反射の消失，③上気道閉塞（咽頭部の筋緊張低下，口腔分泌物や吐物，痙攣などによる），④呼吸不全，⑤循環不全
- 気管挿管時には，脳循環への影響を考えて薬物を選択し（表1），また可能な限り，頸椎を愛護的に扱う。
- 術中管理の要点[15]を以下に示す。
  - 呼吸管理：①酸素化・換気の目標：Pao$_2$≧60 mmHg，Paco$_2$ 35-40 mmHg，②ヘルニア徴候を認める場合や ICP 上昇に対する一時的な手段でない限り，過換気は行わない。
  - 循環管理：CPP≧40〜70 mmHg を目標に，必要に応じて血管作動薬も併用しながら MAP

表2 小児重症頭部外傷における急性期治療のまとめ[5,6]

生理学的パラメータ	推奨
ICP	重症 TBI を有する小児に対して ICP モニタリングを行う。 治療閾値を ICP＞20 mmHg とする。
CPP	CPP 40 mmHg 以下は回避する。 治療閾値を CPP＜40-50 mmHg とする。
脳酸素化	脳の酸素化のモニタリングを行っている場合,脳組織酸素分圧を 10 mmHg 以上に維持する。
高浸透圧療法	急性の ICP 亢進に対して,高張食塩水（3％,6.5-10 mL/kg）を考慮する。 ICP 亢進に対して,高張食塩水（3％,0.1-1 mL/kg/h）の持続投与を考慮する。ただし,血清浸透圧が 360 mOsm/L 以上の場合は投与しない。 施設によっては,マンニトール 0.25-1 g/kg を必要に応じて投与している。ただし,血清浸透圧が 320 mOsm/L 以上の場合は投与しない。
過換気	受傷後 48 時間以内は $PaCO_2$＜30 mmHg となるような予防的な過換気は行わない。 他の治療にもかかわらず ICP 亢進を認めた場合は,神経モニタリング下であれば過換気を考慮する。
体温管理	24 時間以内のみの中等度低体温（32-33℃）療法は推奨されない。 重症頭部外傷受傷 8 時間以内に開始,48 時間を超えない中等度低体温（32-33℃）療法は,ICP 亢進を認める場合,考慮してもよい。 低体温療法を行う場合,0.5℃/h を超える急速な復温は推奨されない。
脳脊髄液ドレナージ	ICP 亢進に対して脳室ドレナージを通しての脳脊髄液の排出を考慮する。 脳室ドレナージが機能しており,画像診断で頭蓋内占拠性病変などを認めない状況下で,他の治療にもかかわらず ICP 亢進を認める場合,脳室ドレナージに加えて脊髄ドレナージを考慮してもよい。
バルビツレート療法	循環動態が安定している状況下で,他の治療にもかかわらず ICP 亢進を認める場合,高用量バルビツレート療法を考慮してもよい。 高用量バルビツレート療法を行う場合,観血的動脈圧モニタリングと循環作動薬によるサポートにより十分な CPP を維持する。
糖質ステロイド	ICP 亢進や転帰の改善を目的とした糖質ステロイドの使用は推奨されない。
鎮痛薬,鎮静薬,筋弛緩薬	ICP 亢進のコントロールを目的として etomidate（日本では未発売）を考慮してもよい。ただし,etomidate による副腎皮質機能低下に注意する。 ICP 亢進のコントロールを目的としてチオペンタールの投与を考慮してもよい。 乳児や小児に対するプロポフォールの持続静注投与は推奨されない。
痙攣予防	TBI 後の晩期合併症としての痙攣の予防を目的とした抗痙攣剤の投与は推奨されない。 TBI 後早期の痙攣の予防を目的とした抗痙攣剤の投与は考慮してもよい。
栄養	転帰改善を目的とした免疫強化栄養療法は推奨されない。
減圧開頭術	他の治療にもかかわらず TBI 亢進や脳ヘルニアの進行を認めた場合,減圧開頭術を考慮してもよい。

を維持する。
・高浸透圧療法：ICP 上昇時,マンニトール（0.25-1 g/kg）または高張食塩水を投与する。
・輸液管理：血清浸透圧を維持すべく基本的には生理食塩水による輸液管理を行う。
・血糖管理：低血糖（＜70 mg/dL）を回避する。高血糖は回避すべきだが,強化インスリン療法などによる厳密な血糖管理は低血糖の危険性が高く,推奨されない。
・輸血：Hb 値 7-10 g/dL を維持する。必要に応じて新鮮凍結血漿や血小板を輸血する。

- 体温管理：高体温は回避する。低体温療法は推奨されない。

■ 術後は，ICP モニタリング下に CPP を維持する管理を中心とする集中治療管理を行う[6]。

DOs & DON'Ts

◆ 低血圧，低酸素血症，高・低二酸化炭素血症，高・低血糖など脳損傷増悪因子を回避する。
◆ 小児重症頭部外傷ガイドラインに従って周術期管理を行う。
◆ 脳循環への影響を考慮して薬物を選択する。
◆ 気管挿管時には頸椎を愛護的に扱う。
◆ ヘルニア徴候を認める場合や頭蓋内圧亢進に対する一時的な手段でない限り，過換気は行わない。
◆ 虐待による受傷を鑑別診断として考え，虐待を疑う身体所見を認めた場合は記録する。

Pros & Cons

▶ 年齢に応じたパラメータ

年齢に限らず小児重症 TBI ガイドライン[6]では ICP≧20 mmHg，CPP≦40 mmHg を治療閾値としているが，議論がある。年齢に応じた CPP の治療閾値についての研究では，2-6 歳では 48 mmHg，7-10 歳 54 mmHg，11-15 歳 58 mmHg が提案されている[18]。

▶ 頭蓋内圧に対するケタミンの影響

ケタミンは，脳血管拡張作用により CBV を増加させる一方で CMR には影響を与えず，ICP 亢進および代謝調節能障害から，TBI 症例への使用は避けられてきた。しかし，ICP 亢進を呈する人工呼吸管理中の小児に対するケタミン 1-1.5 mg/kg 単回静注の研究[19]で低血圧や CPP 低下を来すことなく，ICP 低下を認めたことなどから，現在，ケタミンにより ICP 亢進は生じないとされている[20,21]。

▶ 小児重症頭部外傷に対する低体温療法

・小児重症 TBI に対する低体温療法の 2 つの無作為化比較対照試験[22,23]では，死亡率や神経学的転帰の改善は認められなかった。TBI に対する低体温療法のメタ解析[24]で，小児では低体温療法群の死亡率の上昇と神経学的転帰の悪化の傾向が認められた。
・特定の体温目標値や目標体温到達までの時間，低体温療法の時間，復温までの時間など多くの議論があるが，現状では小児 TBI に対する低体温療法を積極的に支持する根拠は乏しい。
・ただし，TBI 受傷後数時間以内には発熱が認められ，発熱は CMR の上昇，CMR と CBV の需給バランスの崩壊から二次性脳損傷を増悪させることから，高体温は回避する。

瞳孔不同，クッシング兆候から気管挿管の適応と考え，頸椎を愛護的に扱いながら，チオペンタール 12.5 mg（2.5 mg/kg），フェンタニル 15 μg（3 μg/kg），ロクロニウム 6 mg（1.2 mg/kg）により迅速気管挿管を施行した。脳ヘルニアの疑いのため過換気を施

行しながら頭部・胸腹部CT施行。正中偏位を伴う左硬膜外血腫を認め，緊急開頭血腫除去術のため手術室に移動した。

　プロポフォール，レミフェンタニル，ロクロニウムにより麻酔を維持し，開頭までは過換気で，開頭後は$Paco_2$ 35〜40 mmHgを維持するように呼吸管理を行った。また，開頭までの間にマンニトール5g（1g/kg）を投与した。手術開始時の体温38.2℃に対して，正常体温を目標に冷却に努めた。開頭血腫除去，脳室ドレーン挿入の後，手術終了。鼠径部から中心静脈路を確保した後，挿管のまま小児集中治療室に搬送した。術後，ICPモニタリング下にCPPをターゲットにした管理が施行された。

　成長発達と合致しない受傷機転，眼底検査での網膜出血，全身骨サーベイでの陳旧性の肋骨骨折や長管骨骨折，体重増加不良などから児童虐待が疑われ，児童虐待対応チームが関与することになった。

参考文献

1) Dewan MC, et al. World Neurosurg 2016；91：497-509.
2) Stewart TC, et al. J Trauma Acute Care Surg 2013；75：836-42.
3) Shein SL, et al. J Pediatr 2012；161：716-22.
4) Beers SR, et al. J Neurotrauma 2007；24：97-105.
5) Lee JK, et al. Anesth Analg 2016；122：1971-82.
6) Kochanek PM, et al. Pediatr Crit Care Med 2012；13：S1-82.
7) Udomphorn Y, et al. Pediatr Neurol 2008；38：225-34.
8) Giza CC, et al. Curr Opin Crit Care 2007；13：143-52.
9) Philip S, et al. J Trauma 2009；67：S128-34.
10) Vavilala MS, et al. Dev Neurosci 2006；28：348-53.
11) Freeman SS, et al. Anesthesiology 2008；108：588-95.
12) Vavilala MS, et al. In：Smith's Anesthesia for Infants and Children, 9th edition. Davis PJ, et al.(Eds), Elsevir：Philadelphia, U.S.A., 2017, pp.749-53.
13) Szabo EZ, et al. Paediatr Anaesth 2009；19：108-19.
14) Sookplung P, et al. Neurocrit Care 2011；15：46-54.
15) Bhalla T, et al. Paediatr Anaesth 2012；22：627-40.
16) Vavilala MS, et al. Crit Care Med 2014；42：2258-66.
17) Graves JM, et al. Pediatr Crit Care Med 2016；17：438-43.
18) Chambers IR, et al. J Neurol Neurosurg Psychiatry 2006；77：234-40.
19) Bar-Joseph G, et al. J Neurosurg Pediatr 2009；4：40-6.
20) Filanovsky Y, et al. CJEM 2010；12：154-7.
21) Scherzer D, et al. J Pediatr Pharmacol Ther 2012；17：142-9.
22) Hutchison JS, et al. N Engl J Med 2008；358：2447-56.
23) Beca J, et al. Crit Care Med 2014；43：1458-66.
24) Crompton EM, et al. Crit Care Med 2017；45：575-83.

〔小原 崇一郎〕

31 もやもや病
Moyamoya disease

症例 2歳女児，体重13 kg．2週間前に発症した右半身麻痺の精査にて診断されたもやもや病に対して，間接血行再建術（encephalo-duro-arterio-synangiosis：EDAS）が予定された．

もやもや病とその病態生理[1]

- もやもや病は特発性ウイリス動脈輪閉塞症ともよばれ，両側内頸動脈終末の進行性狭窄とそれによる側副血行路として異常血管が発達するアジア人に多い疾患である．内頸動脈に加えて後大脳動脈の狭窄を合併する場合もある．
- 原因は不明であるが，遺伝的素因に環境因子が作用し発症すると考えられており，約10％に家族内発症がみられる．有病率は3-6人/10万人で男女比は1：1.8とやや女性に多く，初発年齢は10歳未満と30-40歳の二峰性の分布を示す．
- 発症様式は小児と成人で異なり，小児例の多くは虚血症状を呈するが，成人例では約半数が出血症状を呈する．
- 症状は笛を吹いたり，熱いものを冷ましたり，啼泣など過呼吸を誘発する行為で脱力などの一過性脳虚血発作（transient ischemic attack：TIA）を示す例が多い．てんかん，頭痛，めまい，四肢のしびれ，失神発作などで発症する例も多い．成人では無症状で発見される例もある．
- 脳血管造影で診断され，頭蓋内内頸動脈終末部を中心とした領域の狭窄または閉塞，動脈相でのもやもや血管像の描出が見られる．
- 小児の全例に脳血管造影を行うことは困難であり，動脈硬化病変など他の血管病変と鑑別することが少ない小児では磁気共鳴画像（magnetic resonance imaging：MRI）や磁気共鳴血管画像（magnetic response angiography：MRA）のみでも診断可能である．

もやもや病に対する外科的治療

- 虚血症状に対して血行再建術（表1），出血症状に対して血腫除去術が施行される．
- 症状出現の急性期での血行再建術のエビデンスは乏しく，内科的治療後の症状安定期に手術が施行される．
- 血行再建術後の症状消失率は87％と高値であり[2]，術後5年間における脳梗塞と脳出血の累積発生率は非手術群が65％であるのに対し5.6％とその長期的な有用性も示されている[3]．

術前評価

- 頻回に虚血症状が生じている症例やCTで梗塞が確認される症例は，術後脳虚血の危険性が高いため，虚血症状の頻度や画像上の梗塞所見の確認が重要である[4,5]．
- 脳予備能は個々の症例で異なるため，症例ごとに予備脳を評価する．ポジトロン断層法（positron emission tomography：PET）または単一光子放射断層撮影（single photo emission computed tomography：SPECT）を用いたアセタゾラミド負荷検査が一般的である．結果はPowers分類で評価する[6]（図1）．

表 1 もやもや病に対する血行再建術の比較

	直接血行再建術	間接血行再建術
代表例	浅側頭動脈—中大脳動脈吻合術	硬膜などの脳表に血流の多い組織を接触・接着させる再建術
手技	手技に熟練を要し，小径の血管では困難	5歳以下の小児でよく実施され，複数回の実施が必要
効果	比較的速やかに現れる	効果出現まで3-4カ月を要する

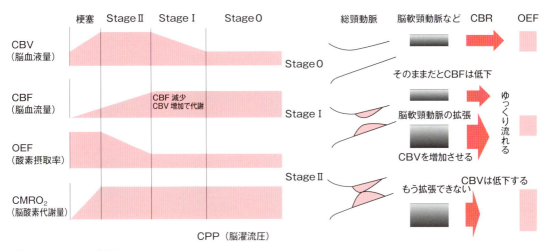

図 1 Powers 分類

- 抗けいれん薬やカルシウム拮抗薬を内服している場合は，手術当日まで継続する。
- 脱水による脳血流減少を避けるため，経口摂取を促す。経口摂取が困難な場合は静脈路を確保することもあるが，小児では啼泣を誘発しうるため現実的ではない。

術中管理

❶ 前投薬と麻酔導入

- 啼泣は過換気を誘発し，脳血流の低下を引き起こしうる。必要に応じて前投薬を使用し，導入時の過換気や低換気を回避する。
- 吸入麻酔薬には脳血管拡張作用があり，盗血現象から脳虚血が生じることがある。末梢静脈路を確保し静脈麻酔薬の使用開始後は速やかに吸入麻酔薬の吸入濃度を下げる。
- 吸入導入では亜酸化窒素（nitrous oxide：N_2O）が使用されることがある。N_2Oの影響を調査した研究では，術後の神経系合併症に与える影響はN_2Oの使用よりも疾患の重症度や術式により左右されると結論づけられており，導入時の使用は問題ない[7]。

❷ モニタリング

- 麻酔中のモニタリングは標準的なものでよく，動脈路や中心静脈路の確保は必須ではない。
- 脳循環モニタとして脳波，近赤外線分光法（near infrared spectroscopy：NIRS），経頭蓋超音波ドプラ（transcranial doppler：TCD）などがあるが，明らかな有用性が示されているものはない。

麻酔維持

■ 吸入麻酔薬の多くは脳血管を拡張させ，脳血流を増加させるが，もやもや病患者の側副血行路の多くは通常でも拡張しており，吸入麻酔薬で正常部の脳血管が拡張すると相対的に血流が減少すると考えられている（盗血現象）[8]。一方でプロポフォールではそのような現象は示されていない。

呼吸管理

■ 動脈血二酸化炭素分圧は脳血管の拡張・収縮に密接に関わる。高二酸化炭素血症は脳血管を拡張させるが，上述の通り，もやもや病患者では不利に働く。過換気により誘発される低二酸化炭素血症は脳血管を収縮させ，側副血行路により血液が供給されている部分の虚血を誘発する。そのため，過換気や低換気を避け，動脈血二酸化炭素分圧を正常範囲に保つことが重要である。

循環管理

■ 小児は成人と比較し，脳の酸素消費量が多く，低血圧時の脳の自動調節能が未熟なため血圧管理がより重要である。どの程度の平均血圧で維持すべきかということは明確ではないが，術前の血圧と同等かそれ以上に維持することが一般的である[9]。

■ 2歳から16歳までのもやもや病患者7名を対象とし，NIRSを用いて血圧と自動調節能の関係を調べたところ，脳の自動調節能の下限値は平均血圧で55-65 mmHgであり，患側で自動調節能は機能しにくいことが示されている[10]。

■ ヘマトクリットの維持も重要である。貧血は酸素供給量を低下させ，高ヘマトクリット血症は血液粘稠度を増加させ，いずれも脳虚血へとつながる。ヘマトクリットの至適値にコンセンサスは得られていないが，30-42％程度に維持する[11]。

■ 循環血漿量や血圧の評価として利用できるモニタが少ない小児では，尿量は一つの指標となるため，術中は尿道カテーテルを挿入する。術中尿量が少ない群は多い群と比較し術後の神経合併症が多かったという報告もある[5]。

術後管理

■ 麻酔覚醒時の啼泣を回避するとともに麻酔薬の作用遷延に伴う低換気にも注意する。

■ 術後合併症としてSTA-MCA吻合術後の過灌流症候群（cerebral hyperperfusion syndrome：CHS）に注意する。CHSは低灌流領域に一気に血液が流れることによって生じ頭痛や悪心，神経症状，頭蓋内出血を伴う。症候性のCHSは成人で多くみられ（38.2％）小児では比較的少ない（5.9％）[12]。間接法が施行された場合は，術直後は血管新生が生じておらず術前同様に虚血発作の危険性があるため，発作を誘発するような行為は回避すべきである。

DOs & DON'Ts

◆ 術前の症状・発作の頻度を詳細に確認する。

◆ 可能であれば，その日の1例目に入室できるように調整し脱水を回避する。入室時の啼泣を避けるため抗不安目的の前投薬の使用や親子同伴入室などを考慮する。

◆ 術中は動脈血二酸化炭素分圧を正常範囲内（normocapnia），平均血圧を尿量が維持されるように保つ．

Pros & Cons

▶ 生理学的パラメータの目標値

平均血圧や尿量，ヘマトクリットなどを正常範囲内に保つ管理が推奨されるが，手術を受ける患者の年齢層は，小児に限った場合でも，幅広く，正常値も異なるため具体的な数値は示されていない．

▶ 脳代謝モニター

多くのものが利用可能であるが，検査者の技術の問題や連続モニタとして使用できないなどの問題点も多い．脳波やNIRSは連続モニターとなり解釈に誤差は少ないが，どのポイントで介入するかについては定まっていない．

問診の結果，今回が初めての症状であった．術前のアセタゾラミド負荷SPECTで，安静時より左前頭葉の集積所見の増加を認めたため，EDASが予定された．入室前，経口ミダゾラムを抗不安目的に投与したが，手術室入口にてあまり奏功しておらず，啼泣を回避するため保護者同伴入室とした．酸素，N₂O，セボフルランを用いて導入した．導入後，末梢静脈路を確保し，レミフェンタニルの投与を開始し，セボフルランの吸入濃度を下げた．4.5 mmカフなし気管チューブで気管挿管を行い，有効な換気が行えることを確認した．手術中は吸入酸素濃度，セボフルラン，レミフェンタニルで維持した．手術終了に向けて呼吸数を参考にし，フェンタニルを合計100 μg投与した．手術中にトラブルはなく，覚醒も良好であり，一般病棟へ帰室した．

参考文献

1) 厚生労働科学研究費補助金難治性疾患克服事業ウイリス動脈輪閉塞症における病態・治療に関する研究班．もやもや病（ウイリス動脈輪閉塞症）診断・治療ガイドライン．脳卒中の外科 2009；37：321-37．
2) Fung LW, et al. Childs Nerv Syst 2005；21：358-64.
3) Guzman R, et al. J Neurosurg 2009；111：927-35.
4) Iwama T, et al. Neurosurgery 1996；38：1120-5.
5) Sato K, et al. Childs Nerv Syst 1997；13：68-72.
6) Powers WJ. Ann Neurol 1991；29：231-40.
7) Sakamoto T, et al. Anesth Analg 1997；85：1060-5.
8) Sato K, et al. J Neurosurg Anesthesiol 1999；11：25-30.
9) Chiu D, et al. Stroke 1998；29：1347-51.
10) Lee JK, et al. Paediatr Anaesth 2013；23：547-56.
11) Parray T, et al. J Neurosurg Anesthesiol 2011；23：100-9.
12) Fujimura M, et al. Childs Nerv Syst 2008；24：827-32.

（位田 みつる，川口 昌彦）

32 後頭蓋窩腫瘍摘出術における腹臥位管理
Prone positioning for posterior fossa tumor resection

症例 2歳女児，体重14 kg。小脳髄芽腫に対して腹臥位による腫瘍摘出術が予定された。麻酔・手術の経過に問題はなかった。
7時間の手術終了後，仰臥位へ体位変換したところ，顔面・眼瞼の著明な浮腫を認め，浮腫状の舌は突出していた。

小児脳腫瘍

■ 小児脳腫瘍は成人と比べるとまれであるが，小児がんの中では白血病についで多い。組織形態としては星細胞腫，髄芽腫，胚細胞腫の順に多く，低年齢ほど発生率が低い。腫瘍の発生部位も成人と異なり，新生児期では成人同様テント上腫瘍が多いが，乳幼児期以降はテント下，中でも後頭蓋窩からの発生が多い[1,2]。

■ 頭蓋内圧が亢進した場合，乳児など骨縫合癒合前では骨縫合の自然離開によりその上昇は緩やかであるが[1]，頭蓋内のうち脳実質の占める割合が高い幼児では容易に頭蓋内圧が亢進する[3]。

■ 脳腫瘍の診断には画像検査が必要であり，検査時には鎮静または全身麻酔が必要なことが多い。

術前評価

■ 一般的な評価に加え腫瘍の周囲組織への侵襲度や術式（生検か全摘出か）などを確認する。

術中管理

❶ 輸液路の確保

■ 静脈路は大径の末梢静脈路が確保されれば1本でよいが，小径の末梢静脈路であれば2本確保する。基本的に中心静脈路の確保は不要である。通常は観血的動脈圧ラインを確保する。

❷ 腹臥位の呼吸器系への影響

■ 仰臥位から腹臥位への体位変換では，1回換気量や吸入気流速，気道抵抗は変化しない[4]。腹部臓器が下側（腹側）へ移動するため，上側（背側）の横隔膜の動きは制限されず，結果として機能的残機量が増加し，無気肺も軽減するため酸素化は改善する。

■ 換気の分布は仰臥位でも腹臥位でも，背側で多くなる。血流分布は体位に影響され，仰臥位では，背側へ行くほど血流が増加する。一方，腹臥位では腹側と背側の血流量は同等である[5]。腹臥位において，背側で血流が多い理由は，背側の肺血管では一酸化窒素の産生が多く肺血管抵抗が低下するためである[6]。仰臥位では重力の影響が加わるため，背側で血流が多くなる。結果として，換気血流比は仰臥位では腹側，腹臥位では背側で高くなる（図1）。

■ 術野の視野確保を目的として頸部の屈曲位が求められることがある。体格の小さい小児では少しの頸部の位置変化により気管チューブの挿入長が変化するため，容易に片肺挿管になることや口腔内への逸脱が生じる可能性がある[7]。

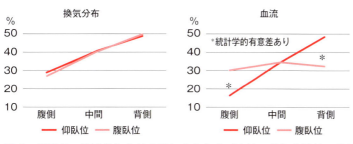
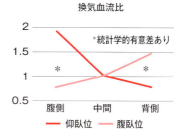

図1 仰臥位・腹臥位における換気分布および血流，換気血流比の比較
(Nyrén S, et al. Anesthesiology 2010；112：682-7 より改変引用)

❸ 腹臥位の循環系への影響

■ 腹部圧迫による下大静脈圧迫や胸腔内圧上昇による静脈還流低下や左室コンプライアンスの低下により，静脈還流量が減少し心拍出量が低下する[8]。しかし，体血管抵抗が上昇するため体血圧は維持される[4]。

❹ 腹臥位中の心肺蘇生

■ 腹臥位中に心肺停止に陥った場合，仰臥位に体位変換し心肺蘇生を行うことが基本であるが，手術中は創部が露出しているため体位変換することは容易ではない。

■ 腹臥位での胸骨圧迫は背部から行う。米国小児麻酔学会のパニックカードでは肩甲骨の圧迫が推奨されている[9]。仰臥位と腹臥位の心肺蘇生を比較した場合，腹臥位のほうがより高い血圧の上昇が得られたという報告がある。肋骨が幅広く圧迫されるため胸腔内圧が増加するためと考えられている[10,11]。背部からの胸骨圧迫時，もう一方の手の拳を胸骨に置くとより効率のよい圧迫が可能となる[12]。

■ 腹臥位で除細動を行う場合，仰臥位への体位変換に時間を要するのであれば，腹臥位での除細動の使用を考慮する[13]。体位変換前にあらかじめパッドを装着しておくのであれば通常の右鎖骨窩と心尖部にパッドを貼付しておく。左後腋窩線上と右肩甲骨に貼付しがちであるが，腹臥位で心臓は腹側に移動するため通常の位置でよいとの意見もある[14]。

術後管理

❶ 抜管

■ 長時間手術の場合や水分バランスが過剰にプラスな場合は気道浮腫を懸念し，抜管せずに集中治療室で人工呼吸管理を継続し，浮腫軽減後の抜管を考慮する。

❷ 術後痛

■ 開頭術後の痛みには創部痛と頭痛があるが，区別は困難である。創部痛には開頭部位の範囲や炎症，長時間手術による中枢神経の活性化，筋肉の収縮などが関与している[15,16]。開頭術後の頭痛は頭蓋内血管の牽引や髄膜刺激症状，脳脊髄液の喪失などが軟膜や硬膜上の求心性C線維を活性化することで生じる[17]。

■ 成人において後頭蓋窩アプローチは前頭アプローチよりも術後痛が大きいと報告されている[18]。

小児では開頭部位による差はないとされているが、いわゆる"マルチモーダル（multimodal）"な鎮痛を適切に行えば、術後痛のコントロールは可能である[15]。

❸ 後頭蓋窩症候群（posterior fossa syndrome：PFS）[19,20]

- PFSは後頭蓋窩腫瘍摘出後に生じる神経症状の集合体であり、無言を特徴とする症候群で認知機能障害、眼障害、気分変調、嚥下困難などを伴う。
- 術後患者の8-31%でみられ、多くは1週間以内に発生する。無言症は1日から6ヵ月続くが、認知機能や行動などの関連症状は長期に及ぶことがある。
- 詳細な機序は不明であるが、血管攣縮、浮腫、軸索・ニューロン障害などによる脳灌流の低下が疑われている。
- 小脳虫部の腫瘍、髄芽腫、腫瘍の脳幹浸潤、大きな腫瘍の場合に頻度が高い。
- 治療は対症療法が中心となる。

DOs & DON'Ts

◆ 腹臥位は呼吸・循環に与える影響が多い。気道トラブルは心肺停止につながるため気管チューブの位置は入念に確認する。

◆ 手術が長時間に及んだ場合や口腔内腫脹が激しい場合は安易に抜管しない。

◆ 術後痛は麻薬性鎮痛薬と非麻薬性鎮痛薬を組み合わせた、マルチモーダルな鎮痛を行う。

◆ PFSを理解し、術前説明や術後訪問の際に説明・確認できるようにしておく。

Pros & Cons

▶ 腹臥位による神経損傷

- 体性感覚誘発電位（somatosensory evoked potentials：SEP）を用いて、麻酔中の末梢神経障害の発生率を調べた研究では、SEPの振幅が変化した割合は仰臥位に比べ上肢を巻き込まない腹臥位と側臥位で高かったとされている[21]。
- 小児に限定した報告はほとんどないが、成人を含めたレビューを参考に腹臥位における合併症を表1にまとめた。術後神経障害の危険因子はいくつか同定されているが、糖尿病や加齢など成人に限ったものが多く、小児では不明である。

　著明な浮腫と舌の突出から手術室での抜管は危険であると判断し、抜管せずに集中治療室へ入室した。フェンタニルとデクスメデトミジンを中心に翌朝まで鎮痛・鎮静を行った。翌朝には術後みられた浮腫も軽減しており、抜管することにした。抜管後、呼吸・循環は問題なく経過したが機嫌が悪く、嘔吐もあったためアセトアミノフェンを投与した。その後、病棟へ転棟しPFSを起こすことなく経過した。

表1 腹臥位管理による麻酔上の問題および合併症

部位	麻酔上の問題や合併症	原因
頭頸部	頸椎損傷	著しい頸部の過屈曲や過伸展
	周術期視力障害（perioperative visual loss：POVL）	網膜血管閉塞や虚血性視神経症
	網膜損傷	眼球の圧迫
	角膜剥離	眼の潤滑や保護の欠如
	動脈（内頸・椎骨）閉塞	頸部の過度の回旋
気道系	気管チューブの屈曲や位置異常	
	上気道浮腫	長時間手術やin/outバランスにおける過剰なプラスバランス
血管系	上肢の動脈や静脈の閉塞	
	深部静脈血栓	股関節の著しい屈曲，大腿静脈閉塞
	硬膜外静脈圧上昇に伴う出血量増大	腹圧上昇
神経系	腕神経叢障害	肩や上肢の過伸展
	尺骨神経麻痺	肘頭内側の圧迫
	腓骨神経麻痺	腓骨頭上の側方からの圧迫
	外側大腿皮神経麻痺	腸骨稜の圧迫
直接圧損傷	皮膚壊死	
	接触性皮膚炎	
	気道圧排	
	唾液腺（顎下腺・耳下腺）腫脹（anesthesia mumps）	
	乳腺や陰部の損傷	
間接圧損傷	舌や口腔・咽頭の腫脹	静脈血の鬱滞
	縦隔圧排	
	臓器虚血（肝臓や膵臓）	栄養血管閉塞
	大腿骨頭壊死	静脈圧上昇，骨内圧上昇
	四肢コンパートメント症候群	不適切な除圧

参考文献

1) Report of Brain Tumor Registry of Japan（1984-2000）12th Edition. Neurol Med Chir 2009；49：S1-96.
2) 全国脳腫瘍 Statistical report 2002：1995-9.
3) Ropper AH. N Engl J Med 2012；367：746-52.
4) Edgcombe H, et al. Br J Anaesth 2008；100：165-83.
5) Nyrén S, et al. Anesthesiology 2010；112：682-7.
6) Rimeika D, et al. Am J Respir Crit Care Med 2004；170：450-5.
7) Kim JT, et al. Can J Anaesth 2009；56：751-6.
8) Sudheer PS, et al. Anaesthesia 2006；61：138-41.
9) Tobias JD, et al. J pediatr Surg 1994；29：1537-9.
10) Mazer SP, et al. Resuscitation 2003；57：279-85.
11) Wei J, et al. J Chin Med Assoc 2006；69：202-6.
12) Sun WZ, et al. Anesthesiology 1992；77：202-4.
13) Miranda CC, et al. Br J Anaesth 2001；87：937-8.
14) Walsh SJ, et al. Br J Anaesth 2002；89：799.
15) Bronco A, et al. Paediatr Anaesth 2014；24：781-7.
16) Teo JH, et al. Anaesth Intensive Care 2011；39：89-94.
17) Venkatraghavan L, et al. Br J Anaesth 2016；117：73-9.
18) Thibault M, et al. Can J Anaesth 2007；54：544-8.
19) Wahab SS, et al. Quant Imaging Med Surg 2016；6：582-90.
20) Law N, et al. Neuro Oncol 2012；14：1294-303.
21) Kamel IR, et al. Anesth Analg 2006；102：1538-42.

（位田 みつる，川口 昌彦）

33 側弯症手術
Scoliosis repair (posterior spinal fusion with autologous bone graft)

症例　15 歳男児，体重 60 kg。特発性側弯症に対して後方矯正固定術が予定された。
術前脊椎単純 X 線：Cobb 角 60 度
術前呼吸機能検査：努力性肺活量（forced vital capacity：FVC）予測値の 35%
術中，神経生理学モニタリングとして運動誘発電位（motor evoked potential：MEP）や体性感覚誘発電位（somatosensory evoked potential：SEP）を行った。術中に出血を認め同時に MEP の振幅低下を認めた。

側弯症とは[1]

- 側弯症は胸腰椎の変形であり，重症度は Cobb 角により定義される。Cobb 角は脊柱の変形の上縁と下縁にある椎体に沿った線から延びる垂線の交点によって測定される角度である。

❶ 分類

- 特発性側弯症，先天性側弯症，神経筋性側弯症の 3 つに分類される。
    ① 特発性側弯症：全体の 80% を占め，発症年齢により乳幼児側弯症，学童期側弯症，思春期・成人側弯症に分類される。思春期の特発性側弯症がもっとも多く 10 歳から 16 歳の 1-3% に発症し多くは保存的に治療される。男女比で見ると女性に多い。
    ② 先天性側弯症：出生児の 0.1% に発生し脊椎や肋骨の形態異常により生じる。
    胎児発達期の母体毒性の関与が疑われており，病態は成長に合わせて進み，生後数年は急速に進行し一旦落ち着くが思春期に再び進行する[2]。
    ③ 神経筋性側弯症：脳性麻痺や神経線維腫，マルファン症候群，脊髄空洞症に合併するものである。

術前心肺機能評価

- 脊椎の変形が高度になると胸郭にも影響を及ぼし，拘束性呼吸障害を来すため，可能であれば呼吸機能検査を行う。
- 胸腔内容量の変化や脊椎による心臓圧迫により心拍出量の減少を伴うことがあり，特発性側弯症患者では Cobb 角度が 100 度より大きい場合，心臓超音波検査を実施する[3]。
- 神経筋性側弯症では原疾患に伴う心・血管系の評価が重要である。しかし，小児では，再現性・信頼性の高い呼吸機能検査の実施は困難であることが多く，呼吸機能を定量化できない場合がある。心臓超音波検査を行い収縮能や拡張能を評価する。

術中管理

❶ 神経モニタリング

- 脊椎にスクリューやワイヤーを挿入することで術後に運動・感覚障害が生じることがあり，その頻度は 0.26-1.75% である[4]。

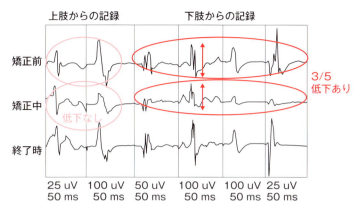

図1　運動誘発電位の変化
上肢の電位は変化はないが，下肢の電位が矯正前と比べ低下している。これは矯正の影響により神経が障害されている可能性を示す。

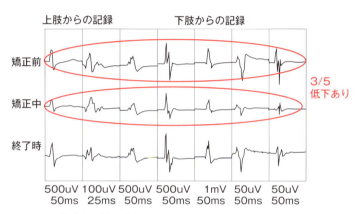

図2　運動誘発電位の変化
矯正前後で上下肢共に電位が低下している。これは麻酔薬や電極のずれなどによる低下であり神経障害によるものとは考え難い。

- 術後麻痺予防のために，MEPやSEPなどが施行される。
- 下肢の振幅低下が，麻酔や循環動態の変化によるものか，術操作によるものかを判別するためモニタリングは上下肢で行う（図1，2）。MEPの低下をみとめた場合の対応アルゴリズムを図3に示す。
- MEPやSEPは麻酔や体温，筋弛緩薬に影響を受けるため神経モニタリング施行時は麻酔方法の工夫が必要である。麻酔薬がMEPとSEPに及ぼす影響を表1に示す。
- Wake-up testは運動機能を評価する方法として1970年代から用いられている[5]。手術中に患者を覚醒させ「手を動かしてください」や「足を動かしてください」などの指示に従ってもらい運動機能を評価する。
- Wake-up testは連続モニタリングにはならず，指示動作に従える年齢や精神状態の患者においてのみ評価可能である[6]。また，覚醒時は麻酔時よりも血圧が上昇しやすく脊髄還流圧が増加するため，wake-up testで四肢運動が確認された場合でも，再度麻酔導入を行うと誘発電位の振幅が得られないことがある。
- MEPとSEPの組み合わせは，wake-up test単独よりも感度，特異度ともに高い[7]。

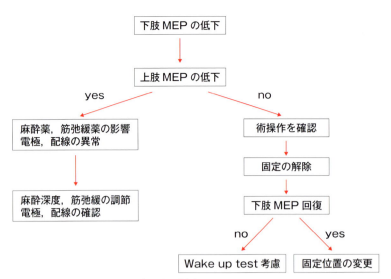

図3 下肢運動誘発電位低下時の対応

表1 麻酔薬が運動誘発電位と体性感覚誘発電位に及ぼす影響

	運動誘発電位（MEP）	体性感覚誘発電位（SEP）
バルビツレート	↓↓↓	↓
ベンゾジアゼピン	↓↓	↓〜↓↓
プロポフォール	↓↓	→
ケタミン	→	→
デクスメデトミジン	↓↓	→
デスフルラン	↓↓↓	↓↓↓
セボフルラン	↓↓↓	↓↓↓
イソフルラン	↓↓↓	↓↓↓
亜酸化窒素	↓↓	↓↓↓

MEP：motor evoked potential
SEP：somatosensory evoked potential

❷ 輸血療法

■ 側弯症患者は複数回の手術を受けることが多く，出血や輸血の危険性が増し，同種輸血を避けるために，術前の自己血貯血や術中の回収血の利用，低血圧麻酔などが施行されることがある。

■ 術前の自己血貯血には免疫反応が少ない，不規則抗体が産生されない，輸血関連肺障害が少ないなどの利点があるが，心血管奇形を有する患者や体液量が少ない患者では採血時の循環変動に注意する。自己血貯血に年齢制限はないが，小児患者では穿刺時や貯血時の安静維持も問題となる。

❸ 術中合併症

■ 腹臥位管理に関する合併症：別項参照（第32章参照）。

■ 眼合併症：18歳以下の特発性側弯症患者を対象とした後方視的研究において，眼合併症の発生率は0.16％（すべて皮質盲）であった。危険因子として若年，男性，鉄欠乏貧血の既往，8椎体以上の矯正が挙げられている[8]。

術後管理

❶ 痛み管理

■ 矯正術後の痛みには筋肉の収縮や手術侵襲に伴う痛みが関与しており，成人よりも小児や青年期の患者で痛みが強い[9]。

■ 疼痛管理には硬膜外麻酔や経静脈的自己調節鎮痛法（intravenous patient-controlled analgesia：IV-PCA）が用いられることが多い。

❷ 術後集中治療管理・人工呼吸管理を必要とする症例

■ 矯正術後の合併症として運動感覚障害，無気肺や気胸などの肺合併症，麻痺性イレウス，感染，出血などが知られている。側弯症の背景はさまざまであり，術後合併症発生の危険性も基礎疾患や術式や麻酔管理により異なる。

■ 周術期合併症（神経・呼吸・出血・血圧低下）との関連因子として，神経筋性側弯症，術前合併症（脳性麻痺・てんかん・拘束性肺障害など），前方アプローチおよび前方・後方アプローチなどが挙げられる[10]。

■ 前方固定や前方・後方アプローチでは胸郭構造が変化し術後の疼痛も後方アプローチよりも強いため無気肺などの合併症が増加する[10]。

■ 術後人工呼吸管理が必要な症例の関連因子として，神経筋性側弯症[10]や8椎間以上の固定，術中低体温[11]が挙げられる。

DOs & DON'Ts

◆ 特発性側弯症では必要に応じて，呼吸機能検査や心臓超音波検査を実施する。
◆ 神経筋性側弯症では基礎疾患から生じる呼吸器・循環器系合併症についての術前評価を怠らない。
◆ 神経モニタリングを行う場合は麻酔薬による影響を理解しておく。
◆ 側弯矯正術後の眼障害の多くは皮質盲であり術中の血圧管理は慎重に行う。

Pros & Cons

▶ 麻酔薬の選択

・神経モニタリング施行時には静脈麻酔薬が好んで用いられる。しかし，プロポフォールの長時間使用により電位が抑制されることがあり，そのような場合はケタミンの使用を考慮する。
・MEPの振幅が回復しない場合や，術前から麻痺がありMEPモニタリングが困難な症例ではwake-up testの施行を考慮する。デスフルラン麻酔はプロポフォール麻酔よりも覚醒

時間が早くwake-up testが必要な症例ではデスフルラン麻酔が好まれる[12]。
・デスフルラン・亜酸化窒素による麻酔維持群とプロポフォールによる麻酔維持群とを比較した場合，母趾外転筋での振幅は前者で高く，一方，前脛骨筋での振幅は後者で高かったという報告がある[13]。
・デスフルランではプロポフォール使用時と比較して高い刺激強度が必要であるが，振幅や潜時にはあまり影響を及ぼさないことも報告されている[14,15]。
・デスフルランとセボフルランを比較した研究では，吸入麻酔薬の最小肺胞濃度を0.3で比較した場合，デスフルランでは振幅抑制がなかったがセボフルランでは振幅が抑制され，最小肺胞濃度が0.5ではどちらも振幅抑制をきたしたとされている[16]。

▶ 神経モニタリング中の筋弛緩薬の使用

神経モニタリング時にも筋弛緩薬の使用は可能であるが，使用する場合は単収縮反応の振幅（T1）強度が麻酔導入前と比較して80％程度になるように維持する（図4）[17]。

▶ 回収血の利用

議論の分かれるところであり，術中の同種輸血量は減少するが，周術期全体の同種輸血量の減少や輸血関連費用が減少することまでは示されていない[18]。

▶ 硬膜外へのステロイド投与

硬膜外周囲の線維化の抑制により術後痛の軽減に寄与するという意見がある[19]。一方で，手術が複数の椎間に及ぶ症例では，硬膜外ステロイドの投与により偽性髄膜瘤が生じ，治療を要する脳脊髄液の漏出がみられたことが報告されている[20]。近年のメタ解析によると，硬膜外ステロイドは，術後オピオイド使用量の減少，疼痛スコアの低下，入院日数の短縮に寄与していたが，感染を含む合併症の増加はみとめなかった。しかし，合併症の発生率が低く，硬膜外ステロイドの危険性については今後の研究が必要であると結論づけられている[21]。

▶ 術後合併症や術後人工呼吸管理期間遷延のリスク因子

いくつか関連因子が同定されているが，いずれも信頼性が高くはなく，今後のさらなる研究が必要である。

術中に神経モニタリングが施行されるためプロポフォールによる麻酔維持を選択した。また，術中の出血に備え2本の末梢静脈路と観血的動脈圧ラインを確保した。術中の出血により下肢MEPが低下したと報告があった。上肢MEPも同時に低下していたため，神経損傷によるものではなく循環動態による振幅低下と判断した。輸液と昇圧剤の使用により振幅の回復が見られた。手術時間は5時間，最終ヘモグロビン値8.5 g/dLであった。FVCが予測値の35％と重度の拘束性障害を伴っていたが，特発性側弯症であり，手術室で抜管し集中治療室へ入室した。術後痛管理としてフェンタニルによるIV-PCAを用いた。

Ach 受容体占有率	T1%	TOF 数	T4/T1	CMAP
70-75	100	4	0.75-1	1
	95	4	0.7-0.75	1
	80-90	4	0.6-0.7	1
75-80	25	3	0.75-1	0.65
80-85	20	2	0	0.6
85-90	10	1	0	0.4
90-98	0	0	0	0

図 4 アセチルコリン受容体占有率と筋弛緩の程度および複合筋電図の波形
T1 が 80% 程度になるように調整する。

参考文献

1) Altaf F, et al. BMJ 2013 ; 346 : f2508.
2) Giampietro PF, et al. Clin Med Res 2003 ; 1 : 125-36.
3) Entwistle MA, et al. Contin Educ Anaesth Crit Care Pain 2006 ; 6 : 13-6.
4) Coe JD, et al. Spine (Phila Pa 1976) 2006 ; 31 : 345-9.
5) Vauzelle C, et al. Clin Orthop Relat Res 1973 ; 93 : 173-8.
6) Diaz JH, et al. Anesth Analg 1987 ; 66 : 1
7) Schwartz DM, et al. J Bone Joint Surg Am 2007 ; 89 : 2440-9.
8) De la Garza-Ramos R, et al. Spine J 2016 ; 16 : 516-22.
9) Gillies ML, et al. Pain 1999 ; 79 : 207-15.
10) Abu-Kishk I, et al. Paediatr Anaesth 2013 ; 23 : 271-7.
11) Gurajala I, et al. Indian J Anaesth 2013 ; 57 : 14-8.
12) Grottke O, et al. Anesth Analg 2004 ; 99 : 1521-7.
13) Lo YL, et al. J Neurosurg Anesthesiol 2006 ; 18 : 211-4.
14) Martin DP, et al. Spine (Phila Pa 1976) 2014 ; 39 : E1318-24.
15) Holdefer RN, et al. Childs Nerv Syst 2014 ; 30 : 2103-8.
16) Chong CT, et al. J Neurosurg Anesthesiol 2014 ; 26 : 306-12.
17) Sloan T. J Clin Monit Comput 2013 ; 27 : 35-46.
18) Miao YL, et al. PLoS One 2014 ; 9 : e92997.
19) Ranguis SC, et al. J Neurosurg Spine 2010 ; 13 : 745-57.
20) Sellin JN, et al. J Neurosurg Pediatr 2016 ; 17 : 667-71.
21) Akinduro OO, et al. Neurosurg Focus 2015 ; 39 : E12.

(位田 みつる,川口 昌彦)

34 重症筋無力症
Myasthenia gravis

症例　7歳女児，身長113 cm，体重22 kg。2歳時より眼瞼下垂を認め，エドロホニウムテスト陽性から眼瞼型重症筋無力症（myasthenia gravis：MG）と診断された。発症時よりピリドスチグミンとプレドニゾロンで加療されたが，治療効果は乏しかった。眼圧上昇，低身長などの副作用が出現したため，プレドニゾロンは中止し，7歳時よりタクロリムスとピリドスチグミンで加療されていた。経過中，症状増悪時にステロイドパルス療法が行われ，寛解再燃を繰り返していた。

　手術1ヵ月前から構音障害，嚥下困難感，四肢・頸部の筋力低下（manual muscle test：MMT 3-4）が出現し，僧帽筋の誘発筋電図で漸減現象を認め，全身型へ移行した。症状の増悪（myasthenia gravis foundation of America：MGFA 分類Ⅲb），抗アセチルコリン受容体抗体価の上昇（19 nmol/L：正常値＜0.3 nmol/L）を認め，内科的治療に抵抗性であることから，胸腺摘出術が予定された。

　術前にステロイドパルス療法（メチルプレドニゾロン30 mg/kg/day）が3日間施行され，手術時には眼瞼下垂のみを認めるまでに回復した。

　重症筋無力症のほかに特記すべき既往歴はない。

重症筋無力症の病態生理と臨床症状

- わが国では小児期に一つの発症ピークがあり，5歳未満の症例が7-10%を占め，そのうち80.6%が眼瞼型と報告されている[1]。
- 胸腺摘出術は免疫系へ影響をおよぼす可能性が危惧されており，その適応は慎重であるべきだが，システマティックレビューによると重症筋無力症患者の43%（1,131例中488例）が胸腺摘出術を受けていた。また，胸腺摘出後多くの患者（77%）が症状の改善を認めたことから，Castroらは全身型MGの場合は全例，胸腺摘出の適応であるとしている[2,3]。
- MGは神経筋接合部のシナプス後膜上の受容体（主にアセチルコリン受容体）に対する抗体産生が原因である。筋力低下を生じる自己免疫性疾患であり，5つのClassに臨床分類される（**表1**）。
- 初発症状として眼瞼下垂や複視などの眼症状が多い。以降，近位筋を優位とする四肢の筋力低下，嚥下・構音障害から呼吸筋麻痺へと重症化する。
- 嚥下・構音障害の原因は軟口蓋，咽喉頭筋，舌筋の障害である。
- 嚥下・構音障害，呼吸筋の障害を認める場合，周術期の呼吸器合併症を来すリスクが高い。
- 神経筋接合部におけるシナプス後膜上の分子に対する抗体は主に抗アセチルコリン抗体であるが，筋特異的受容体型チロシンキナーゼ（MuSK）やLDL受容体関連蛋白4（Lrp4）なども知られている。

重症筋無力性クリーゼとコリン作動性クリーゼ

- 筋無力性クリーゼ（myasthenic crisis）は，MGの経過中に起こるもっとも重篤な状態であり，神経筋接合部ブロックが呼吸筋におよび，気管挿管・人工呼吸管理を要する状態，または，術後に人工呼吸管理が遷延する状態と定義されている[4]。

表1 MGFA clinical classification

Class Ⅰ	眼筋型（眼輪筋含む），他のすべての筋力は正常
Class Ⅱ	眼以外の，軽度の筋力低下で眼の症状の程度は問わない Ⅱa：四肢・体軸＞口腔・咽頭・呼吸筋の筋力低下 Ⅱb：四肢・体軸≦口腔・咽頭・呼吸筋の筋力低下
Class Ⅲ	眼以外の，中等度の筋力低下で眼の症状の程度は問わない Ⅲa：四肢・体軸＞口腔・咽頭・呼吸筋の筋力低下 Ⅲb：四肢・体軸≦口腔・咽頭・呼吸筋の筋力低下
Class Ⅳ	眼以外の，高度の筋力低下で眼の症状の程度は問わない Ⅳa：四肢・体軸＞口腔・咽頭・呼吸筋の筋力低下 Ⅳb：四肢・体軸≦口腔・咽頭・呼吸筋の筋力低下 気管挿管はなく，経管栄養チューブを挿入している場合は Class Ⅳb に分類する
Class Ⅴ	気管挿管されている者，人工呼吸器装着の有無は問わない 眼の症状の程度は問わない

- 術後人工呼吸管理の遅延の定義としては，人工呼吸器関連肺炎との関連から術後 48-72 時間を指標としているものが多い[5,6]。
- 筋無力性クリーゼは，MG 患者全体の 10-20％に認められる[7]。
- 術後の筋無力性クリーゼは，胸腺摘出後約 6％に生じ，予後に影響をおよぼす合併症である[8]。
- 44 症例の筋無力性クリーゼ 63 エピソードの報告によると，筋無力性クリーゼの初発症状は，全身の筋力低下（76％），球麻痺（19％），呼吸筋力低下（5％）であった[9]。
- 筋無力性クリーゼの誘因の多くは感染症である。その他の誘因としては，薬剤（アミノグリコシド系，フルオロキノロン系抗菌薬，エリスロマイシン，アジスロマイシンなどの抗生物質や，βブロッカー，プロカインアミド，キニジンなどの抗不整脈薬，マグネシウムなど），疼痛や精神的ストレス，手術，月経・妊娠，免疫抑制療法の初期増悪時や減量時などが挙げられる。
- 筋無力性クリーゼと鑑別すべきものとしてコリン作動性クリーゼ（cholinergic crisis）がある。コリン作動性クリーゼは，コリンエステラーゼ投与中に認められる筋力低下であり，臨床上，両クリーゼの鑑別は困難である場合が多い。しかし，両者の治療方針は相反するものであり，鑑別を行わず治療を行うとそれぞれのクリーゼをさらに増悪させる危険性がある。

術前評価

- 筋力低下の重症度評価がもっとも重要である。また，症状が安定しているかを確認する。前述のMGFA 分類Ⅲ度以上の症例は，術後の呼吸器合併症やクリーゼ発症のリスクが高い。
- 患者の 85％は抗アセチルコリン抗体陽性であるが，軽症の場合には抗体が陰性である場合もある。
- 免疫抑制療法としてステロイド投与を受けていることがあるため（Popperud らの報告では約 33％[10]），ステロイド使用の有無を確認する。術前使用量だけでなく，使用歴（減量中，増量中など）も確認しておく。ステロイド使用量によっては術中のステロイドカバーを考慮する[11]。

術中管理

- 吸入麻酔薬の使用は術後の筋力低下に影響するため慎重に決定する。吸入麻酔薬を使用した場合には覚醒時に呼気の吸入麻酔薬がほぼ完全に消失していることを確認する。

- 術中の筋弛緩薬の使用を決定する（「Pros & Cons」参照）。
- MG 患者では非脱分極性筋弛緩薬に対する感受性が亢進している。一方，小児は薬物分布容積が大きく成人と比べて筋弛緩薬の必要量が多くなる[12]。そのため，小児 MG 患者への筋弛緩薬の至適投与量を判断することは難しい。
- 硬膜外麻酔は呼吸筋を障害する可能性は少なく，術中・術後の鎮痛法として有用である。
- 抜管時の呼吸状態の評価，筋弛緩のモニタリングを行う。自発呼吸下での一回換気量が十分であることを確認する。年長児であれば，従命可能であること，開口，挺舌，離握手，上肢挙上，深呼吸などが行えることを確認した後に抜管する。

術後管理

- 術後は症状の増悪（特にクリーゼ）を考慮し集中治療室管理とする。
- 胸腺摘出後の合併症として肺炎や無気肺などが挙げられるが，重篤な合併症はまれである[2]。
- 術後痛に対して持続硬膜外鎮痛は有効であるが，近年は胸腔鏡による低侵襲手術が広く行われるようになってきており，麻薬による IV-PCA や非ステロイド性抗炎症薬（non-steroidal anti-inflammatory drugs：NSAIDs），アセトアミノフェンでも術後痛管理は可能である。

DOs & DON'Ts

- ◆ 術前に必ず構音・嚥下機能などの咽喉頭機能，呼吸筋力低下の有無について評価する。
- ◆ 術後は筋無力性クリーゼに注意し，集中治療室管理を行う。
- ◆ 基本的には手術室で抜管が可能であるが，筋弛緩薬や麻酔薬の残存，低体温，痛みコントロール不良などを疑った場合，無理をせずに人工呼吸管理を継続する。

Pros & Cons

▶ 筋弛緩薬の投与

- 麻酔中の筋弛緩薬の使用は最大の検討事項である。術前評価に基づいて麻酔中の筋弛緩使用の可否を決定できるかどうかのエビデンスはない。筋弛緩薬を使用せずに麻酔管理をした報告[13]も認められる。
- ロクロニウムとスガマデクスが使用可能になったことで，成人領域では，術中はロクロニウムで筋弛緩を行い，覚醒時にスガマデクスによりリバースを行う麻酔法が報告されている[14]。しかし，小児では報告はなく安全性は確認されていない。
- 挿管時のみ少量の筋弛緩（atracurium 0.2 mg/kg，ベクロニウム通常の 1/10 量）を用い麻酔管理を行った報告があるが，抜管後に再挿管を要していた[12]。

▶ 筋弛緩モニタリング

- 小児の MG では年齢や重症度，障害されている筋肉によっても筋弛緩薬に対する感受性が異なる可能性がある。そのため MG において母指内転筋を利用した筋弛緩モニターが必ずしも

呼吸筋の筋弛緩状態を反映しない可能性がある[15]。
- 筋弛緩のモニタリングは必要であり，前述の挿管時のみ少量の筋弛緩薬を用い再挿管を要した症例[12]では筋弛緩モニターを行っておらず抜管失敗の原因となった可能性がある。

▶ ステロイドカバー

- ステロイドカバーの適応に関しては，議論がある。
- 3週間以上にわたって多量（20 mg/day 以上）に投与されている症例に対しては，手術中にステロイドカバーを行う必要があると考えられる[11]。

前投薬は使用しなかった。手術室で末梢静脈路確保後，ミダゾラム 3 mg で入眠を得たのち，セボフルランで徐々に麻酔を深めた（最大 8%）。同時にレミフェンタニル持続投与を 0.3 μg/kg/min で開始した。自発呼吸が消失し，十分な麻酔深度が得られた時点で筋弛緩薬を用いずに挿管した。麻酔導入後，ステロイドカバーとしてヒドロコルチゾン 50 mg を投与した。

麻酔維持は酸素，空気，セボフルラン 2%，レミフェンタニル 0.3 μg/kg/min，手術は仰臥位胸骨正中切開により行われ，手術終了までにフェンタニル投与（計 7 μg/kg）で行い，麻酔経過中に筋弛緩薬を使用することはなかった。体動や循環動態の大きな変動はなく手術終了となった。創部に 0.375% ロピバカイン 4 mL で浸潤麻酔を行った。

吸入麻酔薬停止後，速やかに自発呼吸が出現した。呼気のセボフルラン濃度がほぼ 0% であること，自発呼吸の安定（1回換気量 8 mL/kg 以上），離握手，上肢挙上，挺舌，意識レベルの回復を確認した後，手術室で抜管した。術後はフェンタニルによる IV-PCA を併用し，良好な鎮痛が得られた。

本症例は，症状の急激な進行のためステロイドパルス療法を行ったのち手術となったため，術後呼吸器合併症や筋無力性クリーゼを懸念して，術後 ICU 管理とした。術後は呼吸器合併症やクリーゼを認めず，術後 3 日目に ICU を退室し，経過は良好であった。

参考文献

1) 日本神経学会．小児期発症 MG．重症筋無力症診療ガイドライン 2014．pp.113-40．
2) Madenci AL, et al. Pediatr Surg Int 2017；33：683-94.
3) Castro D, et al. J Clin Neuromuscul 2013；14：95-102.
4) Bedlack RS, et al. J Clin Neuromuscul Dis 2002；4：40-2.
5) Leventhal SR, et al. Anesthesiolosy 1980；53：26-30.
6) Kas J, et al. Ann Thorac Surg 2001；72：1691-7.
7) Wendell LC, et al. Neurohospitalist 2011；1：16.
8) Gronseth GS, et al. Neurology 2000；55：7-15.
9) Berrouschot J, et al. Crit Care Med 1997；25：1228-35.
10) Popperud TH, et al. Eur J Paediatr Neurol 2017；21：707-14.
11) Liu MM, et al. Anesthesiology 2017；127：166-72.
12) White MC, et al. Pediatric Anesthesia 2004；14：625-35.
13) Oliver B. Pediatric Anesthesia 2007；17：370-4.
14) 富山芳信，ほか．日臨麻会誌 2011；31：791-7.
15) Eikermann M, et al. Chest 2005；127：1703-9.

（金澤 伴幸）

35 デュシェンヌ型筋ジストロフィー
Duchenne muscular dystrophy

症例 14歳男児，体重28 kg。体重減少，経口摂取困難に対して，上部消化管内視鏡検査および経皮的胃瘻造設術が予定された。

現病歴：2歳時にデュシェンヌ型筋ジストロフィー（Duchenne muscular dystrophy：DMD）と診断。7歳より歩行不能。日常生活動作は全介助。

デュシェンヌ型筋ジストロフィー[1]

- DMDはX染色体上（Xp21）のジストロフィン遺伝子の変異によって起こる。
- ジストロフィンは筋線維鞘の糖蛋白複合体の重要な構造で，ジストロフィン欠損により筋線維鞘の収縮・弛緩という機械的ストレスに対する安定性減少や，筋細胞への過度なカルシウム流入と細胞内酵素の異常活性化によるカルシウム恒常性異常が引き起こされる。経過中に筋線維の破壊と壊死が起こり，最終的に瘢痕化や脂肪変性に至る。
- ジストロフィン蛋白の完全欠損を来す遺伝子変異をもつタイプがデュシェンヌ型筋ジストロフィーであり，ジストロフィン蛋白は著減するが，部分的に機能するものがベッカー型筋ジストロフィーと呼ばれる。
- X連鎖劣性遺伝による遺伝性進行性筋疾患であり，原則男児に発症する。約30％が自然発生の遺伝子変異によって起こるため，DMDの家族歴がなくともDMDを除外できない。
- 男児出生3,000-5,000人に1人の頻度で生じ，もっとも多くみられる筋ジストロフィーの型である。
- 臨床経過や血漿クレアチンフォスホキナーゼ（creatine phosphokinase：CPK），トロポニンI，乳酸，トランスアミナーゼレベルの上昇，筋生検（筋組織を用いたジストロフィンの免疫染色でジストロフィン欠損の確認，筋の脂肪変性や瘢痕化）により診断される。
- 2-5歳の間に進行性の筋力低下として，転びやすい，走れないなどの症状から気づかれることが多い。
- 5歳ごろに運動能力のピークをむかえて以後緩徐に症状が進行し，10歳ごろに歩行不能となる。
- 病初期には近位筋優位の筋力低下がみられ，進行に伴い下肢や骨盤の対称的な筋萎縮，のちに胸郭や上肢の筋力低下が起こり，最終的に全身の筋肉が障害される。
- 10歳ごろの歩行が不能になるころからの数年間は，側弯が進行することが多い。側弯の進行防止を目的とした脊椎固定術の施行症例も増加している。
- 一般に10歳以降に呼吸不全，心筋症を認め始めるが，発症時期や進行の速度は個人差がある。
- 呼吸器合併症や心臓合併症により10代後半から20歳ごろに死亡することが多い。以前は呼吸器合併症による死亡が多かったが，呼吸不全に対するケアの進歩により心臓合併症が死因として増加している。

術前評価

- 通常の病歴聴取に加え，以下の点に留意する。
  ・これまでの運動機能の到達点

表1 呼吸・心機能に関する術前検査

呼吸機能検査[3]	心機能検査
①肺容量 ・可能な年齢で協力的であれば，坐位または立位で呼吸機能検査を行う ・努力肺活量（forced vital capacity：FVC）予測値が50％未満の症例では術後呼吸器合併症が増加する ・FVC予測値の30％未満の症例では術後呼吸器合併症のリスクが上昇する	①12誘導心電図 心電図変化[4] ・持続性洞性頻脈，心拍変動の減少 ・異所性心房頻脈，心房細動，心房粗動 ・脚ブロック ・ST低下 ・QTc間隔延長 ・心筋肥大　など 心室性不整脈は病早期には少ないが，病気の進行とともに発生率が増加する[4]
②ガス交換 ・室内気においてパルスオキシメーターで酸素飽和度（SpO_2）を測定する ・SpO_2 95％未満の症例では，血液ガス分析により二酸化炭素分圧，または，カプノグラフィーにより呼気終末二酸化炭素濃度を測定する（肺胞低換気の評価）	②心臓超音波検査 重度側彎がある症例などでは，エコーウィンドウが狭く心臓超音波検査による評価が十分にできないことがある[5] ・左房・左室の心内膜肥厚 ・心筋肥大 ・左室の拡張機能障害 ・壁運動異常 ・心室拡大，拡張型心筋症 ・乳頭筋の脂肪変性による僧帽弁逸脱 ・血栓形成　など
③咳嗽の強さや有効性 ・咳嗽の最大流速（peak cough flow：PCF）270 mL/min未満，または最大呼気圧（maximum expiratory pressure：MEP）60 cmH_2O 未満の症例で咳嗽障害があると判断する ・PCF＜160 mL/min，排痰困難，嚥下機能低下，慢性的な誤嚥などがある場合，術後抜管困難が予想される	

・現在の身体活動度
・肺炎などの呼吸器疾患の既往，排痰や嚥下の状態
・非侵襲的陽圧換気（noninvasive positive pressure ventilation：NPPV）などの使用状況
・手術・麻酔歴，周術期合併症や術後の経過
・内服薬（アンジオテンシン変換酵素阻害薬，βブロッカー，利尿薬，ステロイドなど）

■ 近年では筋力・身体機能維持のためステロイドが用いられる[2]。ステロイドの内服量や手術侵襲度に応じてステロイドカバーを考慮する。

■ 舌肥大や側頭下顎関節の強直を認める症例では，困難気道の可能性がある。

■ 胸部X線写真で重度の側彎を認める症例では，側彎による拘束性肺障害を来している可能性がある。

■ 心肺機能に関する術前評価について，表1[3-5]にまとめた。

■ Cobb角が100度以上の重度側彎を認める症例では，肺血管床の変化と換気血流不均衡により肺高血圧や右室肥大を来している可能性がある。

■ 夜間・就眠中の低換気は呼吸筋力低下の初期徴候で14歳ごろから起こる。呼吸機能検査の中等度の障害（FVC予測値の70％未満，1秒量［forced expiratory volume 1.0 second：FEV_1］予測値の65％未満）や側彎がある症例で注意が必要である[6]。

- 術後抜管困難が予想される場合，気管切開となる可能性もインフォームドコンセントしたうえで手術を決定する．主治医と患者・保護者間で，長期間にわたる人工呼吸器依存状態，気管切開，終末期に対する姿勢などに関して十分議論されていることが重要である．
- 身体障害の重症度により心不全症状がマスクされることが多い．また，緩徐に進行するため症状が顕在化したときには臓器障害がかなり進行している可能性がある．
- 運動機能低下により心負荷が少ないため，心機能低下があっても血漿脳性ナトリウム利尿ペプチド（brain natriuretic peptide：BNP）の上昇を認めないことがある．
- 拡張型心筋症，持続性洞性頻脈，伝導障害が 10 代の DMD 患者でよく見られる．

術中管理

- ベンゾジアゼピン系薬物による前投薬投与は筋弛緩効果があるため，その使用には注意が必要である．
- 関節の変形や拘縮を認める症例では，肥満や皮下組織の肥厚を認めることも多く，ルート確保が困難な場合がある．超音波ガイド下血管確保などを考慮する．
- 関節の変形や拘縮のある患者では手術体位をとることが困難な場合があり，圧損傷による皮膚壊死に注意する．
- 頸部脊柱前彎症のある症例では，気管挿管していても腹臥位では気管・気管支圧迫が生じることがある．

❶ 吸入麻酔薬と静脈麻酔薬

- 悪性高熱は 19 番染色体上のリアノジン受容体 1 型遺伝子（RYR1）変異に関連するものであり，異なる遺伝背景を持つ[7]．そのため DMD と悪性高熱症との関連については議論のあるところである．
- DMD 患者で見られる代謝亢進反応は悪性高熱に類似しているが"真の悪性高熱"ではなく，悪性高熱症の関連疾患ではないという報告もある[7,8]．
- 悪性高熱（malignant hyperthermia）と非悪性高熱（nonmalignant hyperthermia）または悪性高熱様反応（malignant hyperthermia-like reactions）は同じ薬物によって誘発されるので，臨床的には区別がつかず，その違いは重要でないとする意見も多い[8]．
- 誘発因子にはハロゲン化麻酔薬（揮発性麻酔薬）とサクシニルコリンが含まれる．
- どちらの病態も骨格筋細胞内のカルシウム濃度の上昇によって起こり，カルシウム誘発性の代謝亢進状態，高体温，横紋筋融解が起こる．横紋筋の崩壊により細胞内カリウムが流出し，高カリウム血症や血漿 CPK 上昇，ミオグロビン尿などを来す．
- ダントロレンは，筋小胞体からのカルシウムイオン放出抑制によりそのサイクル（calcium induced calcium release：CICR）を遮断する．必要な場合に投与できるようにダントロレンを常備しておく．
- 術後，遅発性に悪性高熱・横紋筋融解を発症する場合もあり，麻酔中だけでなく少なくとも術後 24 時間は注意深く経過観察を行う．
- 揮発性麻酔薬やサクシニルコリンの使用を避け，静脈麻酔薬（プロポフォール，バルビツレート，ケタミンなど），非脱分極性筋弛緩薬，亜酸化窒素，麻薬などを用いることが推奨されてきた．

- 複数のコンセンサスステートメントで，揮発性麻酔薬の使用を避け完全静脈麻酔法の使用が提言されている[3,5]。
- 麻薬は，呼吸障害を認める患者では投与量に注意する。
- 可能であれば周術期の疼痛コントロールとして区域麻酔，末梢神経ブロックも考慮する。ただし，脊髄くも膜下麻酔や硬膜外麻酔の高位レベルブロックにより循環動態不安定や呼吸機能の低下が起こる可能性があり注意が必要である[9]。

❷ 筋弛緩薬の使用

- 悪性高熱や横紋筋融解・高カリウム血症・心停止の報告が多く，サクシニルコリンの投与は禁忌である[10]。
- 非脱分極性筋弛緩薬は筋弛緩モニタリング下で使用可能だが，最大効果までの効果発現が遅延したり，筋弛緩状態からの回復が有意に延長する可能性がある。
- 非脱分極性筋弛緩薬に対する反応や効果持続時間を予測するのは困難であるため，筋弛緩モニターを使用する。
- もともと存在する筋力低下のため，筋弛緩薬は必要ないことも多い。

❸ 筋弛緩薬のリバース

- 筋弛緩薬を使用した症例では，適切な筋弛緩のリバースを行う。
- ネオスチグミンなどの抗コリンエステラーゼ薬に対する反応は予測困難で，筋収縮・筋弛緩のどちらの反応も起こりうる。
- スガマデクスによる筋弛緩のリバースは有用であったという報告は複数ある[11]。

術後管理

- 分泌物のコントロールが可能となり，SpO_2が室内気で正常範囲またはベースラインに戻るまで抜管は見合わせる。
- 疼痛は呼吸機能や咳嗽に影響するため，術後鎮痛を適切に行うことが重要である。
- FVCが予測値の50%未満の症例では，術後のNPPVの使用を考慮する。30%未満の症例では，抜管後ただちにNPPVが始められるよう準備しておくことが強く推奨される[3]。
- 普段からNPPVを使用している症例では，抜管後ただちにNPPVを開始する。
- 積極的な呼吸理学療法は呼吸器合併症を減少させるだけでなく，右室の後負荷や左室の壁ストレスを減らすことで心機能の改善にも影響する[5]。
- 術中に多量の輸液・輸血が必要であった症例では，体液シフトにより術後の心不全，不整脈などのリスクがある。術後の輸液バランスの調整や適切なモニタリングが必須である。
- 術後に便秘となると腹部膨満により横隔膜が押されて呼吸に影響することがあるので注意が必要である。胃腸運動促進薬の投与や胃管による胃の減圧などにより胃膨張・腹部膨満を避ける。
- DMD患者は筋変性の影響で血栓形成促進状態となっており，血栓塞栓のリスクが増加するといわれている。特に心機能低下例では血栓塞栓リスクが増大するので，必要に応じて術後の抗凝固療法を考慮する[5]。
- 術後の栄養不良やそれによる呼吸筋減弱予防のため，術後早期からの経腸栄養再開が推奨される[3]。

DOs & DON'Ts

◆ これまでの病歴や術前の心臓超音波検査，呼吸機能検査などに基づいて，適切なリスク評価を行う。
◆ FVC，PCF，MEP が低い症例では，術後の呼吸器合併症のリスクが高い。抜管後の NPPV の使用や集中治療管理を考慮する。
◆ 関連各科や呼吸理学療法，栄養管理などを含めた包括的アプローチによる周術期管理を行う。

Pros & Cons

▶ 吸入麻酔薬の使用

悪性高熱症との関連性には議論がある。セボフルランを用いて合併症なく全身麻酔を施行した症例も報告されているが[10]，セボフルラン麻酔を施行し術後に横紋筋融解を発症した症例や心停止・死亡を来した症例も報告されている[12]。吸入麻酔薬の使用による benefit が横紋筋融解などのリスクを上回ると判断する場合にのみ使用する。

術前の呼吸機能検査で，FVC は予測値の 45％であった。洞性頻脈を認め，心臓超音波検査では左室駆出率が 50％であった。

前投薬は投与しなかった。点滴確保，酸素投与後にプロポフォール（2 mg/kg），フェンタニル（1 μg/kg）により麻酔導入を行い，少量のロクロニウム（0.3 mg/kg）を投与し，筋弛緩モニターを使用して四連（train-of-four：TOF）刺激に対する反応が消失したことを確認した後に，気管挿管を行った。麻酔維持はプロポフォールの持続投与で行い BIS 値を 40-60 にコントロールした。術中にアセトアミノフェンを静注し，創部にはロピバカインによる局所浸潤麻酔を行った。フェンタニルや筋弛緩薬の追加投与は行わなかった。

手術経過は問題なく，手術終了後に気管挿管のまま集中治療室へ移動した。その後，自発呼吸を認め，スガマデクスを投与した。TOF 刺激に対する反応が 100％となった後に開眼を確認して抜管し，ただちに NPPV を施行した。翌朝 NPPV を離脱し，呼吸状態が落ち着いているのを確認して集中治療室から退室した。

参考文献

1) Bissonnette B, et al. Syndromes：Duchenne muscular dystrophy. McGraw Hill Medical 2005；250-2.
2) Matthews E, et al. Cochrane Database Syst Rev 2016；5：CD003725.
3) Birnkrant DJ, et al. Chest 2007；132：1977-86.
4) Corrado G, et al. Am J Cardiol 2002；89：838-41.
5) American Academy of Pediatrics Section on Cardiology and Cardiac Surgery. Pediatrics 2005；116：1569-73.
6) Hukins CA, et al. Am J Respir Crit Care Med 2000；161：166-70.
7) Gurnaney H, et al. Anesth Analg 2009；109：1043-8.
8) Hayes J, et al. Paediatr Anaesth 2008；18：100-6.

9）Bang SU, et al. J Anesth 2016；30：320-3.
10）Segura LG, et al. Paediatr Anaesth 2013；23：855-64.
11）Wefki Abdelgawwad Shousha AA, et al. Case Rep Anesthesiol 2014；2014：680568.
12）Girshin M, et al. Paediatr Anaesth 2006；16：170-3.

〔加古 裕美〕

36 ミトコンドリア病疑いの筋生検
Muscle biopsy for a child suspected of Mitochondrial disease

症例　2歳女児，体重9kg。ミトコンドリア病の疑いにて全身麻酔下筋生検が予定された。
家族歴：特記事項なし
現病歴：筋力低下，成長障害とてんかんのフォローアップ中にMRIにて脳に異常所見を指摘された。
血液検査：生化学検査所見，クレアチニンキナーゼ，血清乳酸値，いずれも基準範囲内。

ミトコンドリア病の疫学とその病態生理[1-3]

■ ミトコンドリア病の原因は核DNAおよびミトコンドリアDNA変異であり，200以上の遺伝子変異が発見されている。発生頻度はおよそ5,000人に1人で，遺伝形式としてミトコンドリア変異は母系遺伝または散発性，核変異では劣性または優性遺伝である。

■ ミトコンドリアはエネルギー代謝の中核となる細胞内器官であり，ミトコンドリア呼吸鎖複合体と呼ばれる電子伝達系IからIVおよびATPase（複合体V）が，酸化的リン酸化によるATP合成を行っている。ミトコンドリア病では呼吸鎖複合体の活性低下や欠損によりATP産生障害が起こる。したがってエネルギーを多量に必要とする臓器（骨格筋，心筋，中枢神経）が早期から高頻度に障害される。

■ ミトコンドリアは全身のあらゆる細胞に存在するため病態は多様である（**表1**）。非典型的な臨床症状を示すことも多く，発症時期や検査所見も一様ではない。ミトコンドリア病を疑う根拠となる血液や髄液の乳酸値の上昇は30％の患者でしか認められなかったという報告もある[4]。このため確定診断には生化学検査のほか遺伝子検査，病理検査が必要である。組織病変やDNA変

表1　ミトコンドリア病の病型

病型	慢性進行性外眼筋麻痺症候群（CPEO）	ミトコンドリア脳筋症・乳酸アシドーシス・脳卒中様発作症候群（MELAS）	赤色ぼろ繊維・ミオクローヌスてんかん症候群（MERRF）	リー脳症	レーバー遺伝性視神経委縮症（LHON）
遺伝形式	さまざま	主に母系遺伝	主に母系遺伝	さまざま	母系遺伝
発症年齢	小児〜成人	小児〜成人	小児〜成人	乳児〜小児	若年成人
主な症状	眼瞼下垂，眼球運動障害，嚥下障害，白質脳症など	痙攣，意識障害，視野狭窄，運動麻痺など脳卒中様症状，頭痛・嘔吐発作，精神症状	ミオクローヌス，てんかん，小脳症状	精神運動発達遅滞，けいれん，嚥下障害など	視力障害
血中乳酸値	軽度上昇	中度〜高度上昇	中度〜高度上昇	高度上昇	正常〜軽度上昇
筋病理所見	特徴的変化あり	特徴的変化あり	特徴的変化あり	特徴的変化なし	特徴的変化なし
予後				不良	自然軽快する場合もある

（難病情報センターホームページ http://www.nanbyou.or.jp より改変引用）

異の検索目的には，ミトコンドリア異常を発現しやすい骨格筋が用いられる。

術前評価[3,5,6]

- 病歴（臨床症状，発症の経過）や入院前の ADL を把握する。幼年期発症で重篤な患者がいる一方，成年期に発症し進行が穏やかな患者もおり，臓器障害の内容や程度は多岐にわたる。
- てんかんの薬物治療が行われている場合，投薬や発作の頻度，コントロールの状況を確認する。主治医と抗けいれん剤の継続や発作時の対応を協議する。
- 心筋障害や伝導障害を伴うことがある。心電図，必要であれば心エコーなどで心機能を評価する。
- 血糖値の低下や脱水はミトコンドリア病の患者において大きな侵襲となる。長時間の術前絶飲食を避け，可能であれば朝一番の手術とする。術前から補液を行う場合は糖質を含むものとし乳酸を含まないものを使用する。
- 興奮や啼泣も代謝性アシドーシスを増強する。小児はミダゾラムなどの前投薬による不安軽減対策も必要である。ベンゾジアゼピンにはミトコンドリア抑制作用はないが，鎮静剤の感受性が高い場合もあり，過鎮静や鎮静の遷延に注意する。

術中管理

❶ 麻酔導入

- 末梢静脈路が確保されていない小児では吸入麻酔薬による導入が第一選択である。ミトコンドリア病患者の吸入麻酔薬による悪性高熱の発生率は一般の患者と変わらない[7,8]。
- チオペンタール・吸入麻酔薬はミトコンドリア呼吸鎖複合体を抑制する。一方，プロポフォールは呼吸鎖複合体Ⅰ・ⅣおよびATP合成反応や脂肪酸代謝の阻害など複数のメカニズムでミトコンドリア機能障害を引き起こすことが知られており[5,6]，プロポフォール注入症候群（propofol infusion syndrome：PRIS）の関連が示唆されている。ケタミンの使用に問題はない。
- 脱分極性筋弛緩薬は心停止，高カリウム血症，横紋筋融解症のリスクがあり，ミトコンドリア病患者での使用は禁忌である。非脱分極性筋弛緩薬は安全に使用できるが，筋弛緩薬の作用遷延が報告されており[9]，可能であれば筋弛緩薬を使用しない気道・麻酔管理を検討する。

❷ 麻酔維持

- 吸入麻酔薬は高濃度でミトコンドリア機能を抑制する。また，吸入麻酔薬に対する感受性の亢進が報告されており[10]，BISモニターなどの使用を考慮する。ただし小児でのBIS値による麻酔深度の判定は議論がある（第37章参照）。
- オピオイドはミトコンドリア機能を抑制しない。しかし，術後の覚醒遅延，呼吸抑制，悪心・嘔吐の原因となる可能性があり過剰投与を避ける。術中のみ麻薬が必要である場合はレミフェンタニルの使用を推奨する意見もある。
- 硬膜外麻酔や神経ブロックなど区域麻酔は麻酔薬の投与量を減らし，術後の鎮痛や周術期における乳酸値の上昇を抑制する。しかし，局所麻酔薬（ブピバカイン，レボブピバカイン，ロピバカイン）はミトコンドリア機能を抑制するため投与量には注意する[11,12]。
- 手術中は血糖値をモニタリングし適正に保つ。補液は乳酸を含まないものとする。ミトコンドリア糖尿病も合併症の一つであり，過剰な糖液投与による高血糖は避ける。

- シバリングを予防するため，術中は積極的に保温する。
- 筋弛緩薬を使用する場合は筋弛緩モニターを行う。抜管前に筋弛緩からの完全な回復を確認する。筋疾患患者における抗コリン剤の使用は推奨できない[3,13]。拮抗はスガマデクスを使用する。

術後管理

- 筋生検などの体表手術は術後早期から経口摂取の開始が推奨される。
- 筋生検など小手術後の鎮痛はアセトアミノフェンで十分なことが多い。減量の必要はないが投与法を遵守し肝機能障害に注意する。
- 筋弛緩の遷延や呼吸抑制がある場合は集中治療室で術後管理を行う。
- 小児では，成人に比して，覚醒時興奮の発生頻度が高い（第43章参照）。不穏や激しい体動はミトコンドリア病の患者では侵襲となるため，覚醒時興奮を認めた場合はミダゾラムや少量のプロポフォールなどの投与により対応する。デクスメデトミジンは現在まで副作用の報告はない。

DOs & DON'Ts

- 術前の絶飲食時間を最小限とし，脱水や低血糖を避ける。
- 手術や麻酔による侵襲を最小限にとどめ，呼吸や循環動態を維持する。
- 術中の体温コントロールに注意し，術後のシバリングや興奮，PONVを予防する。
- プロポフォールを使用する場合は高用量・長時間投与は行わない。
- 筋弛緩薬，麻薬は安全に使用できるが，作用の遷延が起こる可能性があり過剰な投与を避ける。術中は筋弛緩モニターを使用し，術後の呼吸抑制に注意する。
- 高乳酸血症に注意し，乳酸入りの補液を行わない。

Pros & Cons

▶ プロポフォール注入症候群（propofol-infusion syndrome：PRIS）

1990年にプロポフォール鎮静下の小児が代謝性アシドーシス，心不全で死亡したのが最初の報告である[14]。2001年に成人頭部外傷患者におけるPRISも報告され[15]，近年では成人や高齢者の症例数が小児を上回り[16]，さらに麻酔中の発症も報告されている。発症の機序は完全に解明されてはいないが，遊離脂肪酸代謝抑制とミトコンドリア呼吸鎖複合体障害と考えられている。リスク因子は気道感染，頭部外傷や敗血症，プロポフォールの高用量・長時間使用であり，死亡率は2000年代でも32（23-72）％にのぼる[16]。ミトコンドリア病はPRISのリスク因子であり，プロポフォールの持続投与には否定的な意見がある[17]。いっぽう単回投与や短時間の持続投与は問題なかったという報告もある。

▶ 筋生検患者と悪性高熱

ミトコンドリア病と悪性高熱の関連は否定されている。悪性高熱症と関連のある先天性ミオパシーはセントラルコア病，マルチミニコア病，King-Denborough症候群，先天性筋線維タ

イプ不均等症などである[13]。確定診断がなされてない筋生検症例には，これらの疾患が少なからず含まれている可能性がある。筋生検患者を対象とした後ろ向き研究では悪性高熱の発症はなかったがミトコンドリア病患者が15-41％含まれていた[18,19]。筋生検における吸入麻酔薬，プロポフォールの使用の是非はこうした報告をふまえ症例ごとに判断するべきである。

▶ ミトコンドリア病の麻酔管理指針

現在まで麻酔薬がミトコンドリア病に及ぼす影響を調べた臨床研究は行われていない。現段階のミトコンドリア病における麻酔管理指針の根拠は，*in vitro* 研究および小規模な臨床研究や症例報告にとどまる。

食事は前夜まで，スポーツドリンクなどの飲水は朝7時まで可とし，抗痙攣薬の内服も継続した。前投薬は投与せず，母同伴で朝9時に手術室に入室した。モニター装着後，酸素・亜酸化窒素・セボフルランにて緩徐導入を行った後に末梢静脈路を確保した。ブドウ糖加酢酸リンゲル液を投与した。導入後の血糖は103 mg/dLであった。声門上器具を挿入，自発呼吸を温存しつつセボフルラン2-3％による麻酔維持を行った。温風式加温器を使用し，体温は37度台で保持した。1％リドカインの浸潤麻酔を行い，筋生検を施行。手術時間は約1時間であった。終刀前にアセトアミノフェン15 mg/kgを投与した。セボフルラン投与を中止し声門上器具を抜去。覚醒に伴って体動や啼泣が激しく，鎮静目的でミダゾラム1 mgを投与したところ舌根沈下による軽度の気道閉塞を認めたため酸素投与や肩枕による体位の調整を行った。約2時間後に覚醒し，飲水開始。筋生検の結果ミトコンドリア形態異常を認め，遺伝子検索の結果ミトコンドリア病と診断された。

参考文献

1) Koenig MK. Pediatr Neurol 2008；38：305-13.
2) 埜中征哉，ほか．小児筋疾患診療ハンドブック 2009；15660.
3) Ragoonanan V, et al. Contin Educ Anaesth Crit Care Pain 2010；10：143-7.
4) Munnich A, et al. J Inherited Metab Dis 1996；19：521-7.
5) Niezgoda J, et al. Paediatr Anaesth 2013；23：785-93.
6) Ellinas H, et al. M E J Anesth 2011；21：235-44.
7) Footitt EJ, et al. Br J Anaesth 2008；100：436-41.
8) Driessen JJ. Curr Opin Anaesthesiol 2008；21：350-5.
9) Finsterer J, et al. Can J Anaesth 1998；45：781-4.
10) Morgan PG, et al. Anesthesiology 2002；96：1268-70.
11) Nouette-Gaulain K, et al. Anesthesiology 2007；106：1026-34.
12) Weinberg GL, et al. Anesthesiology 2000；92：523-8.
13) Kingler W, et al. Anesth Analg 2009；109：1167-73.
14) Parke TJ, et al. BMJ 1992；305：613-6.
15) Cremer OL, et al. Lancet 2001；357：117-8.
16) Krajčová A, et al. Crit Care 2015；19：398.
17) Ross AK. Paediatr Anaesth 2007；17：1-6.
18) Flick RP, et al. Paediatr Anaesth 2007；17：22-7.
19) Shapiro F, et al. Paediatr Anaesth 2016；26：710-21.

（五十嵐 あゆ子，川名 信）

37 術中覚醒
Awareness and recall during anesthesia

症例 10歳，女児。腹痛の精査目的に全身麻酔下に上部・下部消化管内視鏡が予定された。
現病歴：クローン病に対して加療，フォローアップ中。
術前診察において，本人より「1年前の全身麻酔下内視鏡検査のときに，ひとが話す声が聞こえた」という訴えがあった。

小児患者の術中覚醒の特徴とそれに伴う合併症[1-5]

- 成人だけでなく小児においても術中覚醒が生じうる。
- 現在のところ報告されている最年少症例は3歳であるが[1,5]，それよりも幼少例では術中覚醒が発生したとしても確認が困難である可能性が高い。
- 成人での術中覚醒の頻度は0.1-0.2%程度であり，ハイリスク群では1%程度とされている。
- 小児での術中覚醒に関するデータは少ないが，これまでの報告をまとめたところ0.74%（4,486症例中33症例）という頻度であった。頻度的にはおおむね成人と小児で大きな差はないと考えられる[1-3]。
- 小児では，成人のような「ハイリスク群」は明らかではない。
- 成人では術中覚醒が生じた時の訴えでもっとも多いのは動けないこと（42%）であり，意思疎通ができないこと（41%）がこれに次ぐ[4]。小児では調査症例数が十分ではないが恐怖感の訴えが多く，次いで「触られていた」「動けなかった」「痛かった」などが主要な訴えとして報告されている[5]。

術前評価[1]

- まずは前回の麻酔記録を参照し，麻酔において標準的な麻酔薬濃度が維持されていたか，鎮痛薬は適切に投与されていたかなどを評価する。
- これにより，麻酔管理に不備があったことが原因で「術中覚醒」したのか，それとも麻酔薬の感受性が特異的に低かったことが原因であったのかをある程度判断する。

術中管理[1]

- 前回の麻酔に不備があった場合には，不備がないよう標準的な麻酔管理を行う。
- 常に注意深く患者を観察し，気化器の残量，輸液が適切に投与されているかなどに注意する。
- 麻酔薬や鎮痛薬を投与する際には薬物動態を考慮した投与を行う。
- セボフルランなどの吸入麻酔薬を使用する場合には，年齢に応じた呼気濃度で維持を行う。BISモニターなどの脳波モニターを使用し，脳波波形を観察しながら麻酔薬濃度を調節する。
- 麻酔中は適切な麻酔レベルを維持すると同時に適切な鎮痛を保つことも重要である。小児では体重あたりのオピオイドの投与量が成人の1.5-2倍程度で必要であることを念頭に置いて投与する。
- 可能であるなら筋弛緩の使用を控え，体動の有無を観察できるようにしておく。術中の体動は通常は鎮痛不足を示唆するが，体動が多い場合には術中覚醒の可能性も考慮して鎮痛薬の投与と同時に維持している麻酔薬の濃度を上昇させてみる。

術後管理[1)]

- 術中覚醒が生じていたかどうかを調べるにはBriceらの質問票[6)]を用いて注意深く聞き取りする。
  ① あなたが手術室で眠る前に，一番最後に覚えていることは何ですか？
  ② あなたが麻酔から覚めた後で，一番最初に覚えていることは何ですか？
  ③ その2つの記憶の間に何か覚えていることがありますか？
  ④ 麻酔中に夢を見ましたか？
  ⑤ 手術と麻酔に関して，もっとも不快だったことは何ですか？
- 可能であれば術当日だけでなくその後も繰り返して聞き取りを行う[1)]。
- 術中覚醒が判明もしくは疑われた場合に問題となるのは心的外傷後ストレス障害（post-traumatic stress disorder：PTSD）である。
- 小児に対する対処法は確立されていないが，成人患者への対応法から考慮すると，術中覚醒が疑われた場合，その問題を認識し患者（患児）の訴えをよく聞くことが重要である。そのうえで本人が納得できるように心がけ，安心できるようにする。
- 患者（や家族）の求めに応じてできる限り精神科医とも協力して適切に精神援助サービスを提供できる体制を作り，その旨を本人にも伝える。そして数ヵ月のフォローアップをすることが望ましい。PTSDとなった場合には薬物療法とカウンセリングだけでなく認知行動療法を考慮する[7)]。

DOs & DON'Ts

◆ 小児では成人のBIS値の基準（40-60）は適用できない。
◆ 術中覚醒が疑われた場合，術後に繰り返して聞き取りを行う。
◆ 術中覚醒が疑われた場合，術後に患者の訴えを傾聴する。
◆ 状況に応じて精神援助サービスを提供できる体制をつくる。

Pros & Cons

▶ 小児患者における麻酔深度モニタリング

- 麻酔中の脳波や誘発電位は脳の発達とともに変化する。
- 脳波モニタリングによる麻酔薬の効果判定は通常2歳前後から可能となる。ただしBIS値などの脳波パラメータは基本脳波が異なるため，そのまま小児に適用することはできない。
- 2歳前後以降では成人に至るまで麻酔薬濃度に対する脳波の変化様式はほぼ共通している。これはGABA$_A$レセプターの作用を増強させる吸入麻酔薬（セボフルランやデスフルラン），プロポフォールで認められる。
  覚醒時の脳波は速波であるベータ波が主体であり低振幅であるが，麻酔薬濃度の上昇とともに主要周波数が低下する（ベータ波からアルファ波領域へ）とともに振幅は徐々に大きくなり，臨床上必要な麻酔レベルではアルファ波の活動性が最大となる（図1）。

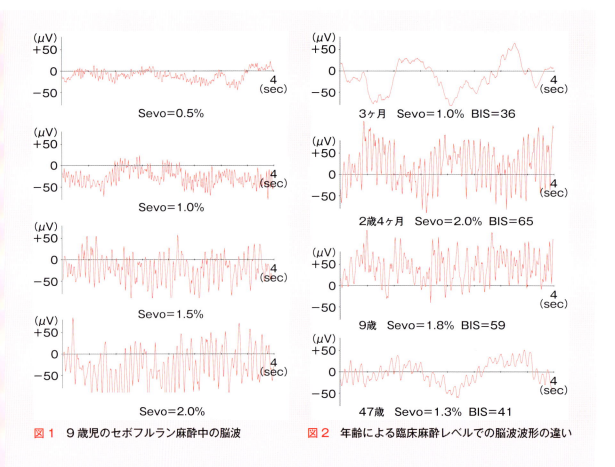

図1　9歳児のセボフルラン麻酔中の脳波　　図2　年齢による臨床麻酔レベルでの脳波波形の違い

- さらに麻酔深度が深くなると、アルファ波の活動性は低下し、シータ波やデルタ波などの徐波の活動性が増す。
- やがて脳波は平坦脳波と高振幅速波を繰り返す burst and suppression と呼ばれるパターンを示すようになり、最終的に完全な平坦脳波となる[8,9]。
- 脳虚血などの非生理的状態を除けば burst and suppression パターンの出現は明らかな深麻酔を示唆する。
- Kang ら[10]は成人において TCI ポンプを用いてプロポフォールの効果部位濃度（Ce）を徐々に上昇させながら、応答消失時の Ce（Ce-LOR）、アルファ波の活動性が最大となったときの Ce（Ce-alpha）および burst and suppression パターンが出現した時の Ce（Ce-OBS）を計測した。Ce-alpha および Ce-OBS いずれも Ce-LOR から回帰することができ、その2つの一次回帰直線が平行であることを示した。この結果からアルファ波の活動性が最大となった時の各患者の麻酔レベルも同等であり、さらにその時の BIS 値が平均 50.2 であったことから、このレベルが手術麻酔に適したレベルであると結論付けた。
- 小児でも同様にアルファ波の活動が最大となるレベルが手術麻酔レベルであると考えれば、麻酔維持に必要な呼気セボフルラン濃度は、2-6歳では 1.8-2.0%、7-10歳では 1.7-1.9%、11-14歳では 1.6-1.8% 程度になる。BIS 値の目標はあくまで参考値ではあるが 2-6歳では 60-65、7-10歳では 55-60、11-14歳では 50-55 程度となる。

- アルファ波の活動を基準にして適切と考えられる麻酔レベルの脳波波形を図2に示す。
- 3ヵ月の患児ではシータ波やデルタ波が主体でありアルファ周波数帯の波形は認められない。2歳4ヵ月では振幅が50μVに及ぶ高振幅の睡眠紡錘波が主体となっている。睡眠紡錘波は成長とともにその基本周波数は遅くなり成人のそれに近づいて行く。振幅も徐々に小さくなって行く。12-14歳ごろまでは麻酔中の脳波はほぼこのような「小児型」の波形であるが，この年齢から25歳前後までは個々の症例によってバリエーションが大きくなる。過去の研究データから，小児のほうが成人よりも個体差が少ない可能性が示唆される。
- もうひとつの麻酔モニターは英国のKennyらが開発したAEP（聴性誘発電位）モニターであり[11]，aepEXというパラメータを算出する。AEPは脳波と逆に覚醒時にもっとも振幅が大きく，麻酔薬濃度の上昇とともにその潜時が延長し，振幅が小さくなる。
- aepEXは潜時20-80 msecのAEP波形の全長の近似値をもとに計算されており，覚醒時には80-90程度，臨床麻酔レベルでは35-40程度となる。
- AEPは生後2ヵ月程度から計測可能であり，刺激強度の調整が必要となるかもしれないが小児でも使用可能である[11,12]。
- AEPのほうが浅い鎮静レベルの判定に優れており，覚醒の有無を判断するには脳波をもとにしたモニターよりも優れている可能性がある。ただし，AEPは臨床麻酔レベルでほぼ平坦化するためこのレベルの調整には不向きである。

症例の経過

前回の麻酔記録を確認したところ，1.2％と低い呼気セボフルラン濃度で麻酔管理されていた。今回は脳波モニターを参考に用い，しっかりと観察しながら麻酔薬濃度を調節し，検査中に話し声が聞こえることがないようにする旨を本人に説明し，納得してもらったところで麻酔を行った。

術中はBISモニターを用いて，脳波の振幅が十分にある（15μV以上）状態を維持できるように麻酔薬濃度を調節し，鎮痛薬としてレミフェンタニル0.3μg/kg/minを併用した。術後，本人の話しを傾聴したところ，今回は術中覚醒を示唆する所見を認めなかった。

参考文献

1) Sury MRJ. Paediatr Anaesth 2016 ; 26 : 468-74.
2) Davidson AJ, et al. Anaesthesia 2011 ; 66 : 446-54.
3) Malviya S, et al. Anesth Analg 2009 ; 109 : 1421-7.
4) Pandit JJ, et al. AAGA in children. Chapter 6 in 5th National Audit Project (NAP5) on accidental awareness during general anesthesia. http://nap5.org.uk/NAP5report#pt（accessed on 22 Apr, 2017）
5) Sury MRJ, et al. AAGA in children. Chapter 15 in 5th National Audit Project(NAP5)on accidental awareness during general anesthesia. http://nap5.org.uk/NAP5report#pt（accessed on 22 Apr, 2017）
6) Brice DD, et al. Br J Anaesth 1970 ; 42 : 535-42.
7) 飛鳥井 望. LiSA 2009 ; 16 : 1032-5.
8) Hagihira S. Br J Anaesth 2015 ; 115 : i27-i31.
9) 萩平 哲. モニタリング 麻酔深度. 川名 信，ほか編. エビデンスで読み解く小児麻酔. 克誠堂出版. 2016, p.63-9.
10) Kang H, et al. J Anesth 2017 ; 31 : 502-9.
11) Mantzaridis H, et al. Br J Anaesth 2011 ; 107 : 726-34.
12) Cheung YM, et al. Pediatr anesth 2013 ; 23 : 891-7.

（萩平 哲）

38 壊死性腸炎
Necrotizing enterocolitis

症例　日齢7日男児，体重2 kg。新生児壊死性腸炎および腸管穿孔の疑いで，緊急試験開腹術が予定された。

周産期歴：在胎27週で出生。出生後5日間，挿管・人工呼吸管理。現在，経鼻的持続陽圧呼吸（nasal CPAP）により呼吸管理中。

現症：全身状態不良，呼吸窮迫症状あり，著明な腹部膨満あり。

腹部単純X線：小腸拡張像，free air あり。

静脈血液ガス所見：pH 7.2，pCO$_2$ 65，HCO$_3^-$ 16

壊死性腸炎とは

■ 壊死性腸炎は，超低出生体重児や極低出生体重児をケアする新生児集中治療室（neonatal intensive care unit：NICU）では，もっとも注意を要する緊急性疾患のひとつでいまだに致死率が高い[1-3]。

■ 出生体重が小さいほど発生頻度が高く，海外の報告では新生児全体の発生率は0.1-0.5％で，超低出生体重児では10％にのぼる[4]。

■ 病態：
- 未熟な腸管粘膜に，腸管虚血・感染・経腸栄養負荷といった因子が加わって起こる。まず腸管粘膜に虚血性変化が起こり，その部分が壊死を起こして炎症反応と感染が加わる。さらに悪化して炎症と感染が腸管筋層に広がり全筋層壊死が起こって腸管が穿孔すると腹膜炎となる。腸管壁は細菌の侵入を防いでおり，そのバリアの壊死により細菌感染や敗血症も同時に生じうる。
- ダイビング反射（循環不全に陥った際に脳や心臓など重要臓器により多くの血流が流れ，皮膚や腸管の血流が減少する反射）は腸管血流低下に大きな影響を与えるが，臍動脈カテーテルの使用，インドメタシンによる腸管動脈収縮，動脈管開存による循環障害も壊死性腸炎の増悪因子となる。

■ 症状：腹部膨満，胆汁性嘔吐，下血などを認める。重篤な場合，穿孔性腹膜炎や敗血症性ショック症状を呈し，血小板減少，白血球減少，代謝性アシドーシスを呈する。

■ 治療：
- 初期治療として腸管減圧，絶食，輸液，抗生剤投与などの保存的な治療が行われる。
- 腸管穿孔，アシドーシス，循環不全，播種性血管内凝固症候群（disseminated intravascular coagulation：DIC），著明な腹部膨満など，重篤な症状を認める場合は外科的治療が必要となる。
- 外科的治療としては腹腔ドレナージ，腸管減圧，壊死腸管切除，腸瘻造設，腸管吻合などが一期的または段階的に行われる。

術前評価

❶ 気道・呼吸

- 呼吸窮迫が進行している場合は，術前からの人工呼吸管理を依頼し，手術前にできる限り状態の改善を図る．その場合，気管チューブのサイズや固定位置，人工呼吸器の設定を確認する．腹部膨満やアシドーシスにより，高い気道内圧や酸素濃度が必要となることがある．
- 手術中に，麻酔器の人工呼吸器では十分な換気が不可能と判断される場合は，NICUで使われている人工呼吸器〔高頻度振動換気法（high frequency oscillation：HFO）など〕を手術室へ搬入する．
- 手術室で挿管する場合，挿管歴があれば後天性に声門下狭窄を呈している可能性を考え，術前からの呼吸状態の評価（上気道狭窄音の存在など）とともに通常より細いサイズの気管チューブも準備しておく．

❷ 循環血液量および循環系の評価

- 循環血液量減少に対して十分な輸液，輸血を行う．必要に応じてショックや低血圧に対してカテコールアミンやステロイドが用いられる．
- 観血的動脈圧ライン，輸血，昇圧薬・血管作動薬投与に用いることができる静脈路（末梢あるいは中心静脈路），臍静脈カテーテルなどが確保されているか確認する．
- 電解質異常やアシドーシスを補正しておく．
- 動脈管開存症や新生児遷延性肺高血圧症をしばしば合併する．その他の先天性心疾患の有無についても確認する．
- 動脈管開存症では左右シャント血流を増やさない，すなわち肺血管抵抗の過度の低下による肺血流過多を起こさないように配慮する．一方，肺血管抵抗上昇により右左シャントを生じる可能性があるので，低酸素血症，高二酸化炭素血症，アシドーシスは回避する．
- 新生児遷延性肺高血圧症では胎児期の高肺血管抵抗が遷延し，右左シャントの持続，左心系の圧迫による低酸素血症，循環不全を生じる．十分な鎮静，人工呼吸，一酸化窒素投与が行われる．

❸ 凝固系の評価

- 凝固異常や血小板減少を認める可能性が高い．この場合，新鮮凍結血漿や血小板輸血を開始し，できる限り術前に補正しておく．

❹ その他

- 未熟児網膜症，脳室内出血，脳室周囲白質軟化症などの合併症の有無も確認しておく．

術中管理[4]（表1）

- 管理目標
  ・循環血液量を正常化し，至適血圧〔平均血圧＝受胎後週数（post-conceptional age：PCA）〕および至適心拍数を保つよう管理を行う．
  ・換気，酸素化，血糖，電解質，凝固系，体温を基準範囲内に維持する．十分量のオピオイドの

表 1　新生児の生理学的特徴と周術期管理のポイント

	新生児の生理学的特徴	麻酔管理上の注意点や対策
呼吸器系	機能的残気量が小さい，体重あたりの酸素消費量が大きい	低酸素血症を起こしやすい
	胸郭を保持する力が弱い	末梢気道が閉塞しやすい
	呼吸中枢が未熟	早産児・低出生体重児には術後無呼吸発作のリスクがある
	早産児でRDSが見られる	サーファクタント補充が必要
		長期の挿管・人工呼吸のため，慢性肺疾患や気管支肺異形成，気道過敏性亢進や肺コンプライアンス低下，声門下狭窄などを来す
循環器系	胎児循環遺残が見られる	血行動態を把握する。低酸素血症，高炭酸ガス血症を避け，十分な鎮痛や鎮静によりストレスを軽減する
	心拍出量は心拍数依存性	徐脈を避ける
	心筋収縮は細胞外カルシウムに依存	低カルシウム血症を避ける
	心筋コンプライアンスが低い	容量負荷を必要最低限にとどめる，徐脈を避ける
	循環血液量の絶対量が少ない	容易に循環血液量が低下する
中枢神経系	早産児，低出生体重児で頭蓋内出血や脳室周囲白質軟化症を来しやすい	循環動態変動を少なくする。酸素化を保ち，過換気や低換気を避ける
代謝系	肝臓でのグリコーゲン貯蔵が少なく，低血糖となりやすい	維持輸液の糖濃度を上げる 低血糖，あるいは高血糖に注意する
体温	筋肉の震えによる熱産生が起こらない	体温が低下しやすい
	非ふるえ熱産生を担う褐色細胞組織は早産児では発達していない	温風加温装置を使用する，室温を上げる，輸液を暖める，ラジアントウォーマーを使用する，皮膚を露出させないようにする，など体温の保持に努める
	体重あたりの体表面積が大きい	
	表皮や皮下組織が菲薄であり，熱の喪失が大きい	

投与により鎮痛を図る。

❶ 呼吸管理

■ SpO_2 90-95%程度，$PaCO_2$ 35-45 mmHg，(術前から高値での場合は急激な補正を行わない) を目標とする。
■ 呼吸器感染予防にも配慮し，清潔操作を心がける。

❷ 循環管理

■ 新生児心筋は筋小胞体が未発達であり，心筋収縮に必要なカルシウムは細胞外からの流入に依存している。したがって，血清イオン化カルシウム濃度の低下により心筋収縮力は劇的に低下する可能性があるため，その濃度を維持するように留意する。
■ 新生児の心筋はコンプライアンスが低く，拡張能に乏しい。前負荷の増大に応じた1回心拍出量増加能力が低いため，新生児の心拍出量は心拍数に依存する。このため，徐脈には可及的速やかに対応する。
■ 輸液管理としては，開腹による不感蒸泄および敗血症による循環血液量の低下を補うため，輸液・輸血量は 30-50 mL/kg/h またはそれ以上が必要となることがある。晶質液，アルブミン

に加えて，照射赤血球濃厚液（Ir-RCC），新鮮凍結血漿（FFP），濃厚血小板製剤（PC）をバイタルサイン，ヘモグロビン濃度などを指標に投与する。
- 胎児型ヘモグロビン（HbF）の酸素親和性は成人型ヘモグロビンよりも高く，新生児の酸素解離曲線は左方移動しており，Hb 濃度を高めに維持する必要がある。
- 赤血球濃厚液は保存により K 値が上昇するため，採血や照射から日が経っていないものを用いるか，カリウム吸着フィルターを通して使用する。

❸ 血糖，電解質管理

- 低出生体重児は，肝臓でのグリコーゲン貯蔵が少ないため，低血糖を来しやすい。通常，糖濃度を調整した維持輸液が術前から投与されており，それを術中も継続することを考慮する。
- 術中に輸血を必要とすることが多く，そのため低カルシウム血症を来しやすい。前述のとおり，血清イオン化カルシウム濃度の低下は容易に循環不全に帰結するため，その濃度には注意する。

❹ 体温管理

- 新生児の体温調節は成人と異なり，筋肉の震えによる熱産生は起こらず，褐色細胞での脂肪分解による熱産生が重要な機序となる。
- 成人と比べて体重あたりの体表面積が大きく，体表からの熱喪失が大きいため，容易に低体温となる。
- このため，入室前からの室温維持，温風式ブランケットやラジアントウォーマーの下での手術施行，輸液や消毒薬の保温などの準備を行う。

術後管理

- 鎮静・鎮痛下に挿管・人工呼吸管理を継続する。
- 感染症に対する治療を継続する。

DOs & DON'Ts

◆ 出生歴や既応歴，合併症の有無を確認しておく。
◆ 血圧，心拍数，換気，酸素化，血糖，電解質，凝固系，体温を正常範囲内に保つ。
◆ 循環血液量低下，低体温を回避する。

Pros & Cons

▶ 新生児に使用する麻酔薬

特定のものを推奨するエビデンスはない。発達段階の脳に対する麻酔薬の神経毒性が指摘されているが[5]，これらの多くは動物実験を基にしており，こうした実験結果をそのまま人体に適用できるか否かについては議論がある。ただし，麻酔薬の中でも，現状では，オピオイドは脳発達におけるアポトーシスに関して比較的安全と考えられている。しかしながら，麻酔薬そ

のものよりも，新生児では脳血流のオートレギュレーションが未発達であることから低血圧，低酸素血症，低二酸化炭素血症を回避するなど，各バイタルサインを基準範囲内に維持することのほうが，麻酔管理上は重要である[6,7]。

▶ 新生児における迅速導入（rapid sequence induction：RSI）の方法

消化器疾患の緊急手術ではフルストマックと考え迅速導入を行うことが原則である。成人では輪状軟骨圧迫下にマスク換気を行わずに挿管する方法（classical RSI）が行われている。しかし classical RSI は低酸素を生じやすいことや輪状軟骨の圧迫により挿管が困難になることが指摘されており，適切な手技の習得が必要である[8]。また腹部膨満が患者では横隔膜の挙上，機能的残気量の低下により，無呼吸から低酸素に陥るまでの時間が短い。このため輪状軟骨圧迫下にマスク換気を行ってから挿管する方法（modified RSI）や，輪状軟骨圧迫を行わずに低い換気圧（最高気道内圧≦12 cmH$_2$O）でマスク換気を行い，十分な筋弛緩が得られた後に挿管する方法（controlled RSI）[9]，あるいは意識下挿管などが選択されている。

▶ NICU 内での手術

重症な低出生体重児に対して NICU での手術を推奨する十分なエビデンスは存在しない。手術室への搬送の危険性が大きい患者を NICU で手術を行う基準としている施設もある。NICU での手術は死亡率や入院期間の増加に寄与するという報告もあるが[10]，ICU で手術を施行した症例がより重症であった可能性があり，今後さらなる検討が必要である。

全身状態不良，代謝性アシドーシスを疑う所見を認めたため，手術前に NICU にて挿管・人工呼吸管理開始。末梢静脈路に加えて，観血的動脈圧ライン，末梢からの中心静脈路（peripherally inserted central catheter：PICC）が確保された。FFP の投与，およびドパミン，ドブタミン（各 5 μg/kg/min）の開始後，低血圧性ショックから離脱できた。RCC，PC が病院に届いた後，手術室に搬入した。

手術室入室後にフェンタニル 5 μg/kg およびロクロニウム 0.6 mg/kg を投与し，その後は循環動態の変化を見ながらフェンタニルを適宜追加投与した。術中は循環動態の変化や動脈血液ガス解析を参考に RCC，FFP，PC を補充した。術中の総輸液・輸血投与量は 30 mL/kg/h であった。術前より開始されていたドパミン，ドブタミンは継続した。壊死部分を切除し，腸瘻が留置され，手術は終了した。挿管のまま NICU に帰室とした。

参考文献

1) Kim SS, et al. Pediatric Surgery 2006；2：1427-52.
2) Lin PW, et al. Lancet 2006；368：1271-83.
3) Rowe MI, et al. J Pediatr Surg 1994；29：987-90.
4) Davis P, et al. Smith's Anesthesia for Infants and Children. 9th edition. Elsevier；2016. 604-10.
5) FDA. Drug safety communication；2016. General Anesthetic and Sedation Drugs：Drug Safety Communication- New Warnings for Young Children and Pregnant Women
6) Weiss M, et al. Curr Opin Anaesthesiol 2015；28：302-7.
7) Kuratani N. J Anesth 2015；29：1-3.

8) Neuhaus D, et al. Pediatr Anesth 2013 ; 23 : 734-40.
9) Salem R, et al. Anesthesiology 2017 ; 126 : 738-52.
10) Engelhardt T. Paediatr Anaesth 2015 ; 25 : 5-8.
11) Wright NJ, et al. J Pediatr Surg 2014 ; 49 : 1210-4.

〔横田 有理，香川 哲郎〕

39 先天性食道閉鎖症
Congenital esophageal atresia with tracheoesophageal fistula

症例　日齢1男児，体重3,500 g。食道閉鎖症C型に対して，気管食道瘻閉鎖術と食道端々吻合術が申し込まれた。

周産期歴：胎児期に異常指摘なし。在胎38週，正常経腟分娩で出生。

アプガースコア：8点（1分値），9点（5分値）。

現症：全身状態　元気に啼泣，呼吸窮迫症状や循環不全徴候なし。

胸腹部単純X線：経鼻胃管のcoil-up signあり。

経胸壁心臓超音波検査：心内合併奇形なし，動脈管閉鎖。

食道閉鎖症の疫学，徴候，分類

- およそ2,500-3,000出生に1例の割合で発生する。
- 胎生18週以降に胃泡の欠損，小さい胃泡，羊水過多などから疑われるが陽性的中率は高くない。
- 羊水過多のあった母親から生まれた新生児では，出生直後に胃管が通過することを確認する。食道閉鎖の児では胃管が9-10 cm以上進まず，胸腹部単純X線写真で胃管先端が上縦隔（Th2-4）で止まっている所見（coil-up sign）が確認される。
- 気管と食道・気管食道瘻（tracheoesophageal fistula：TEF）の関係によりGross分類もしくはVogt分類（図1）で分類される。Gross C型がもっとも多い[1]。

外科的治療法

- Gross C型食道閉鎖症では右開胸もしくは胸腔鏡下での一期的修復（気管食道瘻閉鎖＋食道端々吻合）が行われることが多い。食道口側断端と肛側食道が離れており一期的に吻合することが難しい症例では，段階的修復が行われることもある。
- 胸膜外アプローチと胸腔アプローチがあり，胸膜外アプローチのほうが剥離に時間がかかるが術

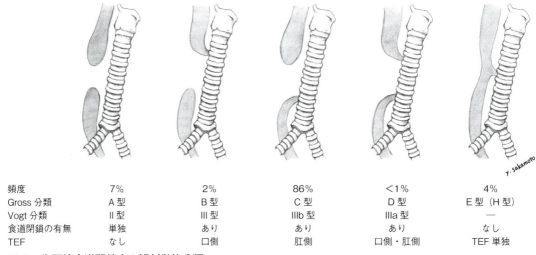

頻度	7%	2%	86%	<1%	4%
Gross分類	A型	B型	C型	D型	E型（H型）
Vogt分類	II型	III型	IIIb型	IIIa型	—
食道閉鎖の有無	単独	あり	あり	あり	なし
TEF	なし	口側	肛側	口側・肛側	TEF単独

図1　先天性食道閉鎖症の解剖学的分類

- 後に縫合不全が起こった場合に胸腔が汚染されにくいという利点がある。
- Gross A 型では食道口側と肛側断端が離れており，一期的吻合が困難な場合が多い。食道断端間の距離が 2 椎体以下の場合は一期的修復が試みられることもある。食道断端間が 3-6 椎体離れている場合は，新生児期早期に胃瘻造設術が施行され，食道口側盲端側は持続吸引が行われる。その後，食道断端間が近づいたのを確認し，生後 2-3 ヵ月頃までに食道端々吻合による修復が施行される。6 椎体以上離れている症例でも同様にして食道端々吻合が施行される場合もあるが，まず胃瘻造設術と頸部食道瘻造設術，その後遠隔期に食道置換術が施行されることが多い。

術前評価

❶ 合併疾患の有無

- 50% 以上の症例で他の先天異常を合併するため，一般的な新生児のスクリーニング検査に加え，特に先天性心疾患，消化管疾患などを含めた合併症の有無について確認する[1,2]（**表 1**）。
- 関連する先天異常が多数ある場合，関連診療科とともに包括的なアプローチに基づいた治療戦略を立てる。その中で緊急度や重症度などに基づいて，どの疾患から治療を進めていくかを決定する。肺血流量減少による高度のチアノーゼが見られる先天性心疾患合併症例では食道閉鎖症の術前に modified Blalock-Taussig シャント手術などの姑息手術を行うこともある。
- 右側大動脈弓がある症例では（2.5-15%），術式が左開胸となるため術前に確認が必要である。
- 胸部単純 X 線写真，CT などにより誤嚥性肺炎の有無など肺野の状態を確認する。
- 低出生体重・未熟性や肺疾患，先天性心疾患などの有無が予後に影響する。肺コンプライアンス低下，気管分岐部近くに大きな TEF を認める症例では麻酔時の呼吸合併症リスクが高い[1]。
- 先天性心疾患の合併がなく体重 2,000 g 以上の新生児では生存率は 100% だが，体重 2,000 g 未満で複雑先天性心疾患の合併症例では生存率はいまだに 27% であるという報告もある[3]。

❷ 気管食道瘻の位置

- TEF の位置が気道管理に影響するが，術前評価では瘻孔の位置が確認できない場合が多い。
- 3D-CT により瘻孔の位置，食道断端間の距離などを術前に確認する施設もある。

表 1　食道閉鎖症に関連する先天異常

奇形	頻度	例
心血管系	29%	VSD，PDA，TOF，ASD，右側大動脈弓
消化管系	14%	十二指腸閉鎖，鎖肛，腸回転異常，幽門狭窄症，臍帯ヘルニア
泌尿生殖器系	14%	腎形成不全，尿道下裂，馬蹄腎，多嚢胞腎，尿管・尿道異常
筋骨格系	10%	橈骨異常，多指症，下肢欠損，半椎，肋骨欠損，側彎
VACTERL complex	10%	他にも CHARGE 症候群，Potter 症候群などの徴候のひとつである場合がある
呼吸器系	6%	気管・気管支軟化症，肺低形成，気管形成不全・狭窄など
染色体異常	4%	18 トリソミー，21 トリソミー，13q 欠損，22q11 欠損など

VSD：ventricular septal defect 心室中隔欠損，PDA：patent ductus arteriosus 動脈管開存，TOF：tetralogy of Fallot ファロー四徴症，ASD：atrial septal defect 心房中隔欠損
(Broemling N, et al. Paediatr Anaesth 2011；21：1092-9 より改変引用)

- 麻酔導入後，手術前に硬性気管支鏡によりTEFの位置や気道の評価を行う施設もある。
- 瘻孔の位置が高い症例では挿管後に気管支ファイバーで観察すると瘻孔を見逃す場合がある。
- TEFの位置は通常気管分岐部から1-2気管輪頭側の気管後壁側に位置することが多い[4]。

術中管理

- 麻酔導入前まで口側食道盲端部の吸引チューブから分泌物の持続吸引を行い誤嚥を防止する。
- 肺コンプライアンスの低下を認めない症例の大多数では，筋弛緩下での低圧換気で胃膨張が問題となることは少ない。静脈麻酔薬で導入して，低圧でのマスク換気が可能であることを確認してから筋弛緩薬を投与し挿管する。胃へのガス流入を防ぐため，気道内圧を15-20 cmH$_2$Oを上限とし注意して換気を行う。
- 肺コンプライアンスが低下している症例では外科的気管食道瘻閉鎖まで自発呼吸を温存する場合もある。また，TEFの閉鎖を行うこともある。（「Pros & Cons」参照）
- 気道内圧を低く保つために一回換気量を減らし換気回数を増やす，低容量呼吸管理でも低酸素血症や高二酸化炭素血症の改善がみられない場合，高頻度振動換気（high-frequency oscillatory ventilation：HFOV）が奏功したという報告もある[5]。
- TEFが結紮されれば胃へのガス流入はなくなるので，結紮後は自発呼吸を温存していた症例や低圧管理を行っていた症例でも，筋弛緩薬の使用や通常圧での呼吸管理が可能となる。
- 術中体位，術式（開胸か胸腔鏡下か）を術前に確認する。通常は左側臥位（右側大動脈弓症例では右側臥位）。胸腔鏡下手術の場合，術野確保のため片肺換気を要求されることがある。
- 標準モニタリングに加えて，観血的動脈圧モニタリングも考慮する。特に，心疾患合併症例や胸腔鏡下手術では観血的動脈圧モニタリングの必要性が高い。
- 呼気終末二酸化炭素分圧（end-tidal carbon dioxide：Etco_2）と動脈血二酸化炭素分圧（Paco_2）との乖離がみられることがあるため，動脈血液ガス分析によりPaco_2を確認する。経皮二酸化炭素分圧測定が有用な症例もある[6]。
- 術前に診断されなかった右側大動脈弓症例の場合，右開胸での手術は技術的に困難で，気管食道瘻ではなく誤って大動脈が結紮される可能性がある。動脈管前後（右上肢と下肢）の2ヵ所での経皮的酸素飽和度モニタリングを推奨する報告もある[7]。

術後管理

- 一期的食道端々吻合術後症例では，創部が安定するまでの数日間人工呼吸管理が継続される。
- 縫合不全は15-20%で見られるが，そのうち大きな縫合不全（メジャーリーク）は1/3以下である。メジャーリークは術後48時間以内に起こることが多く，緊張性気胸を来すこともある。
- 可能であれば仙骨部から硬膜外カテーテルを胸椎レベルまで挿入して術中・術後鎮痛に使用する。カテーテル先端の位置確認には，超音波ガイド，透視，単純X線撮影などを用いる。新生児では，チトクロームP450を介した肝代謝経路が未熟なことやα1-酸性糖蛋白（α1-acid-glycoprotein：AAG）の血中濃度が低いことから，蛋白未結合の局所麻酔薬の血中濃度上昇に伴う局所麻酔薬中毒の可能性に注意する（第45章参照）[8]。
- 硬膜外鎮痛を選択しない症例ではモルヒネやフェンタニルの持続静注により術後鎮痛をはかる。疼痛コントロールの不良は再挿管の原因となりうる[1]。
- 臨床的に有意な気管・気管支軟化症が10-20%程度の症例で見られる。通常は成長とともに改

善し，大動脈胸骨固定術が必要となる症例はまれである[1,9]。
- 術操作などによる反回神経麻痺のために再挿管が必要となることがある。
- 術後人工呼吸管理からの離脱が困難な症例では，見逃されたTEFの存在を疑う[9]。
- 術後に食道吻合部狭窄などの合併症や気管軟化症が生じた場合，その後も検査や処置などで頻回の全身麻酔が必要となる。

DOs & DON'Ts

- ◆ 合併疾患の有無，特に複雑先天性心疾患により周術期管理や予後が大きく影響を受けるため，術前の心臓超音波検査は必須である。
- ◆ 術前の胸部X線写真，CTなどで肺の状態を確認した後に麻酔計画や術中呼吸管理計画を立てる。
- ◆ 術中呼吸管理・麻酔管理には術者との良好なコミュニケーション，協力関係が欠かせない。
- ◆ 術中に酸素化不良や換気困難に陥った場合，迅速に対応しながら，気管食道瘻を介した胃膨張やDOPE（displacement：気管チューブ位置異常，obstruction：気管チューブ閉塞，pneumothorax：気胸，equipment failure：機器不具合）などの原因を考える。

Pros & Cons

▶ 外科的気管食道瘻閉鎖までの呼吸管理

・TEFのある型では，陽圧換気による胃へのガス流入や胃膨張，胃から気管への胃液の逆流が問題となる。挿管後に外科的瘻孔閉鎖まで自発呼吸を温存するか，気管チューブ側壁や血管内治療用カテーテル（FogartyカテーテルTM）などでTEFの気管側の開口部を閉鎖するかについては議論の余地がある。
・TEFの大きさが3mm未満の症例では気道管理に難渋することはほぼない[10]。

1）自発呼吸を温存する

・低肺コンプライアンス症例でも自発呼吸下では胃へのガス流入はほぼみられない。
・吸入麻酔薬やプロポフォール持続投与，少量のミダゾラム，フェンタニルなどで自発呼吸を温存しながら外科的瘻孔閉鎖まで手術を進める。
・体動などが生じることもあり術者の理解や協力が必要となる。
・早産・低出生体重児では自発呼吸が消失しやすく，外科的瘻孔閉鎖までの時間が長くかかる症例や施設では自発呼吸の温存は困難である。

2）気管食道瘻の気管側の開口部を気管チューブ側壁で閉鎖する

・挿管後に気管支ファイバーを用いて瘻孔の位置確認を行い，気管チューブ先端を瘻孔よりも末梢におくことでチューブの側面で瘻孔を閉鎖する。
・瘻孔開口部が気管分岐部直上や気管分岐部以下の症例では気管支挿管とすることもある。その際，チューブが深くなると気管チューブによる左上葉気管支閉塞を来す可能性があるので注意が必要である。瘻孔閉鎖後に片肺換気が必要でない場合は気管までチューブを引いて両

肺換気に戻す。
- 体位変換や術操作などによるチューブの移動で瘻孔内にチューブ先端が迷入すると致死的となる。気管支ファイバーによりチューブ先端位置を確認する。

3）気管食道瘻の気管側の開口部をバルーンカテーテルで閉鎖する

（1）胃瘻側からの閉鎖[11]
- 胃瘻がある場合，ファイバーガイド下に胃瘻を介してTEFをバルーンカテーテルで閉塞することもある。

（2）気管側からの閉鎖[12]
- 硬性気管支鏡または気管支ファイバーガイド下にバルーンカテーテルを気管から瘻孔へ進めて，TEFを順行性に閉塞する。
- 気管分岐部近位のTEFで気管チューブ側壁での瘻孔閉鎖が難しい症例で行われることが多い。
- バルーンカテーテルとしてはFogartyカテーテル™ 2 Fr（バルーン 4 mm）または 3 Fr（バルーン 5 mm）を使う。
- バルーンカテーテルを気管チューブの外側を通す方法と内側を通す方法がある。
- カテーテル先端を少し曲げておくと瘻孔へ誘導しやすい。
- チューブ内側を通す場合，内径が小さい気管チューブではバルーンカテーテルと気管支ファイバーを同時に挿入するのが困難となる。バルーンカテーテル留置後も気道抵抗が問題となることがある。
- チューブ外側を通す場合は，バルーンカテーテルを挿入した後に挿管を行う。
- TEF周辺の術操作によりバルーンカテーテルが気管内に押し出され気管閉塞となるリスクがあるので注意が必要である。術者とコミュニケーションをとり，TEFの切離直前にカテーテルを抜去する。

▶ 胃瘻造設のタイミング

- Gross C型食道閉鎖症では胃瘻造設をせずに一期的修復（気管食道瘻閉鎖＋食道端々吻合）が行われることが多い。
- 陽圧換気による極度の胃膨張に対してときに緊急胃瘻造設術が必要となることがある。
- 特に，早産児や誤嚥などで肺コンプライアンスが低い症例では，TEFを介したガスの流入により胃の過膨張・胃破裂のリスクが高くなる。この場合，胃瘻造設術により致死的な胃破裂は回避できるが，低肺コンプライアンス症例では胃瘻開放により胃がより低圧でのガスの流入先となることでさらなる換気不全が引き起こされる可能性がある。
- 有効換気が得られない場合，開腹側からの食道絞扼術が必要となる。

▶ 開胸手術と胸腔鏡下手術

- 近年，胸腔鏡下での気管食道瘻閉鎖・食道端々吻合を行う施設が増加している。
- 開胸手術と比べて胸腔鏡下手術は，術後合併症の頻度は同程度で，人工呼吸期間や集中治療室滞在期間は短くなると報告されている[13,14]。また，術後の胸郭変形も少ない。
- 胸腔鏡下手術は，高い換気圧が必要な症例，循環動態が不安定な症例，1,500 g未満の極低

出生体重児では禁忌である。
・また，重度の先天性心疾患合併例，1,500-2,000 g の低出生体重児，著明な腹満を認める症例でも相対的禁忌とされている[15]。

食道口側盲端内に留置された経鼻胃管と口腔内を十分に吸引した後にミダゾラム（0.1-0.2 mg/kg），フェンタニル（1-2 μg/kg）を投与。自発呼吸を残した状態で喉頭鏡をかけ 3 Fr の Fogarty カテーテル™を気管内に挿入し，その後内径 3.0 mm の Microcuff® 小児用気管チューブにて挿管。気管支ファイバーを用い TEF の位置を確認した。TEF は気管分岐部直上の気管後壁側に見られたため，気管支ファイバー観察下に Fogarty カテーテル™を瘻孔内に挿入して瘻孔を閉鎖した。気管チューブ先端は気管分岐部から 1 cm 上方に位置することを確認。その後，ロクロニウム（0.6 mg/kg）を投与し，人工呼吸を開始した。麻酔維持はセボフルラン，フェンタニル，ロクロニウムで行った。

観血的動脈圧ラインを確保し，術中は適宜動脈血ガス分析を行った。

術中・術後鎮痛用に仙骨部から硬膜外カテーテルを超音波ガイド下に第 5 胸椎レベルまで挿入し，0.25％ロピバカイン（0.5 mL/kg）を投与した。

手術は左側臥位・右開胸で，まず TEF 閉鎖が行われた。TEF を同定後，結紮・切離前に挿入していた Fogarty カテーテル™を抜去した。術野で上部食道盲端の先端を同定後に経鼻胃管を少し引き，上部と下部の食道端々吻合を行った。その後，術者のガイド下に胃管を胃まで進めて留置した。

手術終了後，鎮静・人工呼吸管理下に集中治療室へ移動。創部の安静のため，フェンタニル，ミダゾラム，ロクロニウム持続静注による鎮静下に 2 日間人工呼吸管理を続け，術後 3 日目に抜管。硬膜外カテーテルからはロピバカイン持続投与（0.2％ 0.1 mL/kg/h）を行った。抜管後も呼吸状態は安定しており，術後 4 日目に集中治療室を退室した。

参考文献

1) Broemling N, et al. Paediatr Anaesth 2011；21：1092-9.
2) Spitz L. Orphanet J Rare Dis 2007；2：24-36.
3) Okamoto T, et al. Surgery 2009；145：675-81.
4) Holzki J. Paediatr Anaesth 1992；2：297-303.
5) Ehlers M, et al. Paediatr Anaesth 2015；25：860-2.
6) Sandberg KL, et al. Acta Paediatr 2011；100：676-9.
7) Dias R, et al. Paediatr Anaesth 2016；26：221-6.
8) Bosenberg AT. Paediatr Anaesth 1998；8：479-83.
9) Kovesi T, et al. Chest 2004；126：915-25.
10) Andropoulos DB, et al. Paediatr Anaesth 1998；8：313-9.
11) Bloch EC, et al. Anesth Analg 1988；67：791-3.
12) Filston HC, et al. J Pediatr Surg 1982；17：149-51.
13) Al Tokhais T, et al. J Pediatr Surg 2008；43：805-9.
14) Olcomb GW Ⅲ, et al. Ann Surg 2005；242：422-8.
15) Rothenberg SS. Semin Pediatr Surg 2005；14：2-7.

（加古 裕美）

40 先天性横隔膜ヘルニア
congenital diaphragmatic hernia

症例 日齢0，男児。左先天性横隔膜ヘルニア（Bochdalek孔ヘルニア）に対して外科医より手術時期について相談があった。

周産期歴：胎児期に左横隔膜ヘルニアと診断。胎児超音波検査（34週時）においてMcGoon Index 1.1，LHR 0.9，肝臓の胸腔内への嵌入あり。胎児手術なし。在胎38週，正常経腟分娩で出生。アプガースコア：5点（1分値），9点（5分値）。出生後ただちに新生児集中治療室にて挿管・人工呼吸管理開始。

経胸壁心臓超音波検査：心内合併奇形なし。動脈管開存（両方向性）。

先天性横隔膜ヘルニアの疫学

- 頻度：2,500～4,000出生あたり1例。
- 生存率：治療法の進歩と普及によって向上しつつあり，2011年の日本の全国調査では，新生児例全体の75％が生存退院し，重篤な合併奇形や染色体異常を伴わない本症単独例では84％が生存退院していた[1]。しかし，重度の肺低形成例の生存率は依然として低い（30％以下）[2]。

先天性横隔膜ヘルニアの病態生理

- 先天性横隔膜ヘルニア（congenital diaphragmatic hernia：CDH）は，横隔膜の先天的な欠損により腹腔臓器が胸腔内に嵌入する疾患である。
- 胎生期の正常肺の発育阻害から肺低形成となり，出生直後から呼吸障害がみられる。
- 肺低形成による肺血管床の減少や肺動脈筋層の肥厚，肺血管の攣縮により肺高血圧症（pulmonary hypertension：PH）が生じうる。さらに，PHによる右心不全や，胎児期に左心室への負荷が不十分なことに起因する左心不全も生じうる。
- 右側の欠損孔の場合は主に肝臓が，左の欠損孔では主に胃や腸管（重症例の場合は肝臓も含む）が，胸腔内に嵌入する。腹部臓器の嵌入度合いが少ない症例は肺の低形成の度合が少なく予後がよいが，肝臓が嵌入しており肺低形成が重度な症例の予後は悪い。

先天性横隔膜ヘルニアの診断

- 出生前に胎児超音波検査で診断されることが多い。胎児超音波検査に引き続き胎児MRIなどの検査が行われる。近年の日本の全国調査では72％が出生前に診断されていた[1]。
- 出生後は胸部単純X線写真で診断される。左側の欠損孔の場合は，左側胸腔の腸管ガス像，縦隔の右への偏倚を認める。右側の欠損孔の場合は，右側胸腔への充実性臓器（肝臓）の嵌入により診断される。軽症例では横隔膜弛緩症との鑑別が必要となる。

先天性横隔膜ヘルニアの外科的治療

- 出生後に胸腔内に嵌入した腹腔臓器を腹腔内に還納し横隔膜の欠損孔を修復する手術が施行される。欠損孔が小さい場合は直接縫合されるが，欠損孔が大きい場合は人工物が用いられる。
- 近年，胎児治療として胎児鏡下気管閉塞術（fetoscopic endoluminal tracheal occlusion：

FETO）が試みられている[3]。FETO は，胎児の気管を閉塞すると肺分泌液が貯留して肺が拡張して成長することを応用した治療法である。胎児鏡を用いて胎児の気管に着脱式バルーンを挿入し，一時的気管閉塞を行い，低形成肺の発育を期待する。欧州を中心に無作為化比較対照試験（TOTAL trial）が進行中である[4]。

先天性横隔膜ヘルニアと先天異常

- CDH にはさまざまな染色体異常や先天奇形症候群の合併を認めることがある[5]。染色体異常や先天奇形症候群の鑑別は，予後を予測するうえで重要である。
- 染色体異常では，13 トリソミー，18 トリソミー，21 トリソミーなどがみられる。先天奇形症候群では，ベックウィズ・ヴィーデマン（Beckwith-Wiedemann）症候群，チャージ（CHARGE）症候群，コルネリア・デランゲ（Cornelia de Lange）症候群などが報告されている。
- 心疾患合併症例の予後は非合併症例と比べて不良である[6,7]。

重症度・予後予測因子

❶ 肺頭囲比（lung area to head circumference ratio：LHR）と observed to expected LHR（O/E LHR）

- LHR は，胎児超音波検査で計測される，頭囲と横隔膜非欠損側の肺面積との比である。
- Metkus らの報告によると，LHR＜0.6 では全例死亡，LHR＞1.35 では全例生存，0.6＜LHR＜1.35 症例の生存率は 61％であった[8]。日本の全国調査では LHR＜1.0 症例の生存率は 29％であった[1]。
- LHR は，在胎週数が進むと，その計測値が上昇するため，罹患胎児の LHR と同週数の非罹患胎児の LHR との比で検討される observed to expected LHR（O/E LHR）が提唱されている[9]。
- 在胎 22-28 週で LHR＜1.0 症例の生存率は低く，O/E LHR≦0.25 がそれにほぼ相当する[9]。右側 CDH では，O/E LHR≦0.45 症例は生存例を認めなかったが，O/E LHR≧0.45 症例の生存率は 60％程度であった。左側 CDH では，O/E LHR が上昇するほど生存率が高かった[9]。

❷ 肝臓の位置（liver-up vs. liver-down）

- 肝臓の位置は，古くから重症度を反映するとされてきた。
- 肺保護的な人工呼吸が広まった 2000 年代でも，胎児診断で肝臓が胸腔内に嵌入している（liver-up）症例の生存率 33％に対して liver-down の生存率は 93％であり，liver-up 症例の転帰は不良であった[10]。近年の日本の全国調査でも liver-up 症例の生存率は 55％であった[1]。

❸ 肺胸郭比（lung to thorax transverse area ratio：LTR）

- LTR は，胎児超音波検査で計測される，横隔膜非欠損側の肺と胸郭の面積比である[11]。
- 日本の多施設研究では，LTR≧0.08 の症例には 90％の長期生存が期待できるが，LTR＜0.08 の症例の場合は 50％程度であった[12]。
- 肝臓の位置と LTR との併用による重症度予測も試みられている[13]。肝臓の位置と LTR の組み合わせにより 3 群に分類した場合，最重症とされる liver-up＋LTR＜0.08 症例群の生存率は

35%で，経管栄養や酸素投与がない状態での退院率は5%であった。
- 近年の日本の全国調査では，LTR＜0.08の症例の生存率は51%で，liver-up＋LTR＜0.08症例の生存率は47%であった[1]。

❹ 胃の位置

- 出生前の肝臓と胸腔内の胃の位置による，左側CDHの重症度予測が試みられている[14]。肝臓と胸腔内の胃の位置により3群に分類し，肝臓が胸腔に嵌入し胃の半分以上が右胸腔内にある最重症群の生存率は43%，経管栄養や酸素投与がない状態での退院率は10%であった。
- 近年の日本の全国調査では，最重症群の生存率は44%であった[1]。

❺ 肺動脈のサイズ（McGoon index）

- 肺動脈の低形成の評価目的に，分岐直後の左右肺動脈径の和と横隔膜での下行大動脈径の比（McGoon index）が用いられる[15]。
- 胎児MRIでMcGoon indexを検討した研究では，出生後3週時点で高度なPH（体血圧と同等またはそれ以上）を呈した症例では胎児期のMcGoon indexが低く，PHの軽微な症例ではMcGoon indexが高かった[16]。胎児期のMcGoon indexが0.88未満の場合，高度なPHの陽性的中率は約90%であった。

周術期の呼吸管理

- 呼吸管理の要点は，酸素化と換気の維持，および肺保護的な人工呼吸管理である。
- 肺保護的な人工呼吸管理法が提唱された背景としては，CDHの剖検例における肺所見でびまん性の肺胞損傷と硝子膜形成を認め，これが人工呼吸による二次的な病変である可能性が示唆されたためである[17]。
- 肺保護的な人工呼吸管理法としては，従来型人工換気（conventional mechanical ventilation：CMV）で1回換気量と吸気圧を制限する方法と高頻度振動換気法（high-frequency oscillation：HFO）がある。
- CDHの人工呼吸管理の要点は以下のとおりである[18]。
  ① 酸素化の目標：pre-ductal SpO_2＞85%を許容し，いたずらに酸素化の改善を追求しない。
  ② 換気の目標：pH 7.3以上を許容し，CMVでの最大吸気圧を25 cmH_2O以下に保つ。
  ③ HFO使用時の平均気道内圧：16 cmH_2O以下に保つ。
- CDHの人工呼吸管理の推奨を表1，2に示す[19,20]。

周術期の循環管理

- 循環管理の要点は，PHの有無や心機能を心臓超音波検査の評価と，必要に応じての一酸化窒素吸入療法や血管作動薬による治療である。
- 一酸化窒素吸入療法（inhaled nitric oxide：iNO）
  ・iNOは肺動脈平滑筋で直接グアニル酸シクラーゼを活性化しcGMPを増加させ，肺動脈を拡張させる。一方，血管内に吸収されたiNOは半減期が数秒と短く，また速やかにヘモグロビンと結合してNOHbを形成し，メトヘモグロビン（MetHb）へと酸化され血管拡張作用を失うため，体血管への影響はない。

表 1 横隔膜ヘルニアの人工呼吸管理に関する推奨

		CDH Consortium[19]	EURO	米国小児外科学会[20]
酸素化・換気の目標値	Pre-ductal SaO$_2$	85-95%		>85%
	Post-ductal SaO$_2$	>70%		—
	PaCO$_2$	45-60 mmHg		<60 mmHg
CMV	PIP	<25 cmH$_2$O		<25 cmH$_2$O
	PEEP	2-5 cmH$_2$O		3-5 cmH$_2$O
HFO	HFO の適応	rescue therapy として位置付ける場合は CMV で PIP>28 となる状況下で HFO を考慮する。initial therapy として行うことも可能である。		rescue therapy として位置付ける場合は CMV で PIP>25 または SaO$_2$<85%となる状況下で HFO を考慮する。initial therapy として行うことも可能である。

CMV：conventional mechanical ventilation，従来型人工換気
HFO：high frequency oscillation，高頻度振動換気法
PIP：peak inspiratory pressure，最大吸気圧
PEEP：positive end expiratory pressure，呼気終末陽圧
MAP：mean airway pressure，平均気道内圧
(Reiss I, et al. Neonatology 2010；98：354-64
Puligandla PS, et al. J Pediatr Surg 2015；50：1958-70 をもとに作成)

表 2 横隔膜ヘルニアに対する HFO 管理に関する推奨

F$_{IO_2}$	1.0 で開始する。酸素化の程度に応じて調整する。
MAP	12-16 cmH$_2$O で開始する。酸素化が維持されれば，10-12 cmH$_2$O まで漸減する。
Frequency（周波数）	15 Hz に固定する。
Amplitude	65 cmH$_2$O 未満を目標とする。
1 回換気量（測定できる機種のみ）	2 mL/kg 未満を目標とする。

注）酸素化については Preductal SaO$_2$>85%を許容し，いたずらに酸素化の改善を追及しない。換気については PaCO$_2$ 50-60 mmHg を目標とする。
HFO：high frequency oscillation，高頻度振動換気法
MAP：mean airway pressure，平均気道内圧
(Euro CDH Consortium[19]と米国小児外科学会ガイドライン[20]をもとに日本の状況に合うように改変)

・副作用として MetHb 血症，肺出血，頭蓋内出血がある。

■ PH に対する血管拡張薬

・いずれの血管拡張薬も肺動脈を拡張させるだけではなく，体血圧を低下させる可能性がある。血管拡張薬を投与しても酸素化の改善が乏しい場合は，PH に対する薬剤の効果が乏しい可能性と，体血圧の低下により相対的に PH が増強している可能性を考える。
・PH のため動脈管の右左シャントが優位な状態で動脈管が閉鎖傾向にある場合，プロスタグランジン E$_1$ 製剤により動脈管を開存させ，右心負荷の軽減と下半身への血流増加を図る[21]。

術中管理

■ 呼吸循環管理の要点は，上記で示した，肺保護的な人工呼吸管理，PH および右心不全，左心不全に対する循環管理にあり，術前から術後までのシームレスな管理が求められる。

- PHの増悪を来さないよう，十分な鎮静・鎮痛・筋弛緩を図る。
- 低酸素血症を来した場合，"DOPE"（Displacement：気管チューブの位置異常，Obstruction：気管チューブの閉塞，Pneumothorax：気胸，Equipment failure：機器の異常）の可能性に加えて，PHの増悪の可能性を考える。
- 低形成肺に対して，手動換気などにより過剰な圧での換気は行ってはならない。

長期予後

- CDH症例は，たとえ生存退院できても，遠隔期死亡例[22]や，経管栄養，酸素投与などの医療行為を退院時に必要とする症例[23]，神経発達障害を呈する症例[24]，漏斗胸や側弯などの術後の胸椎・脊椎変形を呈する症例などがあり，長期的なフォローアップが推奨されている[25]。

DOs & DON'Ts

- pre-ductal SpO_2 ＞85％，pH＞7.3を目標に，肺保護的な人工呼吸管理を行う。
- 肺高血圧症の有無や心機能を心臓超音波検査で評価し，必要に応じて一酸化窒素吸入療法や血管作動薬による治療を行う。
- 術中に肺高血圧症の増悪を来さないように十分な鎮痛・鎮静・筋弛緩を図る。
- 手動換気などにより過剰な圧で換気してはならない。

Pros & Cons

▶ 従来型人工換気法（CMV）vs. 高頻度振動換気法（HFO）

理論的にはHFOは究極の肺保護換気であることから，日本のCDH診療ガイドライン[25]では，弱い推奨度ながら，HFOは考慮すべき呼吸管理法とされ，特に重症例に対してはHFOの使用が推奨されている。日本の全国調査では70％の症例がHFOで管理されていた[1]。しかし，ヨーロッパで行われた，CDHに対するCMV群とHFO群との多施設無作為化比較対照試験では，日齢28時点の生存率や酸素需要に関して両群間に有意差はなかった[26]。現状ではCMVとHFOのどちらがCDHの呼吸管理に適しているか，結論はでていない。

▶ 一酸化窒素吸入療法（iNO）

CDHに対するiNOは，日本では56％の症例で使用されていた[1]。しかし，CDHの予後改善に対するiNOの治療効果のエビデンスは乏しい。

▶ 体外式膜型人工肺（extracorporeal membrane oxygenation：ECMO）

施設により方針や適応基準はさまざまであるが，肺保護的な人工呼吸管理，PHに対する循環管理にもかかわらず呼吸循環不全を呈する最重症のCDHに対してECMOの導入が検討される場合がある。日本の全国調査では7％の症例でECMOが使用され，その生存率は37％であった[1]。しかし，ECMO自体が低形成肺を治療するわけではなく，ECMOの適用には慎重な

検討が求められる[18,25]。

▶ 手術時期

早期手術と晩期手術との間に議論があったが，近年は生後2~3日以内の早期に手術が施行されることが多い。日本の全国調査では，手術時期は生後61時間（中央値）であった[1]。

また，ECMOを要した症例についても，ECMO中とECMO離脱後との間に議論がある。推奨度は弱いが，米国小児外科学会によれば，ECMO下の早期手術によりECMO期間が短縮できる可能性があるとされている[20]。

重症度が高い症例であると判断した。新生児集中治療室でHFOとiNOを併用した管理が継続され，生後48時間を経過したところで手術が施行された。欠損孔は大きく，人工物を用いた閉鎖術が施行された。術直後に酸素化の不安定な時期が続いたが，数日後から酸素化の安定が徐々に得られたため，人工呼吸器設定のウィーニングが開始され，日齢20に抜管。退院時は，長期的なフォローアップに関して，小児外科のみならず関係各科合同で包括的な管理方針が検討された。

参考文献

1) Nagata K, et al. J Pediatr Surg 2013；48：738-44.
2) 遠藤誠之，ほか．小児外科 2016；48：438-44.
3) 佐合治彦，ほか．小児外科 2016；48：445-9.
4) Tracheal Occlusion To Accelerate Lung growth（TOTAL）trial https://clinicaltrials.gov/ct2/show/NCT02875860（2017年9月閲覧）
5) McGiven MR, et al. Arch Dis Child Fetal Neonatal Ed 2015；100：F137-44.
6) Menon SC, et al. J Pediatr 2013；162：825-45.
7) Wynn J, et al. J Pediatr 2013；163：114-9.
8) Metkus AP, et al. J Pediatr Surg 1996；36：148-152.
9) Jani J, et al. Ultrasound Obstet Gynecol 2007；30：67-71.
10) Kitano Y, et al. J Pediatr Sug 2005；40：1827-32.
11) Hasegawa T, et al. J Clin Ultrasound 1990；18：705-9.
12) Usui N, et al. Pediatr Surg Int 2011；27：39-45.
13) Usui N, et al. J Pediatr Surg 2011；46：1873-80.
14) Kitano Y, et al. Ultrasound Obstet Gynecol 2011；37：277-82.
15) Suda K, et al. Pediatrics 2000；105：1106-09.
16) Vuletin JF, et al. J Pediatr Surg 2010；45：703-8.
17) Sakurai Y, et al. J Pediatr Surg 1999；34：1813-19.
18) Bohn D. Am J Respir Crit Care Med 2002；166：911-5.
19) Reiss I, et al. Neonatology 2010；98：354-64.
20) Puligandla PS, et al. J Pediatr Surg 2015；50：1958-70.
21) Inamura N, et al. Pediatr Surg Int 2014；30：889-94.
22) Burgos CM, et al. J Pediatr Surg 2017；52：526-9.
23) The Canadian Pediatric Surgery Network. CAPSNet 2015 Annual Report. http://www.capsnetwork.org/portal/forResearchers/AnnualReportsandNewsletters.aspx.（2017年9月閲覧）
24) Tracy S, et al. J Pediatr Surg 2010；45：958-65.
25) 新生児横隔膜ヘルニア（CDH）診療ガイドライン．https://www.mch.pref.osaka.jp/hospital/department/shounigeka/pdf/cdh_guideline_02.pdf（2017年9月閲覧）
26) Snoek KG, et al. Ann Surg 2016；263：867-74.

（中川 聡）

41 肥厚性幽門狭窄症
Pyloromyotomy for pyloric stenosis

症例　1ヵ月男児，体重4kg，正期産。肥厚性幽門狭窄症に対して準緊急手術が申し込まれた。軽度の脱水，全身状態は良好である。

現病歴：2日前からの噴水状嘔吐を主訴に早朝に入院した。

静脈血液ガス所見：pH 7.55, HCO_3^- 33 mmol/L, Na^+ 132 mmol/L, K^+ 4.2 mmol/L, Cl^- 90 mmol/L

肥厚性幽門狭窄症とその病態生理

- 肥厚性幽門狭窄症は乳児期早期に外科的治療を要する代表的な疾患の1つである。
- 好発年齢は生後5週。幽門側の閉塞による噴水状の非胆汁性嘔吐が特徴である。
- 最近は超音波画像診断装置の進歩により早期診断が容易となったため，重度の電解質異常や脱水を見かけることは少なくなった[1]。
- 胃内容のドレナージ，輸液が初期治療として重要であるが，外科治療を緊急に要する疾患ではない。
- 1990年代より腹腔鏡下に幽門筋切開術が行われるようになってきた。頻回な嘔吐により水分，電解質（H^+, Cl^-：主に胃酸，Na^+, K^+）が喪失し，低Cl^-血症，低K^-血症，代謝性アルカローシス（古典的な三徴），脱水を来す。
- 膵液中のHCO_3^-は胃酸により中和されず吸収され，尿細管レベルにおけるHCO_3^-の排泄が吸収を上回るため初期には尿がアルカリ性となる。経口摂取の減少により脱水が起こるとレニン-アンギオテンシン-アルドステロン系が賦活されるため，Na^+の再吸収が増加し，代わりにK^+やH^+の再吸収が阻害される。結果として尿が酸性化し，アルカローシスの悪化を来す。また血中のHCO_3^-は尿細管中のCl^-との交換により尿中に排出される。本疾患の場合，尿細管中には十分なCl^-が排出されていないためHCO_3^-との交換が進まず尿の酸性化，アルカローシスが改善されない。したがって血中のCl^-が増加しないとアルカローシスが軽減しないため，Cl^-の補正が重要となる。

肥厚性幽門狭窄症における術前評価，電解質異常と脱水の評価と補正

- 術前にもっとも重要なのは"電解質異常と脱水"の評価と補正である。
- 近年，小児専門施設での周術期死亡率はほぼ0％であるが[2]，電解質異常，アルカローシスや脱水は重篤な周術期合併症（不整脈，低血圧，痙攣，術後無呼吸など）を引き起こす可能性があるため十分な補正を行ってから手術を行う必要がある。
- 一般的には血中の二酸化炭素分圧の上昇や酸素分圧の低下により呼吸が刺激されるが，新生児では逆に酸素分圧の低下により中枢性の呼吸反応が抑制される[3]。アルカローシスにより脳脊髄液のpHが上昇した状態では無呼吸により二酸化炭素分圧が上昇しても呼吸が促進されず，酸素分圧の低下によってさらに中枢性の呼吸抑制が起こるため，術後無呼吸を来す可能性が高くなる。
- Cl^-＞100 mEq/L, HCO_3^-＜30 mEq/L, さらに利尿が確認されるまで補正を行い手術に臨むべきである。

- Cl⁻ が 10 mmol/kg 投与されるごとに血中の HCO_3^- が 3 mmol/L 低下するといわれている[4]。HCO_3^- を 3 mmol/L 低下させるにはリンゲル液（Cl⁻：約 11.0 mmol/100 mL）であれば約 100 mL/kg，生食（Cl⁻：15.4 mmol/100 mL）であれば約 65 mL/kg が必要である。
- その他の術前評価として，出生週数やヘモグロビン濃度を確認しておく。また患者体位や手術方法（腹腔鏡使用の有無）も確認しておく（後述）。

術中管理

❶ 麻酔導入

- 術前に挿入された NG チューブは十分な胃内容の吸引を保証するものではなく，導入直前にはおよそ 5 mL/kg の胃内容が残存している[5]。誤嚥のリスクを最小限にするために導入直前に患児を体位変換させつつできるだけ太い胃管チューブで胃内容を吸引する。この操作によりほとんどの胃内容を吸引することができるが[5]，原則フルストマックとして導入を行う。
- 通常は静脈麻酔薬を用いて迅速導入（rapid sequence induction：RSI）を行う。
- 覚醒下の挿管は，RSI などの筋弛緩薬を使用した導入法と比較して，挿管までにより時間を要し，挿管成功率も低いため[6]，挿管困難が予想される症例でない限り利点はない。
- 導入前に十分な前酸素化を行うが，新生児では酸素需要が大きく，機能的残気量が少ないため，導入中に酸素飽和度が低下しマスク換気が必要となることがある。
- 酸素飽和度が低下した場合，輪状軟骨を圧迫（cricoid pressure）した状態でマスク換気を行う（modified RSI）か，cricoid pressure を行わず低圧（気道内圧の上限：10-12 cmH₂O）でマスク換気（controlled RSI）を行う。乳幼児に対して正しく cricoid pressure を行うことは難しく，マスク換気や挿管操作を難しくすることもあり注意が必要である。
- 術中にフェンタニルを使用する場合，術後無呼吸のリスクを考慮して，少量の使用に留めておく。

❷ 麻酔維持

- 通常は創部への局所麻酔と揮発性吸入麻酔薬で維持が可能である[7,8]。
- 創部への局所麻酔は簡便で，強力な鎮痛作用を有するため，可能な限り行うべきである。
- レミフェンタニルは超短時間作用型であるため，それによる術後無呼吸のリスクはほぼ認めないが，レミフェンタニルか吸入麻酔薬（イソフルラン）を主体とした麻酔法を比較しても覚醒や抜管までの時間に有意差は見られない[9]。
- 腹腔鏡下で手術を行う場合，特に乳幼児で横隔膜挙上により気管支挿管となりやすいため注意する（気腹による生理的な影響については第 19 章参照）。施設によってはベッド上で患者を 90°回転させた状態で手術を行うことがある。その場合挿管チューブのチェックが難しくなるため術前に術式・体位についても確認しておく。
- 基本的に手術室抜管が可能である。新生児では筋弛緩作用が遷延する可能性があるが，スガマデクスにより筋弛緩作用を完全に拮抗することが可能である。新生児では筋弛緩のモニタリングが難しいことや，新生児に対するスガマデクスの安全性が確立されていないことが問題点として挙げられる。
- 完全覚醒後に抜管する。

術後管理

- 完全覚醒後であっても術後無呼吸に対して病棟でパルスオキシメーター等適切なモニターを装着する。術後無呼吸のハイリスク患者（修正週数：＜44週（正期産児），＜60週（早産児），貧血：Hb＜10 g/dL）[10]では特に注意する必要がある。
- 術後鎮痛は通常麻薬を必要とせず，アセトアミノフェンの静注や坐薬などで対応可能である。

DOs & DON'Ts[11]

- 肥厚性幽門狭窄症は緊急手術を要するものではない。
- 電解質異常，脱水が補正されてから手術を行う（Cl^-＞100 mEq/L，HCO_3^-＜30 mEq/L，利尿の確認）。
- 誤嚥を防ぐため，導入前に14 Frの吸引チューブなど大きめの胃管で胃内容をしっかり吸引する。
- ほとんどの症例で，創部への局所麻酔と吸入麻酔薬での麻酔管理が可能である。フェンタニルを使用する場合は術後の呼吸抑制を考慮して少量に留めておく。
- 術後鎮痛は非オピオイド鎮痛薬で管理可能である。
- 術後は適切な呼吸モニターを装着し，術後無呼吸のハイリスク患者では特に注意する。

Pros & Cons

▶ アルカローシスの補正目標

どの程度補正されていれば麻酔管理上問題がないかというエビデンスは存在しない。

▶ 肥厚性幽門狭窄症と誤嚥

RSIが誤嚥に対し有効であるというエビデンスはない。一方で静脈路が確保されている症例でも緩徐導入を行っているという報告もある[12]。入室時に静脈路がなく，確保困難な場合には十分に胃内容を吸引した後であれば緩徐導入を行うことも可能であると考えられる。

▶ 神経ブロック

各種神経ブロックを全身麻酔と併用した報告があるが，全身麻酔のみと比較して術後疼痛が有意に軽減されたというエビデンスはない。

▶ 神経発達への影響

全身麻酔下に幽門筋切開術を受けた52症例を対象として，1歳時での認知機能や言語認識，運動機能を調査した前向きコホート研究がある[13]。幽門筋切開術は比較的短時間の手術であるにもかかわらず手術や麻酔を受けていないコントロール群と比較して各種機能のスコアが有意に低いという結果であった。近年，幼若脳に対する全身麻酔の悪影響が懸念されるようになってきており，今後は発達段階の脳にも比較的安全な麻酔薬（レミフェンタニルやデクスメデト

ミジンなど）を使用した麻酔法に変えていく必要があるのかもしれない。

▶ 全身麻酔の代替法

脊髄くも膜下麻酔，胸部および仙骨硬膜外麻酔を全身麻酔の代替として使用し，開腹または腹腔鏡下幽門筋切開術[14]を管理し得たという報告があるが，今後はそれら麻酔法が幼若脳にどのような影響を与えるのかについて検討が必要である。

▶ 開腹手術と腹腔鏡下手術

近年，腹腔鏡下幽門筋切開術は開腹手術と比較して合併症の差は認めなくなった。腹腔鏡下手術では手術や麻酔時間は有意に長くなるが，創部の整容性に優れる。疼痛に関しては両者にほぼ差はないようである。

全身状態は良好であったが，補正が不十分と判断し入院当日の手術はキャンセルした。輸液を引き続き行い，電解質の正常化，利尿を認めたため翌朝に手術が予定された。

モニターを装着し，患者体位を変換させつつNGチューブから胃内容を十分吸引した後，NGチューブを抜去した。酸素投与後にプロポフォール（3 mg/kg），ロクロニウム（0.6 mg/kg），フェンタニル（1.5 μg/kg）で迅速導入を行い，気管挿管を行った。

麻酔維持はセボフルランで行い，手術開始前にアセトアミノフェン坐薬を投与，創部には局所麻酔を行った。術中にフェンタニルや筋弛緩薬の追加投与は行わなかった。

手術経過に問題はなく，腹腔鏡下に手術終了。自発呼吸を認めスガマデクスを投与した。開眼を認めたところで抜管。リカバリーで呼吸状態を観察した後，病棟へ戻った。

術後パルスオキシメーターを翌朝まで装着し，特記すべきイベントを認めなかった。

参考文献

1) Taylor ND, et al. J Paediatr Child Health 2013 ; 49 : 33-7.
2) Allan C. J Paediatr Child Health 2006 ; 42 : 86-8.
3) Rigatto H, et al. Pediatrics 1972 ; 50 : 219-28.
4) Miozzari HH, et al. Acta Pediatrica 2001 ; 90 : 511-4.
5) Cook-Sather SD, et al. Can J Anaeth 1997 ; 44 : 278-83.
6) Cook-Sather SD, et al. Anesth Analg 1998 ; 86 : 945-51.
7) Wolf AR, et al. Br J Anaesth 1996 ; 76 : 362-4.
8) Sale SM, et al. Br J Anaesth 2006 ; 96 : 774-8.
9) Ben Khalifa S, et al. Middle East J Anaesthesiol 2009 ; 20 : 277-80.
10) Coté CJ, et al. Anesthesiology 1995 ; 82 : 809-22.
11) Kamata M, et al. Pediatr Anesth 2015 ; 25 : 1193-206.
12) Scrimgeour GE, et al. Pediatr Anesth 2015 ; 25 : 677-80.
13) Walker K, et al. J Pediatr Surg 2010 ; 45 : 2369-72.
14) Islam S, et al. J Pediatr Surg 2014 ; 49 : 1485-7.

（釜田 峰都）

42 早産児の鼠径ヘルニア根治術
Inguinal hernia repair for former premature infants

症例 3ヵ月男児（受胎後39週），体重3kg。新生児室からの退院前に，両側外鼠径ヘルニア根治術が予定された。

周産期歴：在胎29週で出生。出生時体重1.4kg。出生1週間，呼吸窮迫症候群に対して挿管・人工呼吸管理。出生3週まで経鼻的持続陽圧呼吸（nasal continuous positive airway pressure：nCPAP），酸素投与施行。出生6週までカフェイン投与。

合併症：出生後，動脈管開存症に対してインドメタシン内服治療。現在は動脈管閉鎖，心機能異常なし。その他，特記すべき既往なし。

血算：Hb 9 g/dL，Hct 27%

用語の定義[1]

1）在胎週数による分類（ICD-10 に基づく）
a. 早産児（preterm infant）：在胎37週未満で出生した児
b. 超早産児（extremely immature infant）：在胎28週未満で出生した児

2）出生体重による分類（ICD-10 に基づく）
a. 低出生体重児（low birth weight infant：LBWI）：出生体重2,500 g未満の児
b. 極低出生体重児（very low birth weight infant：VLBWI）：出生体重1,500 g未満の児
c. 超低出生体重児（extremely low birth weight infant：ELBWI）：出生体重1,000 g未満の児

3）その他
在胎週数（gestational age：GA）：妊娠前の最終月経初日からの週数
暦年齢・生後週数（chronological age）：出生からの週数
妊娠週数（postmenstrual age：PMA）：妊娠前の最終月経初日から出産までの週数に，児の出生からの週数を加えた週数（＝「在胎週数」＋「生後週数」）
受胎後週数（postconceptual age：PCA）：受胎から出生までの週数に，暦年齢・生後週数を加えた週数（＝「在胎週数」＋「生後週数」－「（一般的には）2週」）
修正月齢・修正週齢（corrected age）：在胎40週未満で出生した児において，出産予定日（妊娠40週0日）を基準とした月齢・週齢（＝PMA－40［週齢］）。たとえば，予定日より8週早く（在胎32週）出生した早産児の場合，出生2ヵ月（8週）が「修正0週」，出生5ヵ月（20週）が「修正3ヵ月（12週）」となる。

早産児の疫学

■ 日本における早産児は増加傾向にあったが，近年は横ばいとなっており，早産児の出生頻度は全出生児の5-6％（2015年は5.6％）を占めている[2]。早産児といっても，在胎35週以降に出生し健常であることが多い児から，極低出生体重で出生し合併症をもつ児までさまざまである。
■ 周産期医療の発達に伴って早産児の救命率は上昇しており，早産出生の乳幼児が麻酔や鎮静を必要とする機会は増加していくと考えられている[1]。

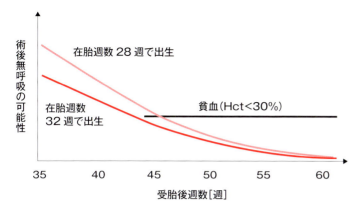

図1 受胎後週数と在胎週数から予測される術後無呼吸の可能性

受胎後週数が大きくなるほど術後無呼吸のリスクは低下する。ただし、同じ受胎後週数でも、より長い在胎週数で出生した児のほうが無呼吸のリスクは低い。貧血（Hct値＜30%）のある児の無呼吸のリスクは受胎後週数や在胎週数にかかわらず一定である。
（Coté CJ, et al. Anesthesiology 1995；82：809-22 より改変引用）

- 早産出生の乳幼児は慢性疾患の合併率が高く、正期産出生の乳幼児と比較して、手術や麻酔を要する疾病の合併率が高い[1]。
- 早産児における周術期合併症で問題となるのは、術後無呼吸である。小手術であっても、正期産児と比較して、早産児の術後無呼吸リスクは高い[3-5]。

術前評価

❶ 術後無呼吸のリスク評価[3-5]

- 術後無呼吸の定義：①呼吸努力や換気を15秒以上認めないこと（prolonged apnea）、②15秒未満の無呼吸で徐脈を伴うもの：徐脈の定義は研究によりさまざまだが、乳児では心拍数80回/分未満が5秒以上続くもの（apnea with bradycardia）、③6秒以上15秒未満の無呼吸（brief apnea）。
- 重症度：自然回復するものから、刺激、マスク換気、心肺蘇生などの介入を要するものまで、さまざまである。
- 頻度：5-49%（研究により異なる）
- リスク因子
  - 受胎後週数（PCA）：PCAが大きくなるほど、術後無呼吸の発生頻度は低下する[3]（図1）。
  - 自宅での無呼吸：自宅で無呼吸を認めた乳児には、術後無呼吸が発生しやすい[3]。
  - その他：貧血（ヘマトクリット値30%未満）、神経疾患の合併、出生後の他の合併症[3,4]。

❷ 気道・呼吸器系

- 出生後に挿管・人工呼吸管理を要した乳幼児には、声門下狭窄を認める場合がある。
- 早産児には、正期産児と比較して、気管支肺異形成（bronchopulmonary dysplasia：BPD）、肺高血圧症などの呼吸・循環器系疾患が合併頻度が高い[1]。
- 気管支肺異形成（BPD）：胎児期から新生児期の肺が感染、炎症、酸素毒性、陽圧換気といった傷害因子により二次的な修飾を受けた結果、酸素療法を必要とするような呼吸窮迫症状が出生28日を超えて続く状態。在胎週数32週未満で出生した児の場合は受胎後週数36週の時点、在胎週数32週以上で出生した児の場合は出生56日の時点での酸素療法の必要度から重症度分類されている（例：軽症：酸素療法必要なし、中等症：F_{IO_2} 0.22-0.29、重症：F_{IO_2} 0.3以上）[1]。

- BPDを有する児には，下記の疾患が併存している可能性がある。
  - 気道過敏性亢進：呼吸機能検査上，1秒率（FEV_1）の低下，1秒率/努力性肺活量（FEV_1/FVC）の低下を認める場合が多い。
  - 肺高血圧症：BPDを有する児に肺動脈性肺高血圧症（pulmonary artery hypertension：PAH）を合併する場合がある。PAHのリスク因子として，超早産児，極低出生体重児の長期人工呼吸管理，長期酸素療法，先天性心疾患の合併などがある[6,7]。
  - 神経精神疾患：脳性麻痺，低IQ，注意欠陥障害など[1]。

❸ 循環器系

- 早産児では先天性心疾患の合併頻度が高い[8]。

❹ 中枢神経系

- より短い在胎週数で出生した早産児ほど，精神運動発達遅滞，脳性麻痺，視聴覚障害などの神経系異常の合併率が高い[1,9]。
- 早産児には脳室内出血を伴う場合がある。脳室内出血後には，水頭症，脳室周囲出血性脳梗塞，脳室周囲白質軟化症，てんかんなどの後遺症が起こりうる[1]。

❺ 消化器系

- 胃食道逆流：多くの場合は介入を必要とせず，1歳までに自然寛解する。
- 短腸症候群：早産児や極低出生体重児では壊死性腸炎に罹患することが多く，腸切除後の合併症として短腸症候群を有する乳児は経腸栄養に依存している場合がある。

術中管理

- 必要に応じて，前投薬の投与，ディストラクション，保護者同伴入室などによりスムーズな手術室入室を図る（第1章参照）。
- 麻酔法の選択については，「Pros & Cons」参照。

術後管理

- 術後のオピオイドの投与は無呼吸のリスクを上昇させる。
- 無呼吸のリスクに応じて，集中治療室でのモニタリングを考慮する。
- 貧血（Hct値30％未満）がなくとも，在胎32週で出生した児では受胎後58週，在胎35週で出生した児でも受胎後56週になるまでは，術後無呼吸のリスクが1％以下になることはない[2]。したがって，早産児の場合は受胎後60週まで，正期産児の場合は受胎後44週までは術後無呼吸のリスクがあると考え，周術期管理を行うことが推奨されている[10]。
- 貧血や併存疾患（BPD，PAH，先天性心疾患，水頭症など）がある場合は，無呼吸などの周術期合併症のリスクが高くなるため，より慎重な術後観察を考慮する。
- 術後早期（30分以内）に無呼吸を認めた場合，術後12時間までにさらに無呼吸が発生する可能性が高い。しかし，術後早期に無呼吸を認めなくとも，術後12時間までに無呼吸が発生する可能性はある[3,5]。
- 無呼吸検出のためのモニタリングとしては，SpO_2，心電図モニタリングおよび医療者による観

察・監視が一般的である．このほか，胸郭のインピーダンス変化による呼吸曲線などもある．

DOs & DON'Ts

◆ BPD，PAH，先天性心疾患，精神神経疾患，胃食道逆流などの併存疾患の有無を含めて術前評価を行う．
◆ 術式，併存疾患に応じて，麻酔法を選択する．
◆ 早産児の場合は受胎後60週まで，正期産児の場合は受胎後44週まで術後無呼吸のリスクがあると考え，術後モニタリングを行う．貧血，併存疾患がある場合は，より慎重な術後観察を行う．

Pros & Cons

▶ 早産児に対する麻酔法の選択：全身麻酔 vs. 区域麻酔

・全身麻酔と比較して区域麻酔のほうが術後無呼吸の発生頻度を低減させると考えられてきた．しかし，乳児における脊髄くも膜下麻酔や硬膜外麻酔は，単独では手技が困難であり，全身麻酔と比較して区域麻酔単独での手術遂行率が低く，結果として全身麻酔への移行やオピオイドや鎮静薬の追加投与が必要となる[5,11,12]．
・乳児早期の鼠径ヘルニア根治術に対する区域麻酔（脊髄くも膜下，硬膜外）と全身麻酔を比較したシステマティック・レビューによると，両群間で術後の無呼吸や徐脈の発生頻度に有意差はなかった[13]．ただし，脊髄くも膜下麻酔群のうち鎮静薬の追加投与を必要としなかった群では，術後無呼吸のリスクが低かった（relative risk：0.53）．しかし，脊髄くも膜下麻酔の手技の失敗率は高かった．
・PMA 60週以下の乳児の外鼠径ヘルニア根治術に対する脊髄くも膜下麻酔と全身麻酔の無作為化比較対照試験では，早産出生の乳児で両群間の術後無呼吸の発生頻度に有意差はなかった．術後早期（30分以内）の無呼吸は全身麻酔群により多くみられたが，術後12時間までの無呼吸の発生頻度には差を認めなかった[5]．
・術後無呼吸の観点からは，区域麻酔と全身麻酔のどちらが優位とはいえない．術式や併存疾患に応じて，症例ごとに麻酔法を選択する．

▶ 術式鼠径部アプローチ法 vs. 腹腔鏡下手術

・小児鼠径ヘルニアに対する術式は，鼠径部アプローチ法（open herniorrhaphy：OH）と，腹腔鏡下手術（laparoscopic herniorrhaphy：LH）の2つに大別される[14]．
・LHのうち，LPEC法（laparoscopic percutaneous extraperitoneal closure）は，腹腔鏡下に縫合糸を把持した特殊な穿刺針（ラパヘルクロージャー™）を用い，腹腔外でヘルニア嚢の全周に糸を通して，対外結紮によりヘルニア嚢の高位結紮を行う術式である[14]．
・OHと比較した場合のLHの優位性は，①付属臓器（精管や卵管）の損傷リスクが低い，②対側の腹膜鞘状突起の開存（patent processus vaginalis：PPV）を術中に確認でき，同

時手術により術後の対側発症率を減少させうる，③再発症例でも癒着なく再手術が容易，などが挙げられる[14]。

- 小児鼠径ヘルニアに対するシステマティック・レビュー[15]によると，片側例，両側例ともにLH群のほうで有意に手術時間が短く，術後合併症発生率もLH群のほうが有意に低かった。一方で，再発率に有意差はなかった。
- 麻酔管理の観点からは，OHではマスクによる全身麻酔管理が可能である一方，LHでは気道デバイスによる全身麻酔管理が必要となる。また，小児の腹腔鏡手術時の気腹，腹腔内圧上昇による脳の酸素化への影響については，影響があるとする研究[16]と影響がないとする研究[17]の双方が認められる。術後痛については，OHとLHとの単施設無作為化比較対照試験では，LH群のほうが術後の鎮痛薬の必要量が少なかった[18]。

▶ 至適な手術時期

- 外科的には，自然治癒の可能性も考慮しながら，手術による腸管嵌頓や性腺萎縮のリスクを回避することが目的となる。手術の必要性と，手術や麻酔の合併症の可能性を考慮して，手術時期を決定する必要がある。現在のところ，至適な手術時期に関する確固たるエビデンスはない。
- 嵌頓のリスク：診断から手術までの日数が長いほど[19]，また，手術時の受胎後週数が大きいほど[20]，早産出生の乳児の鼠径ヘルニア嵌頓の発生率が高かったことから，早期手術を推奨する意見がある。一方，待機的手術であっても，嵌頓率に差はないとする研究もある[21]。
- 麻酔薬による神経毒性：1990年代からの動物実験やヒトの疫学研究より，幼若脳における麻酔・鎮静薬による神経毒性が懸念されるようになってきている[22]。2016年には，3歳未満の乳幼児および妊娠第三半期の妊婦に対する麻酔薬・鎮静薬の複数回または長時間の使用は小児の脳の発達に対して影響を与える可能性があるという注意喚起が，米国食品医薬品局（FDA）から公表されている[23]。現状では，ヒトに対する麻酔・鎮静薬による神経毒性については議論があるところであり，今後の臨床研究結果を待つ必要がある。今後，手術の至適時期を決定するにあたって，術後無呼吸などに加えて幼若脳における神経毒性についても考慮する必要性が出てくるかもしれない。

▶ カフェイン（caffeine）

- 術後無呼吸の発生率の低減を目的とした早産出生の乳児の全身麻酔中カフェイン静注単回投与（5-10 mg/kg）とプラセボ投与を比較した3研究についてのメタ解析[24]によれば，カフェインには術後無呼吸の予防効果がある（absolute risk reduction：ARR＝58％，number needed to treat：NNT＝1.72）。ただし，解析対象となった症例数が少なく，また，無呼吸のために挿管・人工呼吸管理といった治療のエスカレーションが皆無であったことから，カフェインの臨床上の有用性については疑義もある。
- カフェインにはアデノシン受容体拮抗作用があり，早産児の無呼吸発作の予防・治療目的のカフェインによる神経・認知機能への影響が懸念されている。
- 低出生体重児に対するカフェイン投与に関する国際的な無作為化比較対照試験（caffeine

for apnea of prematurity trial：CAP trial）の 11 歳時の追跡結果では，カフェイン投与群と非投与群との間で，学業成績・運動機能・行動異常の複合イベントには有意差は認められず，カフェイン投与は運動障害のリスクを低減していた[25]。このことから，新生児期のカフェイン投与が学童期までは安全であることが示唆された。

症例の経過

　鼠径ヘルニアの嵌頓歴はなかった。術後無呼吸や手術に伴う入院期間の延長，手術合併症，手術を受けずに退院した場合のヘルニア嵌頓，などの可能性を検討しながら新生児科，小児外科，麻酔科の間で，手術の至適時期について相談した。その結果，手術は施行せずに退院，嵌頓がない限りは受胎後 60 週以降に手術を予定することになった。

　嵌頓なく，成長・発達経過に問題はなく経過し，出生 9 ヵ月（受胎後 63 週）時に，LPEC による鼠径ヘルニア根治術が施行された。挿管・全身麻酔管理下に手術が終了し，手術室内で抜管した。術後回復室での観察中に無呼吸発作は認めず，また，酸素投与を必要としなかった。術後は SpO_2，心電図，インピーダンスによる呼吸モニタリング下に一般病棟で経過観察。無呼吸，低酸素血症を認めず，術後 1 日目に退院した。

参考文献

1) Glass HC, et al. Anesth Analg 2015；120：1337-51.
2) 厚生労働省人口動態調査．平成 29 年我が国の人口動態．
3) Coté CJ, et al. Anesthesiology 1995；82：809-22.
4) Murphy JJ, et al. J Pediatr Surg. 2008；43：865-8.
5) Davidson AJ, et al. Anesthesiology 2015；123：38-54.
6) Kim DH, et al. Neonatology 2012；101：40-6.
7) del Cerro MJ, et al. Pediatr Pulmonol 2014；49：49-59.
8) Tanner K, et al. Pediatrics 2005；116：e833-8.
9) Saigal S, et al. Lancet 2008；371：261-9.
10) Sale SM. Best Pract Res Clin Anaesthesiol. 2010；24：323-36.
11) Maitra S, et al. J Anesth 2014；28：768-79.
12) Wiiliam JM, et al. Br J Anaesth 2001；86：366-71.
13) Jones LJ, et al. Cochrane Database Syst Rev 2015；9：CD003669.
14) 石橋広樹，ほか．小児外科 2017；49：184-8.
15) Esposito C, et al. J Laparoendosc Adv Surg Tech A 2014；24：811-8.
16) Pelizzo G, et al. J Minim Access Surg 2017；13：51-6.
17) Maesani M, et al. Br J Anaesth 2016；116：564-6.
18) Chan KL, et al. Surg Endosc 2005；19：927-32.
19) Vaos G, et al. Pediatr Surg Int 2010；26：379-85.
20) Lautz TB, et al. J Pediatr 2011；158：573-7.
21) Lee SL, et al. J Pediatr Surg 2011；46：217-20.
22) Rappaport BA, et al. N Engl J Med 2015；372：796-7.
23) https://www.fda.gov/Safety/MedWatch/SafetyInformation/SafetyAlertsforHumanMedicalProducts/ucm533195.htm
24) Henderson-Smart DJ, et al. Cochrane Database Syst Rev 2001；4：CD000048.
25) Schmidt B, et al. JAMA Pediatr 2017；171：564-72.

（小原 崇一郎）

43 覚醒時興奮
Emergence agitation

症例 　4歳男児，体重15 kg。両側鼓膜切開・チューブ留置術が予定された。
　セボフルラン，亜酸化窒素，酸素による吸入導入後，末梢静脈路を確保のうえで，ラリンジアルマスクにより気道確保。術中，セボフルラン，亜酸化窒素，酸素により麻酔維持。鎮痛目的にアセトアミノフェン坐剤を使用。手術終了後，ラリンジアルマスクを抜去し，術後回復室に移動。
　術後回復室において，大きく啼泣し，激しく手足を動かすとともに，末梢静脈路を自己抜去しようとした。なだめようとするが，視線はあわず，医療者に激しく抵抗するしぐさがみられた。

覚醒時興奮について

- 定義としては「痛みや高体温，低酸素血症，気道閉塞などの興奮状態を来す病態を除外したうえでとりなすことのできない興奮状態」である[1]。
- 覚醒時興奮はドレーンやカテーテル抜去，自傷行為を認めることがあるため危険であり，患者および患者の保護者にとって不快な体験となる。
- 覚醒時興奮の発生持続時間は小児において平均14分間（最短3分間-最長45分間）と報告されている[2]。決して短時間ではない。
- 覚醒時興奮についての報告は1961年に世界で初めて報告され[3]，3-9歳の小児で有意に覚醒時興奮が発生することが指摘されている。ハロタンを用いていた時代と比較して1990年に日本でセボフルランが導入されてから，報告数が大きく増加した。
- 頻度は報告によりさまざまである。しかしながら，80％に達するとする報告もある[4]。

覚醒時興奮の診断

- 術後回復室において覚醒時興奮が疑わしい所見を認めた場合，痛み，低血圧，低酸素，気道閉塞などの除外を行う。その後，診断を行う（図1）[4]。
- 診断は the pediatric anesthesia emergence delirium scale (PAED scale, 表1)[6]を用いて行う。10点を超えた場合に覚醒時興奮と診断する。

覚醒時興奮のリスク因子

- 年齢：セボフルラン麻酔において就学前の男児に覚醒時興奮の発生率が高いという報告がある[6]。男児に限らず，未就学児はリスクが高いと考えられている。
- 術前不安：術前に不安の強い小児は覚醒時興奮の発生率が上昇するという報告がある[7]。
- 性格：感情的，衝動的，非社交的な性格は覚醒時興奮の発生率が高い[7]。
- 麻酔薬の選択：セボフルランおよびデスフルランといった血液/ガス分配係数の小さい揮発性吸入麻酔薬の使用はリスク因子である[8]。
- 術式：耳鼻咽喉科手術や眼科手術はリスク因子である[8]。
- 疼痛：術後痛のない検査麻酔において，セボフルラン麻酔後に38％発生している報告[9]から考

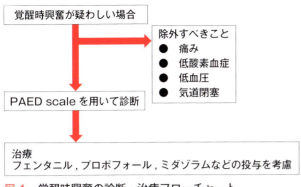

図1 覚醒時興奮の診断・治療フローチャート

表1 The pediatric anesthesia emergence delirium scale

1．医療従事者や保護者と視線をあわせることができる	（1-3のスコアリング）
2．合目的な行動をとることができる	0：完全に可能
	1：ほぼ可能
	2：少し可能
3．周囲の環境や状況を理解することができる	3：わずかに可能
	4：不可能
4．落ち着いていることができる	（4，5のスコアリング）
	0：完全に可能
	1：ほぼ可能
5．あやしてなだめることができる	2：少し可能
	3：わずかに可能
	4：不可能

各項目を合計し，PAED scaleとする（0〜20点でスコアリング）。
点数が高いほど覚醒時興奮の度合いが高い。

慮すると，覚醒時興奮は痛みと無関係に発生すると考えられている。しかしながら，痛みと覚醒時興奮の判別を厳密に行うことは困難である。

覚醒時興奮の予防法

- 麻酔前投薬：ミダゾラムの使用が覚醒時興奮を抑制しないとされる一方で，ガバペンチン経口投与（15 mg/kg），メラトニン経口投与（0.2-0.4 mg/kg），ケタミン静脈投与（1 mg/kg）およびデクスメデトミジン経鼻投与（1-2 μg/kg）は有効とする報告がある[10]。
- 麻酔法の選択：プロポフォールを用いた全静脈麻酔はセボフルランを用いた麻酔と比較して覚醒時興奮を起こすリスクが低い[11]。
- 術中薬物投与：ケタミン静脈投与（1 mg/kg投与後1 mg/kg/h持続投与）およびデクスメデトミジン静脈投与（1 μg/kg投与後1 μg/kg/h持続投与）は有効とする報告がある[10]。また，手術終了直前にデクスメデトミジン静脈投与（0.5 μg/kg）[10,11]，プロポフォール静脈投与（1 mg/kg）[13]，フェンタニル静脈投与（1 μg/kg）[13]も有効とされている。
- 鎮痛法：手術による疼痛に対する鎮痛法として適切な量のフェンタニル等のオピオイドおよび非オピオイド鎮痛薬を用いることも重要である。また，術式により，区域麻酔を行うことも考慮すべきである。
- 不必要な刺激の回避：術後は不必要な血圧測定などの刺激は避けて，患者が穏やかに過ごせる環

境を整えるように心がける。

覚醒時興奮に対する治療

- 覚醒時興奮により自傷行為や転落のリスクがあるため,診断後速やかに治療を開始する(図1)[4]。
- 薬物治療:覚醒時興奮の治療として,①フェンタニル静脈投与(1-2 μg/kg),②プロポフォール静脈投与(1 mg/kg),③ミダゾラム静脈投与(0.1 mg/kg)などが有効とされている[4]。薬物投与後は,呼吸抑制や意識レベルの低下に注意し,経過観察を怠らない。
- 麻酔覚醒時における親の立ち会いは覚醒時興奮のリスクを低下させなかったとする報告があり[14],親の立ち会いは必ずしも覚醒時興奮の有効な治療とは考えられていない。

DOs & DON'Ts

- 術前診察時に,問診,診察から適切に患者情報を得ることで覚醒時興奮のリスク評価を行う。
- リスク評価後に,麻酔法を決定し,必要であれば予防法も検討する。
- 術後鎮痛は術式を考慮したうえで,オピオイド,非オピオイド鎮痛薬,区域麻酔を用いて十分に行う。
- 覚醒時興奮の診断がなされた場合は,積極的な治療を行う。覚醒時興奮は患者や保護者にとってきわめて不快な体験であり,ドレーン抜去や転落など医療管理上の大きなリスクである。それゆえ,覚醒時興奮による啼泣や体動を呼吸抑制なしと判断する材料として放置することはあってはならない。薬物治療を行う際は,モニターを装着し,バイタルサインの確認を十分行う。
- 術後は不必要な刺激を回避する。

Pros & Cons

▶ 覚醒時興奮の原因

覚醒時興奮の根本的な原因は不明である。それゆえ,予防法および治療法は対症療法であり,さらなる研究が必要である。

▶ 看護スタッフの教育

看護スタッフの積極的な介入も覚醒時興奮抑制と関連していることが示唆されており[10],看護スタッフの覚醒時興奮に対する理解が深まるように教育することが求められる。

▶ 早い覚醒と覚醒時興奮

全身麻酔からの早すぎる覚醒が覚醒時興奮の原因の一つと考えられてきたが,セボフルラン麻酔とプロポフォール麻酔において覚醒時間にほとんど差がないにも関わらず,プロポフォール麻酔のほうが有意に覚醒時興奮を認めなかったとの報告[11]から,単に早い覚醒が覚醒時興奮の原因とはならないと考えられている。

▶ 抜管のタイミング

深麻酔下抜管法が覚醒時興奮を抑制するという報告があるが[15]，抜管法と覚醒時興奮の関係については議論のあるところである。

▶ 気道確保法（気管挿管，ラリンジアルマスクなど）

覚醒時興奮を抑制する気道確保法に関しては明確なエビデンスはない。

症例の経過

本症例における留意すべき術前評価として，

年齢：4歳男児と就学前の男児である。

術式：両側鼓膜切開（耳鼻咽喉科手術）である。

が挙げられ，覚醒時興奮のリスク患者である。また，麻酔導入および麻酔維持においてセボフルランを用いており，術前評価と術中の麻酔管理法から覚醒時興奮を起こすリスクが高いと考え，すみやかに PAED scale（表1）を用いて，覚醒時興奮と診断した（20/20点）。

パルスオキシメータの装着を確認したうえで，主治医および看護スタッフに覚醒時興奮に対して薬物治療を行うことを説明したうえでプロポフォール 1 mg/kg 投与した。

プロポフォール投与後，徐々に興奮状態は改善し，待機していた母親に連絡し，回復室に入室していただいた。

患者はベッドサイドにいる母親の存在を認識し，落ち着いた状態は継続し，呼吸状態も悪化せずに経過したため，パルスオキシメータを装着したまま，母親とともに回復室から退室した。

参考文献

1) 蔵谷紀文. 麻酔 2007；56：554-9.
2) Voepel-Lewis T, et al. Anesth Analg 2003；96：1625-30.
3) Eckenhoff JE, et al. Anesthesiology 1961；22：667-73.
4) Dahmani S, et al. Anesthesiology 2012；117：399-406.
5) Sikich N, et al. Anesthesiology 2004；100：1138-45.
6) Aono J, et al. Anesthesiology 1997；87：1298-1300.
7) Kain ZN, et al. Anesth Analg 2004；99：1648-54.
8) Kanaya A. J Anesth 2016；30：261-7.
9) Uezono S, et al. Anesth Analg 2000；91：563-6.
10) Mason KP. Br J Anaesth 2017；118：335-43.
11) Kanaya A, et al. J Anesth 2014；28：4-11.
12) Guler G, et al. Paediatr Anaesth 2005；15：762-6.
13) Kim MS, et al. Br J Anaesth 2013；110：274-80.
14) Costi D, et al. Cochrane Database Syst Rev 2014；(12)：CD007084.
15) Lee YC, et al. J Int Med Res 2011；39：2385-92.

（金谷 明浩，山内 正憲）

44 術後の悪心・嘔吐
Postoperative nausea and vomiting

症例 6歳女児，体重20 kg。両側斜視に対する手術（予定時間1時間）が予定された。執刀医より，術中の徐脈および術後の悪心・嘔吐への対策について質問があった。

術後の悪心・嘔吐とは

- 小児の斜視手術（特にFaden operatonと呼ばれる内直筋後転術）では，眼球心臓反射による術中の徐脈，および術後の悪心・嘔吐（postoperative nausea and vomiting：PONV）を考慮した麻酔計画を立てる必要がある。

❶ 眼球心臓反射の病態生理

- 眼球心臓反射〔oculocardiac reflex：OCR，またはアシュネル反射（Aschner reflex）〕は眼球の圧迫，牽引等の物理的刺激が眼神経（三叉神経分枝）を通して三叉神経主知覚核，延髄迷走神経核に伝わり，副交感神経優位となって徐脈，血圧低下，心停止等が起こる現象である。
- 眼圧上昇を来すような高二酸化炭素血症や低酸素血症，浅麻酔などの状況下で発生しやすい。
- 眼科手術では，斜視手術のほか，眼球摘出術，網膜剥離に対する強膜内陥術で発生しやすい。

❷ 嘔吐の病態生理[1]

- 悪心（吐き気）（nausea）は嘔吐の前段階としての主観的な不快感であり，嘔吐（vomiting，emesis）は呼吸器系，消化器系，胸腹部の筋骨格系の協調運動の結果，消化管内容物を経口的に吐出するという実際の身体活動のことと定義されている。
- 嘔吐は，不快な刺激，毒物，薬物などによる刺激が原因となるほか，種々の求心性刺激によっても誘発される。
- 求心性刺激は嘔吐中枢に入力され，迷走神経，交感神経，体性運動神経を介して消化管運動の異常や自律神経症状が引き起こされる。嘔吐中枢は，延髄付近に存在し，その近傍の外側網様体や孤束核が嘔吐の制御に関与していると考えられている。
- 嘔吐中枢への入力には4つの経路，①大脳皮質からの入力，②前庭器からの入力，③末梢受容器からの入力，④化学受容器引金帯（chemoreceptor trigger zone：CTZ）からの入力，があると考えられている。
- CTZは，第4脳室底の最後野（area postrema）にあり，血流が豊富で，血液脳関門がないため，血液や脳脊髄液中の代謝物，ホルモン，薬物，細菌の毒素など，さまざまな催吐性刺激を受ける。神経伝達物質としてはドパミン，5-ヒドロキシトリプタミン〔5-hydroxytryptamine：5HT，別名セロトニン（serotonin）〕，サブスタンスPなどが，薬物では麻薬などがCTZに対する刺激になる。こうした物質や薬物が，制吐剤のターゲットとなる。

PONVのリスク因子[1-6]

- PONVは患者の生命転帰に直結することは少ないが，持続すると，脱水や電解質異常，胃内容物誤嚥，創部離開，食道破裂，皮下気腫，気胸などの合併症を引き起こす可能性がある[2]。

- 手術患者の回復促進（enhanced recovery after surgery：ERAS）の観点から，PONV対策は早期の経口摂取開始につながる[3]。
- PONVが発生すると，患者や家族による周術期ケアに対する満足度が低下する[2]。
- 子どものPONVの回避のために保護者は約50ポンド支払う覚悟がある，という報告もある[4]。
- PONV対策は，リスクが高い症例を術前に同定することから始まる。
- リスク因子は，①患者因子，②手術関連因子，③麻酔関連因子，に大別される。

❶ 患者因子

- 年齢
  - 成人では年齢とともにPONVの発症は減少する[5]。
  - 小児では，3歳未満ではPONVは少なく，3歳以上ではPONVリスクは年齢とともに上昇し11-14歳で最高となる[5,6]。
- 性別
  - 成人では女性のほうがPONVリスクが高い[2]。性差の理由は不明である。
  - ゴナドトロピンを含む血中ホルモンレベルが嘔吐に影響する可能性が考えられてきたが，近年の研究では，月経周期や閉経時期とPONVとの強い相関は認められなかった[7]。
  - 小児では性差とPONVの関係は明らかではない。
- 乗り物酔いやPONVの既往：小児，成人ともに，乗り物酔いやPONVの既往がある場合は，嘔吐の閾値が低い可能性があり，また嘔吐反射が発達しているといわれている[7]。
- 喫煙：ニコチンへの慢性的曝露による神経受容器の機能的変化，および，周術期の禁煙によりPONVの閾値が上昇する[7]。喫煙者は非喫煙者と比較してPONVリスクが低い。

❷ 手術関連因子

- 手術手技
  - 成人も含めて，特定の手術手技や術式（腹腔鏡手術，開腹手術，扁桃摘出術や中耳手術などの耳鼻咽喉科手術，斜視手術など）がPONVの独立したリスク因子であるという研究報告がなされてきた[5-8]。
  - しかし，例えば時間を必要とする術式などは必然的に麻酔薬への曝露時間も延長することとなり，麻酔薬への曝露時間と手術手技を個々の独立したリスクとして検証するのが困難な場合が多い[5,7]。また，腹腔鏡下の婦人科手術後にPONVが多く観察されることも，術式以外に患者個人のリスクが交絡因子である可能性は否定できない。
  - したがって，手術手技はリスク因子に含まれないとする意見もある。
  - ただし，小児における斜視手術はPONVのリスク因子であるとされている[6]。

❸ 麻酔関連因子

- 術中のオピオイド投与
  - 成人において術中のオピオイドの種類や投与量がPONVに影響を与えるかどうかについて調査した大規模な前向き研究はない。
  - 小児においては扁桃摘出術においてモルヒネ0.18 mg/kgの術中投与が術後嘔吐（postoperative vomiting：POV）の発生率を上昇させたとする報告がある[9]。

- 現時点では，術中のオピオイド投与そのもの，および，そのオピオイドの種類のいずれについても PONV のリスク因子となりうるか否かについて，結論は得られていない。
■ 術後のオピオイド投与
- 術中とは異なり，術後のオピオイド投与は，とりわけその投与量が増加すればするほど，PONV のリスクを上昇させる[10]。
- 術後は，オピオイドの投与量を可能な限り減量するために，区域麻酔を含めた，いわゆる"マルチモーダルな（multimodal）"な鎮痛手段をとることが PONV の予防につながる。
■ 麻酔薬
- 吸入麻酔薬による全身麻酔と比較して，静脈麻酔薬であるプロポフォールを導入・維持に用いた全身麻酔は PONV の発生率が低い[11]。
- 鎮静量より少ない血中濃度において制吐作用があるという研究[12,13]がある一方，少量のプロポフォール使用では PONV は減少しなかったという研究[14]もある。
- 亜酸化窒素が PONV に及ぼす影響については，催吐作用自体は吸入麻酔薬と独立しており両者は相加効果を示すが，亜酸化窒素単体の催吐作用は吸入麻酔薬のそれと比較して必ずしも強くはないという意見もある[15]。
- 亜酸化窒素とPONVに関するメタ解析によると，亜酸化窒素による害必要数（number needed to harm：NNH）は，亜酸化窒素 1 時間未満の使用の場合 128，1〜2 時間：23，2 時間超：9 であり，短時間の使用であれば PONV のリスクを増加させないことが示唆された[16]。

術前評価[2,6]

■ 成人における PONV リスク因子（女性，非喫煙者，乗り物酔いや PONV の既往，術後オピオイド投与の必要性）は小児では適用できない。
■ 小児患者に対しては，Eberhart らによるリスク評価が汎用されている[2,6]。
■ 独立した 4 つの PONV 予測因子：①手術時間：30 分以上，②年齢：3 歳以上，③本人もしくは家族の PONV の既往，④術式：斜視手術。
■ 予測因子が増加するにつれて，PONV の発生率が増加する。リスク因子 0 個では 9%，1 個：10%，2 個：30%，3 個：55%，4 個：70%と上昇する[6]。
■ リスク因子の多少にかかわらず，全身麻酔の同意を得る際には保護者に対して PONV の可能性を説明しておくことが望ましい。

術中管理

❶ 眼球心臓反射への対策

眼球心臓反射（OCR）による徐脈・血圧低下に対して，アトロピン静注（0.01-0.02 mg/kg）を準備しておく。OCR によると考えられる循環動態の変動を認めた場合，手術操作の一時的中断を依頼し，なおも循環動態が不安定であればアトロピンを静注する。

❷ PONV への対策

■ リスクが高い症例に対しては，リスク因子である吸入麻酔薬の使用を導入時のみなど短時間にとどめ，また，術中の維持としてプロポフォールを主体とした静脈麻酔を選択する。

表 1　小児における PONV 予防のための薬物とその投与量

	薬物	投与量	投与のタイミング
糖質ステロイド	デキサメタゾン dexamethasone	150 µg/kg IV，最大 5 mg	導入時
抗ヒスタミン薬	ジメンヒドリナート dimenhydrinate	0.5 mg/kg IV，最大 25 mg（日本では経口薬のみ）	（導入時）
ブチロフェノン系	ドロペリドール droperidol	10-15 µg/kg IV，最大 1.25 mg	手術終了時
	メトクロプラミド metoclopramide	0.15-0.5 mg/kg IV（成人では 20 mg 以上）	手術終了 30-60 分前
5HT$_3$拮抗薬	オンダンセトロン ondansetron	50-100 µg/kg IV，最大 4 mg	手術終了時
	グラニセトロン granisetron	40 µg/kg IV，最大 0.6 mg	手術終了時

注）日本では保険適用ではない薬物を含む（2017 年 8 月現在）。
(Gan TJ, et al. Anesth Analg 2014；118：85-113 より引用改変)

■ 作用機序の異なる制吐剤を必要に応じて予防的に使用する。ただし，日本で PONV に対して保険適応があり使用できる薬物は，海外より少ない。
■ オンダンセトロンを含む 5-HT$_3$拮抗薬は，海外では PONV 予防に汎用されており，高いレベルのエビデンスが蓄積されている[17]。しかし，日本では抗悪性腫瘍薬投与時の消化器症状などにしか適応がなく（2017 年 8 月現在），また，薬価が高額な薬物でもある。
■ 日本で使用しやすい薬物としてはデキサメタゾン，ドロペリドール，メトクロプラミド，プロクロルペラジンなどがある（**表 1**）。
　① デキサメタゾン（dexamethasone）：糖質ステロイド。PONV への保険適応はない（2017 年 8 月現在）が，安価であり，使用しやすい。0.15-0.5 mg/kg，最大 4-5 mg を麻酔導入後に投与する。主な副作用としては血糖の上昇，電解質異常，術創感染症惹起の可能性などが指摘されている。また，術中使用により，治療開始前の白血病を有する小児に腫瘍崩壊症候群をきたした報告がある[18]。
　② ドロペリドール（droperidol）：ドパミン D$_2$受容体拮抗薬。PONV への保険適応はないが，麻酔前投薬あるいは麻酔薬として適応がある。主な副作用として，鎮静作用，錐体外路症状，心電図上 QT 延長がある。制吐剤としては 10～15 µg/kg（最大 1.25 mg）を術中に投与する。その催不整脈作用のため米国食品安全局（FDA）は，予防投与としてではなく，レスキューとしての投与を推奨している。
　③ プロクロルペラジン（prochlorperazine）：ドパミン D$_2$受容体拮抗薬。術前・術後の悪心，嘔吐に保険適応がある。添付文書上は筋注投与とされている。0.1 mg/kg（最大 5 mg）を手術終了時に投与する。
■ 区域麻酔や術野での局所浸潤麻酔の併用：術後の鎮痛およびオピオイド使用量の減量を目的として，積極的に考慮する。

術後管理

■ PONV のリスクが高い症例に対しては術後のオピオイドの使用を控える。

■ オピオイドに起因するPONVに対して，ナロキソン少量持続静注（0.25 μg/kg/h）が症状軽減に効果があったとする研究がある[19]。しかし，成人，小児の研究をともに包含したメタ解析によると，ナロキソン少量持続静注は，悪心の減少には寄与していたが，嘔吐や術後オピオイドの使用量の減少には寄与していなかった[20]。

DOs & DON'Ts

- 全身麻酔の合併症であるPONVを，術前に本人および家族に説明する。
- 術前にPONVリスク評価を行い，リスクに応じて予防処置を講じる。
- PONVリスクが高い症例に対しては，術中の吸入麻酔薬や術後のオピオイド投与を可能な限り回避する。

Pros & Cons

▶ メトクロプラミド（metoclopramide）

- 麻酔時や開腹手術時の消化器症状に対して日本で保険適応がある。
- 10 mgの投与量ではPONVに対して効果的ではないという研究があり[21]成人では20 mg以上の投与が必要とされている[2]。
- 小児の口蓋扁桃摘出術において0.15〜0.5 mg/kgの投与量がPONVの予防に効果的であったとするメタ解析もあるが[22]，欧米諸国では第一選択の薬物ではなくその使用および投与量には議論がある[23]。

▶ 胃内容の吸引・減圧

胃管挿入による胃内容物の吸引や減圧によるPONVの発生率の減少については議論があり，その使用には否定的な研究がある[24]。

▶ 患者自身の不安が与える影響

- 小児・成人を問わず，手術前の不安がPONVに与える影響が経験的には考えられているが，それを客観的に支持する研究は少ない。
- 5-16歳の小児において術前の不安の程度とPONVの発生率との間に相関はなかったが[25]，一方で，その両者に弱い相関があるとする成人の研究がある[26]。

術者からの質問に対して，下記の2点を伝えた。
①眼球心臓反射への対策：術操作の一時的中断が必要となる可能性があること，アトロピン静注を準備しておくこと
②PONVへの対策：年齢（6歳），術式（斜視手術），予定手術時間（1時間）から，少なくとも3つのPONVリスクがあり，麻酔計画として，吸入麻酔薬の使用を最小限にすること，術中・術後のオピオイド使用を必要最低限にすること，複数の制吐剤を投与すること（本人および家族にPONVの既往は認めなかった。）

麻酔前投薬を用いることなく，DVDによるディストラクションを用いながら，セボフルラン，亜酸化窒素，酸素により吸入導入を施行した．末梢静脈路確保後は，吸入麻酔薬を中止し，プロポフォールおよびレミフェンタニルの持続静注により麻酔を維持した．麻酔導入後にデキサメタゾン 3 mg（0.15 mg/kg）を静注した．

　術中に，手術操作に伴い一過性徐脈を認めたが，術操作を中断してもらったところ速やかな回復を認めた．導入時にフェンタニル 80 μg（4 μg/kg）投与し以降は追加投与せず，術後鎮痛としてアセトアミノフェン 300 mg（15 mg/kg）を手術終了までに投与した．手術終了時にプロクロルペラジン 2 mg（0.1 mg/kg）を投与した．

　術後に悪心や嘔吐を認めず，また，創部痛はアセトアミノフェン点滴静注の定時投与で良好なコントロールが得られた．

参考文献

1) Kaye AD, et al. Anesthesiology Clin 2017；35：e41-e54.
2) Gan TJ, et al. Anesth Analg 2014；118：85-113.
3) Feldheiser A, et al. Acta Anaesthesiol Scand 2016；60：289-334.
4) Diez L. Pharmacoeconomics 1998；13：589-95.
5) Gan TJ. Anesth Analg 2006；102：1884-98.
6) Eberhart LH, et al. Anesth Analg 2004；99：1630-7.
7) Apfel CC, et al. Br J Anaesth 2012；109：742-53.
8) Watcha MF, et al. Anesthesiology 1992；77：162-84.
9) Anderson BJ, et al. Anaesth Intensive Care 2000；28：155-60.
10) Roberts GW, et al. Anesth Analg 2005；101：1343-8.
11) Sneyd JR, et al. Eur J Anaesthesiol 1998；15：433-45.
12) Gan TJ, et al. Anesthesiology 1997；87：779-84.
13) Erdem AF, et al. Paed Anaesth 2008；18：878-83.
14) Scuderi PE, et al. Anesth Analg 1997；84：71-5.
15) Apfel CC, et al. N Engl J Med 2004；350：2441-51.
16) Peyton PJ, et al. Anesthesiology 2014；120：1137-45.
17) Khalil SN, et al. Anesth Analg 2005；101：356-61
18) Osthaus WA, et al. Paediatr Anaesth 2008；18：268-70.
19) Maxwell LG, et al. Anesth Analg 2005；100：953-8.
20) Barrons RW, et al. Pharmacotherapy 2017；37：546-54.
21) Henzi I, et al. Br J Anaesth 1999；83：761-71.
22) Bolton CM, et al. Br J Anaesth 2006；97：593-604.
23) Höhne C. Curr Opin Anaesthesiol. 2014；27：303-8.
24) Kerger KH, et al. Anesth Analg 2009；109：768-73.
25) Wang SM, et al. Anesth Analg 2000；90：571-5.
26) Van den Bosch JE, et al. Anesth Analg 2005；100：1525-32.

（谷口 周平，小原 崇一郎）

45 局所麻酔薬中毒
Systemic toxicity of local anesthetics

症例 1歳6ヵ月男児，体重10 kg。尿道下裂に対する一期的根治術が予定された。全身麻酔導入，声門上器具挿入後に，側臥位にて仙骨硬膜外ブロックを施行することとした。ブロック針にて仙骨硬膜外腔を同定し，テストドーズとして20万倍アドレナリン添加0.25%レボブピバカイン1 mL（0.1 mL/kg）を注入したところ，心電図モニター上，頻脈とST-T波の増高を認めた。

小児の局所麻酔薬中毒の疫学，症状・兆候，診断（成人との差異）

- 小児における局所麻酔薬中毒の発生頻度は約1/1,000〜1/10,000で，区域麻酔による合併症の10-40%を占め（表1），成人とその発生頻度は同等である[1-4]。
- 小児，特に年少児では全身麻酔や鎮静下で区域麻酔が行われる場合が多いため，興奮や多弁は顕在化せず，痙攣や頻脈，不整脈，低血圧のみが症状となる場合がある[5]。
- 筋弛緩薬が投与されている場合，痙攣を含めた中枢神経症状は顕在化しない[3]。
- 術後，局所麻酔薬の持続投与中に局所麻酔薬中毒が発生する場合がある。心拍数の増加や血圧上昇の際の鑑別診断として局所麻酔薬中毒を考慮する。通常とは異なる訴えや興奮・鎮静，筋の攣縮等が認められた場合は，局所麻酔薬中毒を念頭において対処する。

小児の区域麻酔における局所麻酔薬の薬物動態の特徴

❶ 小児における局所麻酔薬の薬物動態の特徴

- 硬膜外腔は血管が豊富であるとともに多量の脂肪組織を有する。局所麻酔薬，中でもブピバカイン，レボブピバカイン，ロピバカイン等脂溶性の高い長時間作用型麻酔薬は，硬膜外腔に投与後いったん脂肪組織に吸収され，その後血管内への吸収が生じる。
- 小児の場合は硬膜外腔の脂肪組織が少ないため，特に長時間作用型局所麻酔薬については，血中濃度の上昇が生じやすいことが予測される。
- 硬膜外腔に投与された局所麻酔薬は，門脈・肝臓を通過後に全身に分布するが，ロピバカイン，ブピバカインの体内からの消失は主に蛋白結合率や肝臓での代謝酵素活性に依存する。1歳未満の乳児では血漿蛋白や肝代謝酵素活性が低いため，局所麻酔薬の血中濃度が上昇しやすい。

表1 区域麻酔による合併症，局所麻酔薬中毒の発生頻度に関する前向き研究

	調査期間	年齢	調査対象 症例数	鎮静の有無	発生頻度**	合併症 発生頻度**	局所麻酔薬中毒症状
Giaufréら[1]	1993-4	上限不詳	24,409	95%鎮静*	23（9.4）	4（1.6）	痙攣・不整脈
Ecoffeyら[2]	2005-6	18歳以下	31,132	96%麻酔	40（12.8）	16（5.1）	痙攣・不整脈・心電図異常
Taenzerら[3]	2007-12	18歳以下	53,564	94%麻酔・4%鎮静	638（119）	5（0.93）	痙攣・循環変動
Auroyら[4]	1998-9	全年齢	158,083	詳細不明	56（3.5）	7（0.4）	痙攣のみ，不整脈等なし

＊麻酔または鎮静以外は覚醒状態で区域麻酔を施行，＊＊（ ）内は10,000あたりの発生頻度

❷ 蛋白結合率と局所麻酔薬中毒の関連

- 局所麻酔薬中毒は，血液中の蛋白結合していない局所麻酔薬（蛋白非結合分画）によって生ずる。
- リドカインについては約 70%，ロピバカイン，ブピバカイン，レボブピバカインについては約 95% が血漿蛋白，そのほとんどが $α_1$-acid glycoprotein（AAG）と結合している。
- AAG は胎盤を通過せず，出生時の濃度は成人の約 20-30% で[6]，生後 6 ヵ月でも 50% 程度であるため，乳児（1 歳未満）では局所麻酔薬の蛋白非結合分画濃度が上昇しやすく，局所麻酔薬中毒を生じやすい。1 歳以降，AAG の濃度はほぼ成人に等しい。

小児の区域麻酔における局所麻酔薬の投与量およびテストドーズ

❶ 小児に対する局所麻酔薬の推奨投与量

- 局所麻酔薬を安全に投与するためには蛋白非結合分画濃度を考慮する。
- ロピバカインの仙骨硬膜外腔への単回投与に関しては，1 歳以下では 2 mg/kg[7]，4 歳（体重 12 kg）以上では 3 mg/kg[8]，持続投与の場合は 6 ヵ月以内では 0.2 mg/kg/h，6 ヵ月以降は 0.4 mg/kg/h 以下であれば血中濃度の過度の上昇を生じず，安全性が高い[5,9]。

❷ 従来から用いられたテストドーズ

- 区域麻酔に際してテストドーズの投与は，各麻酔科医の判断に委ねられる[10]。
- 小児において，アドレナリン 5 μg/mL（1/200,000）を含む局所麻酔薬 0.1 mL/kg をブロック針や留置したカテーテルを通じて投与し，心拍数 10 beats/min 以上の増加や T 波の 25% 以上の増高，収縮期血圧 15 mmHg 以上の上昇が血管内投与の判断基準として用いられた[11]。
- テストドーズで偽陽性（false positive）が生じたとする報告はないため，投与後に心拍数の増加や T 波の変化が認められた場合には血管内注入と判断される。

❸ テストドーズに関する偽陰性（false negative）

- 小児では，心拍数が成人よりも多く，また，区域麻酔の多くが全身麻酔または鎮静下で行われるため，実際に血管内注入が生じた場合も心拍数の変化が認められない場合や逆に低下する場合があり，また T 波の変化も一定しない[12]。したがって，これらの変化が認められなくとも血管内注入は否定できない（偽陰性 false negative）。
- 実際の投与に際しては，心電図を観察し，血液の逆流がないことを確認しつつ少量ずつ（0.1-0.2 mL/kg）投与することが必要である。しかし，血液の逆流による血管内注入の確認については偽陰性（false negative）率が高い。

脂肪乳剤中和療法（lipid rescue）

❶ 小児の局所麻酔薬中毒治療における脂肪乳剤の有効性

- 動物実験や有効とする症例報告の蓄積に基づき，有効とされている（成人の場合と同様）。

❷ 新生児に対する有効性

- 日齢2の新生児（体重3.2 kg）に対して，全身麻酔下でのブピバカインを用いた仙骨硬膜外ブロック後に多源性の心室性期外収縮，心室頻拍が発生し，心肺蘇生処置および20％脂肪乳剤1 mL/kgの投与により回復した症例報告がある[13]。

❸ 小児の局所麻酔薬中毒に対する投与量

- 体重換算に基づいた投与量として，成人と同じでよい[14]。
- 局所麻酔薬中毒を発見した場合には，助けを呼ぶとともに気道確保，酸素投与および薬物治療を行い，これらに抵抗性のある場合は20％脂肪乳剤の投与を考慮する。
- 1分間かけて1.5 mL/kgを単回静注後，0.25 mL/kg/minで持続静脈投与を行うことが米国区域麻酔学会[15]や英国・アイルランド麻酔科医協会[1]から提唱されている。
- 初回静注後も循環動態が不安定の場合，初回静注量（1.5 mL/kg）と同量を5分ごとに繰り返す。開始30分間の最大投与量は10-12 mL/kg。

脂肪乳剤を用いた蘇生（lipid resuscitation）のメカニズム

❶ 脂肪酸代謝の改善による心臓へのエネルギー供給の改善

- ブピバカインは脂肪酸を介した心筋へのエネルギー供給を阻害し，脂肪乳剤がこれを改善することから，脂肪酸代謝の改善がもう一つのメカニズムとして提唱されてきた。
- 脂肪酸による心筋へのエネルギー供給にはカルニチンが関与しており，カルニチン欠乏症の症例においては重篤な局所麻酔薬中毒や死亡例も報告されている。

❷ 脂肪への取り込みによる血液中・組織中濃度の低下（lipid sink）

- 当初から提唱されてきたが，脂肪乳剤による局所麻酔薬の血中濃度の低下度は比較的小さいことが，最近の臨床研究から明らかにされている[16]。

❸ その他

- in vitroの研究や薬物動態学的モデルから，脂肪乳剤による容量効果や直接の心筋収縮力増強作用も，蘇生効果に関与しているとされる[17]。

DOs & DON'Ts

- 局所麻酔薬を使用する場合は，必ず局所麻酔中毒の発生を念頭におく。
- テストドーズを施行した場合，基準を超えた心拍数の増加や収縮期血圧の上昇，T波の増高が認められた場合は必ず血管内注入と考える。
- 局所麻酔薬によって不整脈が生じた場合，リドカインの使用は禁忌である。
- 中毒発生時にすぐ使用できるよう，20％脂肪乳剤を常備しておく。

Pros & Cons

▶ 心肺蘇生時のアドレナリンと脂肪乳剤の併用

　アドレナリンは脂肪乳剤による蘇生効果を減弱させることが動物実験で示されている[18]。前述のASRAの蘇生ガイドラインでは，アドレナリンの使用量は1μg/kg以下が推奨されている。低酸素状態では脂肪乳剤の蘇生効果は著しく減弱し，バソプレッシン＋アドレナリンに劣ることが示されている[19]。その後の研究では，アドレナリンが蘇生効果を改善することが示されている[20]。

▶ 局所麻酔薬中毒時の痙攣の治療薬

　プロポフォールは溶媒が脂肪乳剤であり，強い抗痙攣作用を有するため，局所麻酔薬中毒時の痙攣の治療に使用される傾向がある。しかし，心収縮力の抑制作用が強く，投与後に心静止に至った症例が報告されている。痙攣に対する治療薬としてはミダゾラムを第一選択とする[15]。

▶ 区域麻酔における超音波装置導入のメリット

　超音波装置の使用により神経ブロックの成功率は100％に近づき，より少量の局所麻酔薬で効果が得られることが明らかになった[21]。ランドマーク法に比べ周囲の組織への分布が生じ難く，血中からの消失が促進されることも明らかにされている[22]。

　心電図変化から，血管内注入と判断し仙骨硬膜外ブロックは中止することにした。仰臥位に戻し経過を観察した。心拍数は約5分後にテストドーズ投与前のレベルにまで低下したため，予定された手術を施行した。

参考文献

1) Giaufré E, et al. Anesth Analg 1996；83：904-12.
2) Ecoffey C, et al. Paediatr Anaesth 2010；20：1061-9.
3) Taenzer AH, et al. Reg Anesth Pain Med 2014；39：279-83.
4) Auroy Y, et al. Anesthesiology 2002；97：1274-80.
5) Lonnqvist PA. Paediatr Anaesth 2012；22：39-43.
6) Philip AG, et al. Biol Neonate 1983；43：118-24.
7) Hansen TG, et al. Anesthesiology 2001；94：579-84.
8) Bosenberg AT, et al. Acta Anaesthesiol Scand 2001；45：1276-80.
9) Bosenberg AT, et al. Paediatr Anaesth 2005；15：739-49.
10) Ivani G, et al. Reg Anesth Pain Med 2015；40：526-32.
11) Tobias JD. Anesth Analg 2001；93：1156-61.
12) Fisher QA, et al. Can J Anaesth 1997；44：592-8.
13) Lin EP, et al. Paediatr Anaesth 2010；20：955-7.
14) Presley JD, et al. Ann Pharmacother 2013；47：735-43.
15) Neal JM, et al. Reg Anesth Pain Med 2012；37：16-8.
16) Dureau P, et al. Anesthesiology 2016；125：474-83.
17) Weinberg GL. Crit Care Med 2012；40：2521-3.
18) Hiller DB, et al. Anesthesiology 2009；111：498-505.
19) Mayr VD, et al. Anesth Analg 2008；106：1566-71.
20) Mauch J, et al. Paediatr Anaesth 2012；22：124-9.
21) Willschke H, et al. Anaesthesia 2010；65 Suppl 1：97-104.
22) Weintraud M, et al. Anesth Analg 2009；108：1488-92.

（小田　裕）

46 日帰り手術
Day surgery/Ambulatory surgery

症例 5歳男児，体重18 kg。両側鼓膜切開・チューブ留置術が予定された。執刀医より，日帰り手術でよいか，相談があった。
現病歴：ダウン症候群のためフォローアップ中。ここのところ睡眠時にいびきを認める。そのほか，心疾患・整形外科的疾患・内分泌疾患の合併などなく，特記事項なし。

小児における日帰り手術の利点と欠点

❶ 利点

- 患者が家族と離れる時間が短く，患者・保護者の心理的負担が少ない。
- 院内感染のリスクが少ない。
- 医療費の節減になる。
- 入院ベッドの空き状況に依存せずに手術予定を立てることができる。

❷ 欠点：日帰り手術実施の妨げとなるもの

- 保護者が周術期の看護を担うことによる負担の増加。
- 合併症が発生したときや予定外に入院になったときに，病院側の対応が必要。
- 入院手術とした方が病院の収益が増加する可能性がある。実際には，入院による収益増と，日帰り手術で行うことによる手術件数の増加や患者満足度などを考慮する必要がある。

小児における日帰り手術の適応

- 安全かつ円滑に日帰り手術を運営するためには，適応に合った患者を選択することが重要である。
- 日帰り手術の一般的適応を**表1**に，対象となる代表的な疾患・手術を**表2**に挙げる。
- 全身性の合併症やダウン症候群などの染色体異常のある患者でも，全身状態が安定していれば日帰り手術は可能である。
- 日帰り手術の適応外となる状況としては，**表1**に該当しない状態，例えば，コントロールされ

表1 日帰り手術の適応

患者	正期産児では生後4-6週以降 早産児では受胎後週数60週以降 重篤な合併症がない（ASA-PS class 1-2，コントロール良好な併存疾患）
手術	短時間手術（およそ1-2時間） 体表や四肢の手術（手術が重要臓器に及ばない） 予想出血量が少ない 術後痛が少ない，または経口薬で鎮痛コントロールが容易 術後早期から経口摂取が可能
保護者・居住地	術前術後の管理ができる成人の付き添いがある 術後に緊急事態が生じた場合すぐに来院できる範囲に居住している

表2　日帰り手術の対象となる疾患・手術の例

外科	鼠経ヘルニア，臍ヘルニア，消化管内視鏡検査
泌尿器科	停留精巣，包茎，膀胱鏡検査，尿管カテーテル抜去
耳鼻科	鼓膜切開・チュービング
形成外科	母斑，副耳，耳瘻孔，多指症，舌小帯短縮症，ガングリオン切除，抜糸
眼科	斜視，緑内障，眼内レンズ挿入術，鼻涙管チューブ挿入術，検査，抜糸
整形外科	ギプス巻き，鋳型取り，関節造影，経皮的切腱術，抜釘，抜糸
歯科	抜歯，齲歯処置

ていない併存疾患の存在，予想出血量が多い手術，術後痛が大きい手術，家庭で術前術後に患者を介護できる保護者がいない，などの状況が挙げられる。

術前管理

- 日本麻酔科学会「日帰り麻酔の安全のための基準」に則って，麻酔科医による診察・術前検査の評価を行う[1]。
- 全身状態の良好な患者に対するルーチンの術前検査は必要ない[2,3]。
- 保護者が術前の絶飲食を管理することになるので，遵守してもらうことの重要性と遵守しなかった場合の危険性を説明する。絶飲食の時間は一般の手術と同様に，日本麻酔科学会「術前絶飲食ガイドライン」に従う[4]。当日来院後に実際に経口摂取制限が守られているかどうかを必ず確認する。

術中管理

- 日帰り手術では，覚醒と回復が早く，術後痛がコントロールされており，術後悪心・嘔吐（postoperative nausea and vomiting：PONV）がなく経口摂取が早期に開始できるなど，質の高い麻酔が求められる。
- 術後鎮痛は区域麻酔（局所浸潤麻酔，末梢神経ブロック，仙骨硬膜外麻酔など），アセトアミノフェン，非ステロイド性抗炎症薬（NSAIDs），オピオイドを組み合わせた鎮痛（multimodal analgesia）を考慮する。しかしながら術後オピオイドの使用はPONVや鎮静，呼吸抑制など日帰り手術には好ましくない副作用と関連しており，退院を遅らせる原因になる可能性がある。
- PONVの対策については，第44章を参照。

術後管理

- 術後は回復室に移動し，気道閉塞や低酸素などの気道系トラブル，覚醒時興奮，PONV，疼痛などの術後に発生しうる問題に介入できるようにしておく。保護者が回復室に入る場合，こうした問題があることについて事前に説明しておくとよい。

❶ 帰宅基準

- 帰宅に際しては帰宅基準（例として，表3）を設け，麻酔科医が診察・評価を行い，主治医とともに決定する。
- 現在では退院前に水分摂取ができることは退院の必須条件とは考えられておらず，小児において

表3 帰宅基準の例

意識が清明である
気道が開通していて呼吸抑制がない
痛みのコントロールがついている
出血していない
悪心・嘔吐がない
バイタルサインが安定している
年齢・発達相応の体動がある

(Davidson AJ, et al. Anesthesiology 2015 ; 123 : 38-54 より引用)

　　水分摂取を帰宅条件とすると，嘔吐の発生率が50%以上増加し退院が遅れるという報告がある[6]。また手術中に十分輸液されていれば，術後に経口摂取の開始が遅れても脱水を理由に退院を延期させる必要はないとする報告もある[7]。
■ 排尿も退院の必須条件とは考えられていない。ただし尿路系手術例や仙骨硬膜外ブロック施行例は，退院後の尿閉時の対応を保護者に説明しておく[8]。

❷ 予定外の入院

■ 小児における日帰り手術後の予定外入院の頻度は，0.14%[9]-2.2%[10]と報告によりさまざまである。原因として多いものは，手術要因（コントロール不良な術後痛，手術合併症，出血），麻酔要因（PONV，呼吸器合併症，覚醒不良），社会的要因（手術開始時間が15時以降）などが挙げられる。
■ 予定外入院のリスク因子を調査した研究によると，2歳以下，ASA-PS class 3以上，手術時間1時間以上，手術終了時間が15時以降，整形外科手術，歯科手術，耳鼻科手術，術中イベント，睡眠時無呼吸症候群が関連する[11]。

DOs & DON'Ts

◆ 全身状態や手術内容が日帰り手術の適応に合致するか，術前評価として確認する。
◆ 手術当日，術前経口摂取制限指示が遵守されていることを確認する。
◆ 術後の速やかな回復に向けて，鎮痛とPONV対策を怠らない。

Pros & Cons

▶ 術後の無呼吸について

　　早期産児は脳幹の呼吸中枢が未熟であり，受胎後週数に反比例して術後の無呼吸のリスクが上昇するといわれている。無呼吸のリスクが消失する受胎後週数については議論のあるところであるが，46週から60週とする研究が多い[12]。また全身麻酔に代わって区域麻酔下に手術が施行されれば無呼吸のリスクは減少すると予想されるが，実際には早期産児では脊椎麻酔後も全身麻酔後と同様に無呼吸のリスクがあるとする研究がある[13]。

手術当日の朝は緊張のためか飲水できなかった。手術室には保護者同伴で入室させ，セボフルラン，亜酸化窒素，酸素によりスムーズに吸入導入を施行することができた。ダウン症患者にセボフルラン導入を施行した際に認められる徐脈に注意し，セボフルラン濃度は5％までとした。麻酔導入時に舌根沈下による上気道閉塞があったが，経口エアウェイを使用することでマスク換気が容易になった。マスクによる気道確保を継続し，自発呼吸を保ちながらセボフルラン3％，亜酸化窒素，酸素により麻酔を維持した。手術は短時間で終了し，自発呼吸と気道開通を確認し，回復室に移動した。10分後に覚醒した。術後45分で経口摂取を再開し，術後痛は自制内で経過し，また，術後嘔吐を認めることはなかった。術後2時間で帰宅を許可し，退院した。

参考文献

1) 日本麻酔科学会．日帰り麻酔の安全のための基準．2009.
2) Almesbah F. J Neurosurg Pediatr 2013；12：615-21.
3) Meneghini L, et al. Paediatr Anaesth 1998；8：11-5.
4) 日本麻酔科学会．術前絶飲食ガイドライン．2012.
5) Becke K. Curr Opin Anaesthesiol 2012；25：333-9.
6) Schreiner MS, et al. J Clin Anesth 1995；7：589-96.
7) Schreiner MS, et al. Anesthesiology 1992；76：528-33.
8) Marshall SI, et al. Anesth Analg 1999；88：508-17.
9) 土居ゆみ，ほか．日小児麻酔会誌　2014；20：215-21.
10) Awad I, et al. Eur J Anaesthesiol 2004；21：379-83.
11) Whippey A, et al. Paediatr Anaesth 2016；26：831-7.
12) Coté CJ, et al. Anesthesiology 1995；82：809-22.
13) Davidson AJ, et al. Anesthesiology 2015；123：38-54.

（末田 彩，香川 哲郎）

47 MRI検査のための鎮静・全身麻酔
Sedation and anesthesia for MRI in children

症例　6ヵ月男児，体重5kg。水頭症および大後頭孔狭窄の評価目的で脳および頸椎のMRI検査が予定され，鎮静・麻酔を依頼された。

現病歴：軟骨無形成症。胸郭低形成あり。心疾患や肺高血圧症の合併はなし。喉頭ファイバー検査で喉頭軟化症と舌根沈下の指摘あり。

夜間睡眠時の簡易酸素飽和度検査：4%ODI（酸素飽和度低下指数）23.7回/時間，DT90（睡眠時間に占める酸素飽和度90%以下の割合）2.6%。中等度の睡眠時無呼吸症候群（obstructive sleep apnea：OSA）と診断。

新生児期から酸素0.5L/分を併用した夜間非侵襲的陽圧換気（non-invasive positive pressure ventilation：NPPV）（PIP 12 cmH$_2$O，PEEP 6 cmH$_2$O，RR 15回/分）使用中。

軟骨無形成症

- 管状骨の軟骨内骨化障害により四肢短縮型低身長症と特徴的顔貌を呈する。
- 出生2万人に1人の頻度。
- 多くに第4染色体上 *FGFR3* 遺伝子の変異を認め，遺伝様式は常染色体優性遺伝性疾患だがほとんどが孤発性。
- 知能や平均余命は正常。
- 長管骨の成長障害，顔面中央部や頭蓋底の低形成，脊柱管狭窄，胸郭低形成などを合併し，中耳炎，換気障害，鼻咽頭狭窄を伴う混合性無呼吸，水頭症，頸髄圧迫症状などを認める。
- 根本的治療法はなく，対症療法（脳室腹腔シャント手術，大後頭孔減圧術，四肢延長術，ホルモン補充療法など）が中心となる。

MRI検査の特徴と注意事項[1,2)]

- MRI検査は85db以上の騒音を伴い，狭いガントリーの中で30-60分間は仰臥位で安静を保つ必要がある。体動により生じるアーチファクトのために，再撮影が必要となれば，さらに長い時間を要する。
- 検査の必要性は鎮静の危険性とは関係がなく，適応は検査依頼医によって判断される。

❶ MRI環境に関する注意[2,3)]（表1）

- MRI環境とは，装置で発生する物理作用（静磁場，傾斜磁場，ラジオ波）の影響の及ぶ環境を指す。地球の自然磁場は1ガウス以下で，医療用では静磁場強度3テスラ，研究では7テスラのMRI装置も使用される（1テスラ＝10,000ガウス）。
- 超伝導型装置の場合，液体ヘリウムで冷却された低温の超伝導コイルは常に作動し撮影ユニット周囲に漏洩磁場を生じる。その5ガウス範囲以内を「MR装置の範囲」という。トンネル型MRIの場合ではスキャン装置周辺に5ガウスラインがあるが，オープン型MRIの場合では部屋全体に静磁場が及ぶ。5ガウス以上の静磁場ではMRI対応の医療機器でなければ，ペースメーカーな

表 1　MRI 環境の区別と適合性

環境の Zone 区別		例
Zone 1	アクセスに制限のない公共の場	
Zone 2	2と3の間で，患者受付やスクリーニングが行われる場	受付，磁性体のスクリーニング場所
Zone 3	磁場が人や物に影響を与えうる環境，スクリーニングが必要	操作室など
Zone 4	MRI 装置が設置されている場，危険地帯	MRI 室

MR 手術室における術中 MRI ガイドライン上の区分	
Zone A	手術室外
Zone B	手術室内で5ガウスラインより外：通常の手術機器が使用可能
Zone C	手術室内で5ガウスライン以内：手術器具は非磁性体を使用

機器の MRI 適合性

2005 年 ASTM　MR 適合性規格	
MR 安全 (MRSafe)	いかなる MR 環境においても既知の危険性を持たない物品であることを意味する。非導電性，非磁性，非金属。試験結果よりも成分分析に基づく科学的合理性で判断される。
条件付き MR 可能 (MR Conditional)	特定の MR 環境条件において既知の危険がないもの。その条件には，静磁場，傾斜磁場，傾斜磁場強度変化率，RF 磁界，高周波比吸収率が含まれる。
MR 危険 (MR Unsafe)	すべての MRI 環境下で危険性があるもの

手術機器の MR 適合性の使用領域を示すため使用される区分	
ゾーン 1	MR 画像の関心領域
ゾーン 2	MR 撮像可能であるが関心領域以外の領域
ゾーン 3	磁石の中心部から半径1m以内で撮像範囲以外
ゾーン 4	マグネットから1m以上離れ，5ガウスライン以内の領域

(Shellock FG, et al. Radiology 2009；253：26-30.
中井敏晴，MRI 安全性の考え方，第 1 版．上野照剛編 学研メディカル秀潤社：東京，2010, pp.x14-22 より改変引用)

どの医療機器が作動不良を来す可能性がある。
■ 50 ガウス以上では，磁性体は強力に電動コイルに引きつけられ，酸素ボンベやハサミなどは飛ぶ凶器となり，医療機器は作動異常を来す。輸液ポンプ，麻酔器などを必要以上に近づけないよう設置して管理する。

❷ 環境の Zone 区別と機器の MRI 適合性[2,3]

■ Zone 3 および Zone 4 に入る場合は，インプラントを含め所持する磁性体のスクリーニングが必要である。MR 装置の範囲に近づく際にはあらゆる磁性体の所持を避ける。
■ 2005 年に ASTM（米国材料試験協会）は "MR safe"，"MR conditional"，"MR unsafe" の 3 分類とマークを策定した（表 1）。以前の表記（米国食品医薬品局，1997）では用語の混乱があった。
■ 条件付きで MRI 対応の機器を持ち込む場合は，その適合性を管理者と確認する。適合性のチェックは，web 上の MR 適合性検索システムにより可能である。

❸ 緊急事態とクエンチ[3]

- 緊急事態では Zone 4 の外に患者を移動させて対応する。
- Zone 3 以内に入る者は，緊急事態の支援者であっても 1-2 秒立ち止まり，その目的と所持品を振り返るようにする。
- クエンチとは，超伝導型 MRI 装置において電磁コイルの超伝導状態が常伝導状態に遷移して磁場が消失する現象を指す。クエンチボタン（緊急電源遮断ボタン，名称と機能は統一がなく製品によって異なる）は緊急事態にのみ使用される。原因は停電や金属吸着などで，コイル内電流が熱に変わり冷却用の液体ヘリウムが大量に気化し，クエンチ管を通って外部へ排出される。磁場がいったん消失すると復旧には時間を要し，損失が大きい。

小児 MRI の鎮静・麻酔の目的と利点[1,4,5]

- 鎮静の目的：不快感・苦痛の緩和と安全の確保，体動抑制（行動制御）。
- 放射線医学領域の検査・処置に鎮痛はほぼ不要で，不動化のための鎮静が主体となる。
- 通常，鎮静・麻酔が必要となるのは，①協力の得られない年齢（6 歳以下），②行動異常を伴う場合，③身体的問題（気道呼吸の障害や不随意運動）を伴う場合である[5]。
- 自然睡眠による場合と比較して，検査中の体動による中断が少なく，ほぼ計画時間通りの効率的な MRI 検査が可能である。

❶ 鎮静の分類と尺度[6]（表 2）

- 便宜上，意識の反応性，呼吸および循環状態への影響により 4 段階に区別されることが多いが，これらは一連のもので境界は明瞭ではない[7,8]。ケタミンは解離性に相当する。集中治療や緩和医療における鎮静のガイドラインや尺度は別に存在する。
- 小児の鎮静用スケールには，modified ramsay sedation scale (MRSS)，pediatric sedation state scale (PSSS)[9]，The University of Michigan sedation scale for children (UMSS)，modified maintenance of wakefulness test (MMWT) 等がある。

❷ 鎮静あるいは全身麻酔の選択

- 鎮静レベルは連続したものであり，深鎮静から全身麻酔へ容易に移行する危険性がある。深鎮静以上では気道閉塞や低酸素血症の問題から全身麻酔と同等の管理が必要である[4]。
- 非麻酔科医による鎮静下の MRI 検査の成功率は方法によってさまざまで，合併症は低酸素血症および上気道閉塞が多く，数％程度に認められる[10]。
- 全身麻酔の利点は，成功率が高いこと，導入・覚醒が速いこと，患者にあったさまざまな方法や介入ができること，安定した呼吸・循環管理ができることである[4]。
- 鎮静を提供する体制が院内で統一され，緊急時対応が確立されていることが望ましい。
- 鎮静担当者は鎮静行為に習熟し管理に専従できること，必要に応じた気道確保などの緊急対応の技能を持つことが重要である[8]。

表2 鎮静レベル (sedation continuum) と鎮静スケールの例

一連の鎮静の深さ (Continuum)

	Minimal (anxiolysis)	Moderate (conscious sedation)	Deep	General anesthesia	Dissociative sedation (ketamine)
以前の表記					
意識状態	口頭指示に通常の反応	口頭あるいは触覚刺激で合目的反応	反復する痛み刺激により合目的な反応	痛み刺激で覚醒しない	鎮静鎮痛状態、時に不随意運動を伴う
気道	影響を受けない	介入は不要	介入が必要な可能性	介入が必要	気道反射が維持
自発呼吸	影響を受けない	十分に維持	介入が必要な可能性	不十分	十分に維持
心血管系	影響を受けない	通常は維持される	十分に維持	障害される可能性	維持される

Modified Ramsay Sedation Scale

1	2	3	4	5	6	7	8
Awake and alert	Awake but tranquil	Appears asleep	Appears asleep	Asleep	Asleep	Asleep	Unresponsive
minimal or no cognitive impairment	purposeful responses to verbal commands at conversation level		purposeful responses to verbal commands but at louder than usual conversation level or requiring light glabellar tap	sluggish purposeful responses to loud verbal commands or strong glabellar tap	sluggish purposeful responses only to painful stimuli	reflex withdrawal to painful stimuli only (no purposeful responses)	to external stimuli, including pain

UMSS (The University of Michigan Sedation Scale for Children)

0	1	2	3	4
Awake and alert	Minimally sedated	Moderately sedated	Deeply sedated	Unarousable

PSSS (Pediatric Sedation State Scale)

5	4	3	2	1	0
処置中に強い抑制を必要とする体動がある。啼泣を含む。	処置中に痛みや不安が見られるが、処置中の障害となる体動があるが、抑制を必要としない。啼泣はない。	表情に痛みや不安がある体動がなく、抑制を必要としない。	安静 (覚醒あるいは入眠)、体動がなく、処置中に痛みや不安な表情がない	バイタルサイン安定下で深く入眠しており、気道介入を必要とする	急さ介入が必要なバイタルサインの異常を伴う鎮静 (SpO₂<90%, BP<30%以上の低下等)

MMWT (Modified Maintenance of Wakefulness Test)

観察のみで覚醒している時間を分単位で計測するもの。20分以上で回復確認

(Andropoulos D. Pediatric Sedation Outside of the Operating Room : A Multispecialty International Collaboration, 2nd edition. In : Mason KP, editer, Springer : New York. 2014. p.71-82 より改変引用)

表3 MRI鎮静時の概要

	項目		内容
検査前	検査の適応とリスクの説明・同意		検査同意書と別に，鎮静同意書を取得
	患者評価	問診	内服薬，アレルギーの有無
			気道閉塞の関連因子
			鎮静による合併症が生じやすい基礎疾患
		身体所見	バイタルサイン
			気道評価
	適切な患者の選定		ASA-PS1 もしくは2
	体制の整備		患者監視に専念する医師または看護師の配置
			検査室内の物品の設置・整備
			バックアップ体制の確率
			緊急時の機器および薬品の配置・整備
	鎮静前の経口摂取の制限		基本的に 2-4-6 ルール
	インプラントのMRI対応確認		
検査中	監視，モニタリング，記録		鎮静レベルの評価，介入
検査後	監視，モニタリング，記録		覚醒の確認

(日本小児科学会・日本小児麻酔学会・日本小児放射線学会. MRI 検査時の鎮静に関する共同提言，2013 より改変引用)

鎮静・全身麻酔前の評価[1,5,8]（表3）

■ 鎮静・麻酔のリスクを確認し，説明して保護者から同意を得る。また患者の協力性を確認する。
■ 看護師が介助に付く場合は役割分担を確認する。
■ 資器材の準備，緊急時対応を関係者と確認する。
　① MRI 対応のモニタリング機器，輸液ポンプ，麻酔器，酸素・吸引配管
　② 薬物，気道管理などの緊急時使用物品
■ 患者評価では，上気道が障害される睡眠時呼吸障害や上気道感染を中心に診察し，絶飲食状態，インプラントの有無を確認する。GFR＜30 mL/min/1.73 m^{2}の慢性腎不全の場合は，腎性全身性線維症（nephrogenic systemic fibrosis：NSF）の発症予防のためガドリニウム造影剤の使用を控える。

鎮静・全身麻酔中の管理[1,5,8]

■ 必要な資器材・人材が入手可能で，緊急対応とモニタリングが安全に施行できる場所で導入する。
■ 鎮静・全身麻酔の導入は，吸入導入，静脈導入のいずれも可能である。
■ 鎮静・全身麻酔中は，自然気道で自発呼吸下に管理できることが多いが，検査開始後は気道への介入が困難なためガントリーへの移動前に気道・呼吸の安定を確認する。
■ 換気のモニタリングとしてサイドストリーム型カプノグラフィが有用だが，サンプリング経路が長く波形描出までのタイムラグに注意する。
■ 電磁誘導による熱傷を防止するため，モニターコードのループ形成や，手指・四肢・体幹の皮膚同士が接触しないよう注意し，終了後は皮膚観察を行う。
■ 環境温は低いが，ラジオ波と被い布の影響で体温は横ばいか上昇傾向を示すことが多い。

■ 患者監視の専従者を置き，経過中のバイタルサインを記録して残す。

❶ 薬物の選択[4,5,7]

■ プロポフォール：導入・覚醒が早く調節性がよい。導入量 2-3 mg/kg，維持量 150-300 μg/kg/min。呼びかけに反応性がある場合の健忘作用は乏しい。MRI 対応ポンプの使用か，ラインを延長して Zone 4 の外にポンプを設置するなど対応の必要がある。
■ デクスメデトミジン：呼吸停止や気道閉塞の危険が少ないが，介入を必要としない徐脈と血圧低下の頻度は高い。単独使用では high dose を必要とし，導入量 1-2 μg/kg，維持量 1-2 μg/kg/h で，入眠まで 10 分以上を要する。途中の体動などで 20% 程度に他剤併用の必要が生じ，その場合は気道閉塞の危険性が高くなる[11,12]。
■ ケタミン：単独使用では不随意運動を伴う場合があり，放射線関連の鎮静には推奨されない[4,5]。導入量 1-2 mg/kg の使用で，併用のプロポフォール維持量が減少する報告がある。
■ ミダゾラム：一般的に間欠静注で使用され調節性は乏しい。導入量 0.1-0.15 mg/kg，持続 0.06-0.12 mg/kg/h。
■ トリクロホスナトリウム（20-80 mg/kg 内服，総量 2 g 以下），もしくは抱水クロラール（30-50 mg/kg 坐剤，総量 1.5 g 以下）は調節性が悪く，体重 15 kg 以上の小児では効果が乏しい。

鎮静・全身麻酔後の管理[1,5,8]

■ 各施設の回復基準を満たすまで観察する。多くの場合，日帰りが可能である。
■ 体表面上の皮膚障害（熱傷）の有無を確認する。
■ 帰宅前の回復基準
　① 気道・呼吸・循環動態が安定している
　② 検査前と同じ意識レベルに回復し，気道反射が正常である
　③ 年齢相応に，会話および介助なしの歩行ができる
　④ 悪心・嘔吐がない

DOs & DON'Ts[1,2,8]

◆ 鎮静においても麻酔同様に説明同意を行い，経過記録を記録する。
◆ MRI の特性を理解し，磁性体を持ち込まない。
◆ 鎮静でも全身麻酔と同様の評価・計画・準備を行う。
◆ 呼吸モニタリングとしてカプノグラフィ使用する。
◆ 鎮静・全身麻酔中は患者監視とモニタリングに専従する担当者を置き，終了後は回復を確認する。

Pros & Cons

▶MRI鎮静での薬剤選択：プロポフォール vs. デクスメデトミジン

デクスメデトミジン単独では，中断や他剤の併用が多くなる一方，上気道閉塞や重症合併症が少ない[11-13]。プロポフォールは単独で成功率が高いが，気道介入の必要（下顎挙上・マスク換気・気管挿管など）は高くなる[14]。薬物の優劣ではなく鎮静は危険が伴う行為との認識は必要である。

▶手術室外鎮静の有害事象と麻酔科医の関与

訓練を受けた担当者が組織化された鎮静システム下に行った鎮静では，麻酔科医と非麻酔科医との間で重篤な合併症（死亡，心停止，誤嚥，予定外入院）の発生率に有意差は認めなかった[15]。鎮静に対する組織的取り組みと鎮静担当者への訓練によって非麻酔科医による安全性の高い鎮静は可能であることが示唆される。安全な鎮静のシステム構築のための中心的役割が，麻酔科医には期待されている[16]。

　麻酔導入は，事前に末梢静脈路が確保されていなかったためセボフルランの吸入導入で行った。末梢静脈路を確保した後，麻酔の維持をプロポフォール持続投与で200μg/kg/minから開始した。麻酔導入後も上気道の開通性は保たれ，呼吸パターンおよび呼吸数に問題はなく，カプノグラフィ描出も良好であり自発呼吸下で管理した。熱傷の原因となるループ形成を回避し，頸部の屈曲による気道閉塞に注意してガントリーの中へ患者を移動した。MRI対応の点滴台，輸液ポンプ，モニタリング機器を使用し，バイタルサインの安定を確認後，操作室内へ移動してモニタリングを継続した。検査中の体動はなく，プロポフォールの持続投与量を150μg/kg/minへ減量した。30分で検査を終了後，回復室へ移動して全身観察を行い，熱傷がないことを確認し，気道閉塞に注意して覚醒を待った。10分後に自発開眼と体動を認め，退室基準を満たす回復を確認した後，入院病棟に移動した。

参考文献

1) 日本小児科学会・日本小児麻酔学会・日本小児放射線学会．MRI検査時の鎮静に関する共同提言，2013.
2) Anesthesiology 2015；122：495-520.
3) 中井敏晴，MRI安全性の考え方，第1版．Edited by 上野照剛．東京，学研メディカル秀潤社，2010．pp.14-22.
4) Arthurs OJ, et al. Curr Opin Anaesthesiol 2013；26：489-94.
5) Sury M, et al. BMJ 2010；341：c6819.
6) Andropoulos D. Pediatric Sedation Outside of the Operating Room：A Multispecialty International Collaboration, 2nd edition. Edited by Mason KP, Springer：New York, 2014, p.71-82.
7) Krauss B, et al. Lancet 2006；367：766-80.
8) Coté CJ, et al. Pediatrics 2016；138・pii：e20161212.
9) Cravero JP, et al. Pediatrics 2017；139．pii：e20162897.
10) Cravero JP, et al. Pediatrics 2006；118：1087-96.
11) Mason KP, et al. Pediatric Anesthesia 2008；18：403-11.
12) Siddappa R, et al. Pediatric Anesthesia 2011；21：153-8.
13) Sulton C, et al. Hospital pediatrics 2016；6：536-44.

14) Cravero JP, et al. Anesth Analg 2009 ; 108 : 795-804.
15) Couloures KG, et al. Pediatrics 2011 ; 127 : e1154-60.
16) Davidson A. Pediatric Anesthesia 2012 ; 22 : 570-2.

〔糟谷 周吾〕

48 肥満症
Morbid obesity

症例　9歳男児，身長135 cm，体重100 kg，BMI 55。大腿骨頭すべり症に対して，全身麻酔下ピンニングが予定された。
現病歴：甲状腺機能低下症，気管支喘息のためにフォローアップ中。いずれもコントロール良好。

小児の肥満の定義

- 肥満症は肥満に起因ないし関連する健康障害を合併する場合で，医学的に肥満を軽減する治療を必要とする病態をいう。
- WHO における成人肥満の定義：body mass index〔BMI：体重（kg）÷身長^2（m^2）〕。過体重：BMI≧25，肥満：BMI≧30。
- 米国では BMI の性別年齢別のパーセンタイル値で小児の体格を判定する。この場合，過体重：BMI 85 パーセンタイル以上 95 パーセンタイル未満，肥満：BMI 95 パーセンタイル以上[1]。
- 日本では肥満度判定曲線をもとに定義されている（小児内分泌学会）。同学会のホームページから幼児，学童用の肥満度判定曲線はダウンロード可能である（http://jspe.umin.jp/public/himan.html）。
- 日本における肥満児の定義：肥満度 20％以上，かつ有意に体脂肪率が増加した状態。
- 肥満度［％］＝（実測体重－理想体重）÷理想体重×100

肥満症による生理学的影響や合併症

- 脂肪組織は脂肪細胞，前脂肪細胞，間質，脈管から構成される。脂肪細胞は脂肪の貯蔵のほかに，レプチン，アンジオテンシノーゲンをはじめさまざまな物質の調整に関係する内分泌細胞でもある。
- 肥満の合併症のうち，周術期に注意すべきものを**表 1** に示す。BMI 値の高さや肥満の罹病期間の長さとこれらの合併症は関連し，肥満の改善（減量）により合併症のリスクは軽減する。

❶ 呼吸器

- 肥満児では，機能的残気量，予備呼気量，1 秒量，拡散能が低下する[11]。
- 腹部の脂肪組織の蓄積により横隔膜の運動は制限され，さらに，胸壁圧の上昇，胸壁コンプライアンスの低下が生じ，結果的に無気肺が発生しうる（**図 1**）[12]。
- 無気肺により，ガス交換障害，生理的シャントの増加，換気血流不均衡，呼吸仕事量の増加が生じうる。
- 胸壁圧の上昇は，気道の圧迫による気道閉塞の原因となる。気道閉塞は auto-PEEP や dynamic hyperinflation の原因となる。これらは，人工呼吸器のグラフィック・モニターにおける流量・時間曲線において，呼気流量が基線に戻るか否かを観察することにより知りうる。
- 陽圧人工呼吸管理中に気道抵抗を認めた場合，量規定換気ではピーク圧とプラトー圧の差の増加を認める。一方，圧規定換気や二重規定換気では，気道内圧の上昇を認める。

表 1　小児肥満の合併症

呼吸器	気道過敏性[2] 喘息　30%[2] 上気道感染[3] 閉塞性睡眠時無呼吸　13-59%[4] 肥満低換気症候群による呼吸ドライブの低下
循環器	高血圧　20-30%[5] 左室肥大[6] 深部静脈血栓症
内分泌	メタボリック症候群　思春期の肥満児のうち40-50%[7] 2型糖尿病 脂質異常症　高脂血症，高コレステロール血症[8] 多発性卵巣嚢胞症候群
消化管・肝臓	胃食道逆流　重症肥満小児の20%[9]（重症肥満児では下部食道括約筋が弱い） 無症候性脂肪肝が80%に認められ，肝線維症，NASH，まれに肝硬変にいたる[10]
神経精神系	偽性脳腫瘍（良性頭蓋内圧亢進症）[5] 低い自己評価[5] 学業不振[5]
骨系	大腿骨頭すべり症[5]

(Mortensen A, et al. Paediatr Anaesth 2011；21：623-9 より改変引用)

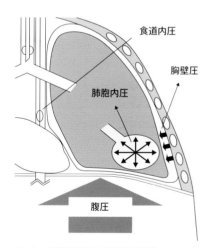

図1　肥満患者と呼吸生理学

肥満児では，横隔膜は頭側へ圧排される。さらに，仰臥位では低下した胸壁コンプライアンスも肺虚脱の原因となる。また，横隔膜の挙上，呼吸器系コンプライアンスの低下から，無気肺が生じうる。適切なPEEPにより肺胞の虚脱を予防できる可能性がある。
(Imber DA, et al. Respir Care 2016；61：1681-92 より改変引用)

■ 肥満児（8-18歳）の30%が喘息を有しており，BMI値が高いほど発作頻度や重症度が高くなる[2]。

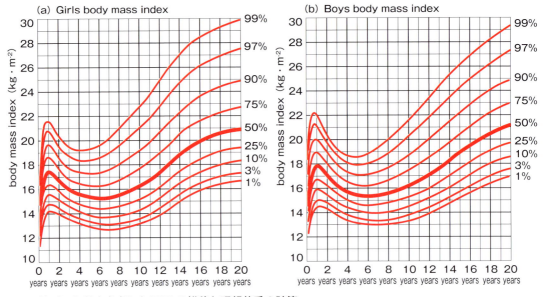

図2 性別，年齢を考慮したBMIの推移と理想体重の計算
95％タイル以上を肥満，85％以上95％未満を過体重とする。
(a) 女子　(b) 男子
例：6歳，120 cmの女子の理想体重の計算
図aより，6歳女子のBMIの中央値は15.2
IBW＝15.2×1.2×1.2＝21.8 kg となる
(Mortensen A, et al. Paediatr Anaesth 2011；21：623-9 より改変引用)

❷ 循環器

■ 循環血液量と1回心拍出量の増加を認める。
■ 肥満児の20-30％に高血圧を認め[5]，肥満度と高血圧の間には正の相関関係がある。
■ 結果として，容量負荷による左室拡大や，圧負荷による左室肥大を呈することがある。
■ 閉塞性睡眠時無呼吸を呈する症例では，肺高血圧，右心不全のリスクが高い。

肥満と薬物動態学

■ 肥満患者では，非肥満児と比較して，薬物動態学には差異を認めるが，薬力学には差異を認めない。そのため，薬物動態学の変化に基いて，薬物の投与量を決定する。
■ 肥満小児を対象とした薬物動態の研究は少なく，現状では成人の薬物動態学を参考とせざるをえない。
■ 薬物投与時には，体重の基準として，実体重，理想体重，徐脂肪体重のいずれかを用いる。
■ 小児の理想体重（ideal body weight：IBW）＝「BMI 50 パーセンタイル（中央値）」（図2）[13]。
■ 除脂肪体重（lean body weight：LBW）＝IBW＋0.3×(TBW－IBW)
■ 日本では，身長体重標準曲線を用いて，身長から平均体重が算出できる。
■ 薬物の投与量の計算に際しては，基本的にはその薬物が脂溶性か水溶性に基づく（表2）[13]。

術前評価

■ BMI値や肥満度から肥満の重症度を評価する。
■ 理想体重，徐脂肪体重を計算する。

表2 薬物投与量の計算に用いる体重

薬物	導入	維持
チオペンタール	LBW	TBW
プロポフォール	LBW	TBW
合成麻薬 フェンタニル，alfentanil（アルフェンタニル），sufentanil（スフェンタニル）	TBW	LBW
モルヒネ	IBW	IBW
レミフェンタニル	LBW	LBW
非脱分極性筋弛緩薬 （ロクロニウム，ベクロニウム）	IBW	IBW
サクシニルコリン	TBW	
スガマデクス	TBW	
デクスメデトミジン		LBW

TBW 実体重，LBW 徐脂肪体重，IBW 理想体重
(Mortensen A, et al. Paediatr Anaesth 2011；21：623-9 より改変引用)

- 気道の評価と，呼吸器疾患が疑われる場合には呼吸機能検査を施行する。
- 循環に関しては，血圧，心拍数のほかに身体の活動度を評価する。必要に応じて，心電図，心臓超音波検査を施行する。
- 胃食道逆流を認める症例でも，術前の絶飲食時間は非肥満児と同じでよい[14]。
- 肥満児では末梢静脈路確保が困難なことがあり，末梢静脈路や観血的動脈圧ラインの確保時に超音波ガイドの使用も考慮する（第29章参照）。

麻酔導入[13]

- 気道管理に習熟した麻酔科医がいること。
- 患者体位：RAMPポジションまたはヘッドアップ。
- バックアップとして声門上器具，口咽頭・鼻咽頭エアウェイを準備する。
- 酸素化の際にCPAPをかけて3分行い，導入後は気管挿管前に呼気の酸素濃度が上昇していることを確認する。
- 換気は二人法ができるように準備しておく。
- 気管挿管の際にはビデオ喉頭鏡を第一選択としてもよい。

術中管理

- 維持はセボフルランまたはデスフルランで行う[15]。デスフルランで行う場合には，気道抵抗の上昇に注意する。
- 換気量は理想体重をもとに設定する。
- PEEPをかけて無気肺を防ぐ。
- 必要時，リクルートメント手技を考慮する[12]。
- 区域麻酔（硬膜外麻酔，超音波ガイド下神経ブロック，創部局所浸潤麻酔）を積極的に用い，術中・術後のオピオイドの使用量の減量を図る。
- 導入時と同様に抜管もヘッドアップで行う。

- 十分に覚醒した状態での抜管を目指す（吸入麻酔薬の呼気ガス濃度の低下も確認する）。

全身麻酔に際しての気道・呼吸管理に関する推奨項目[12,13]

- 年長児ではヘッドアップ（25°）
- 前酸素化（3分間）：導入後は気道確保手技の前に呼気終末酸素濃度（End tidal O_2）の上昇を確認する
- PEEP 10 cmH_2O を維持したうえでのマスク換気
- 胃内容量の軽減
- 困難気道時の準備
- 術中人工呼吸中のPEEPによる無気肺の予防

術後管理

- アセトアミノフェン，非ステロイド性抗炎症薬，区域麻酔などを併用し"マルチモーダルな（multimodal）"鎮痛を行い，術後のオピオイドの投与量を必要最小限とする。
- 術後，必要に応じて非侵襲的陽圧換気（noninvasive positive pressure ventilation：NPPV）や経鼻高流量酸素療法を用いる。

DOs & DON'Ts

- さまざまな合併症の可能性があるため，術前に全身の評価を系統的に行う。
- 理想体重，徐脂肪体重を計算し，各薬物をどの体重を用いて投与するかを確認する。
- 予定手術の麻酔導入は気道確保に熟練した医師とともに行う。
- ヘッドアップ位で麻酔導入や抜管を行う。
- 術中の呼吸管理では適切なPEEPをかけて管理を行い，無気肺，気道狭窄に注意する。
- 術後は，必要時，集中治療室への入室，非侵襲的陽圧管理を考慮する。

Pros & Cons

▶ **肥満患者における麻酔導入方法**

　肥満児の麻酔導入方法に関してはさまざまな議論がある（例：吸入導入 vs. 静脈導入，急速導入 vs. 迅速導入）が，その優劣について高いレベルのエビデンスは存在しない[13]。

▶ **絶飲食時間**

　肥満患者では，糖尿病や胃食道逆流の合併率が高い。日帰り手術を受ける小児を対象に麻酔導入後の胃内容量の研究によると，胃内容量とBMI値の間に相関は認められなかったが，胃内容量と術前の経口前投薬（ミダゾラム，アセトアミノフェン）投与の有無との間に相関を認めていた。こうした研究によれば，肥満児の絶飲食時間は非肥満児と同じでよく，肥満であっても，1 mL/kg×理想体重の清澄水の飲水は許可される[14]。

術前の準備として，IBW，LBW を計算した．図 2 より，9 歳での BMI の中央値 16 より，理想体重は 29.2 kg と計算された．日本の身長体重標準曲線から，身長 135 cm のときの平均体重 30.1 kg であり，LBW＝IBW＋0.3×(TBW－IBW)＝50.4 kg と計算された．

術前の心臓超音波検査，呼吸機能検査では問題を認めなかった．また入院後に施行した夜間終夜酸素飽和度モニタリングから，臨床上，閉塞性睡眠時無呼吸症候群が疑われた．

麻酔導入は，麻酔科指導医と麻酔科認定医の 2 人で行うこととした．手術台によるヘッドアップ位をとった状態で，プロポフォール，フェンタニル，ロクロニウム，レミフェンタニルによる急速導入を施行した．二人法によりバッグマスク換気は可能であった．McGrath® を用いて，気管挿管を施行した．

術中，セボフルラン 1.5％ とレミフェンタニル 0.25 μg/kg/min で麻酔を維持した．術中は，PEEP 8 cmH$_2$O を付加した陽圧人工呼吸管理を行った．閉創時に創部への局所浸潤麻酔，アセトアミノフェンと非ステロイド性抗炎症薬を投与した．抜管に際しては，手術台を再度ヘッドアップとし，吸入麻酔薬の呼気濃度の低下を確認し，十分な覚醒を得て抜管した．

術後は集中治療室へ入室させ，予防的に NPPV を施行した．術後 1 日目には NPPV 離脱が可能で，集中治療室を退室した．

参考文献

1) Kuczmarski RJ, et al. Vital Health Stat 11 2002；(246)：1-190.
2) Lang JE, et al. J Asthma 2009；46：291-9.
3) Jedrychowski W, et al. Public Health 1998；112：189-95.
4) Verhulst SL, et al. Chest 2008；134：1169-75.
5) Yanovski JA. Rev Endocr Metab Disord 2001；2：371-83.
6) Li X, et al. Circulation 2004；110：3488-92.
7) Weiss R, et al. N Engl J Med 2004；350：2362-74.
8) Gidding SS, et al. J Pediatr 2004；144：766-9.
9) Pashankar DS, et al. J Clin Gastroenterol 2009；43：410-3.
10) Chan DF, et al. Int J Obes Relat Metab Disord 2004；28：1257-63.
11) Li AM, et al. Arch Dis Child 2003；88：361-3.
12) Imber DA, et al. Respir Care 2016；61：1681-92.
13) Mortensen A, et al. Paediatr Anaesth 2011；21：623-9.
14) Cook-Sather SD, et al. Anesth Analg 2009；109：727-36.
15) Liu FL, et al. Can J Anaesth 2015；62：907-17.

（山口 嘉一）

49 ダウン症候群
Down Syndrome

> **症例** 2歳女児，ダウン症候群，体重12 kg。急性リンパ芽球性白血病の加療のために，全身麻酔下中心静脈ライン挿入術が予定された。
> 既往歴：10ヵ月時，心室中隔欠損症根治術。現在の心機能に問題なし。

ダウン症候群の疫学

- ダウン症候群として知られる trisomy 21 はもっともよく見られる染色体異常であり，約800-1,000人に1人の割合で出生する[1]。特徴として身体的にも精神的にも発達が遅い。
- 合併症として頻度が高いものに先天性心疾患（40-50%）や睡眠時無呼吸症候群（50%）があり，その他，消化管（6-12%），筋骨格系（1-5%），泌尿器系（4%），血液系（貧血など），精神遅滞，視力（15%）・聴力（75%）異常が挙げられる[2,3]。ダウン症児にみられる主な併存疾患と麻酔管理における注意点を**表1**にまとめる。

術前評価

- ダウン症児は，巨舌，短頸，睡眠時無呼吸症候群，声門下狭窄など多彩な気道系の合併症を抱えていることがあり[4]，挿管のみならずマスク換気も困難なことがある。患者に手術歴があれば必ず過去の麻酔記録を参照し，気道管理に問題がなかったか確認しておく。また，過去の麻酔記録に問題がなくとも，年齢による扁桃肥大などのために気道管理が困難になる可能性がある。上気道感染症状がみられる場合はさらに術前の気道・呼吸の評価に注意し，選択的手術であれば延期や中止を考慮する。
- ダウン症児には環軸椎の不安定性をみとめることがある。米国小児科学会（American Academy of Pediatrics：AAP）は1-5歳のダウン症児に関して，麻酔，手術，その他放射線撮影の際には頭位に十分に注意すべきと勧告しており[3]，術前の病歴聴取と身体所見による評価が重要である。挿管操作や手術による脊髄損傷の可能性は低いといわれているが，脊髄損傷による障害は不可逆的な場合が多く，不要な頸部の伸展，後屈および側屈は回避すべきである。
- ダウン症児は非ダウン症児よりも貧血や凝固系の異常を呈すことが多い[5]。必要に応じて，術前の輸血を考慮する。
- 心機能に懸念がある場合，短時間手術であっても必要に応じて集中治療室での術後管理を考慮する。特に，心疾患を合併しているダウン症児は肺高血圧を合併していることがあるため周術期管理において細心の注意を払う[6]。また，心疾患の既往にかかわらず，ダウン症児は構造的に肺高血圧に進展しやすいともいわれており，術前評価において肺高血圧の有無とその程度を評価する。

術中管理

❶ 麻酔導入

- 麻酔導入時の不安や侵襲的な麻酔導入の体験からの心的外傷は，術中・術後のさまざまな有害事象と関連するといわれている（第1章参照）。複数回の手術・麻酔・鎮静を要することがあるダ

表 1　ダウン症候群を有する小児によくみられる併存疾患と麻酔管理上の注意点

部位	代表的な併存疾患	麻酔管理における注意点
循環器系	完全心内膜症欠損症，心室中隔欠損症，心房中隔欠損症	SVRとPVRのバランスを保つ
循環器系	ファロー四徴症，房室中隔欠損症	
呼吸器系	少顎，巨舌，声門下狭窄，睡眠時無呼吸，呼吸器感染症	1-2サイズ細い気管チューブの使用を考慮
骨格筋系	環軸椎亜脱臼	喉頭展開時の頸部の過伸展・過屈曲を避ける，術中の適切な頭位の保持，頸椎カラーの継続使用を考慮
消化管系	食道逆流症，十二指腸閉鎖，食道閉鎖，ヒルシュスプリング病，鎖肛	迅速導入を考慮，術前の消化管逆流症を評価

*SVR：systemic vascular resistance 体血管抵抗
**PVR：pulmonary vascular resistance 肺血管抵抗

　ウン症児においては，一度の麻酔導入による心的外傷がその後の診療や手術・麻酔などに影響を及ぼす可能性がある．できる限り円滑な麻酔導入をすすめるための方策として，抗不安目的の前投薬の投与や，保護者あるいは信頼している医療従事者の同伴入室，「DVDやビデオゲームなどの使用による紛らわし」（distraction）などが挙げられる（第1章参照）．ダウン症児は一般的に他の染色体異常の児と比較して生命予後が良好であるため思春期〜成人期に全身麻酔下手術を要することもある．麻酔導入に際して本人の抵抗を認めた場合，本人および医療従事者にとって危険をともなう可能性があるため，末梢静脈路が確保されていればミダゾラムなどの鎮静薬の静注を，末梢静脈路が確保されていなければケタミンの筋肉注射などを考慮する（一般的な投与量：ミダゾラム静注0.05-0.1 mg/kg，ケタミン筋注5-10 mg/kg）．

■ ダウン症児は，吸入導入中に上気道閉塞から換気困難に陥る可能性がある．末梢静脈路確保も困難なことが多いため，エアウェイ等の補助器具を準備したうえで麻酔導入を行う．

■ 吸入導入の際に，高濃度セボフルランを使用すると急激に徐脈を来すことがあるため，患児から視線をそらさずにモニターの音（心拍数）に注意を払う[7]．また，アトロピンの投与も考慮する．心電図でP波の陰転化やRR間隔の延長をみとめることもある．

■ ダウン症児には声門下狭窄をみとめることがあるため，気管挿管の際には1-2サイズ細い気管チューブが必要になる可能性がある[8]．また，選択したサイズの気管チューブの挿入に際して声門下で抵抗を感じた場合は，無理に留置せずチューブのサイズダウンを試みる．

❷ 麻酔維持

■ ダウン症児は麻酔薬に対する反応が多彩なため，重篤な低血圧や徐脈を呈する可能性に留意し，ひとつの麻酔法や麻酔薬にこだわらず個々の症例に応じた麻酔方法を選択する．

■ 術前に肺高血圧がみとめられた児に関しては，肺高血圧クライシス（pulmonary hypertensive crisis：PH crisis）を起こさないような麻酔管理（深麻酔，適切な酸素化と換気の維持，十分な鎮痛など）が必要となる（第22章参照）．

術後管理

■ ダウン症児の50-75％に閉塞性睡眠時無呼吸を合併しているという報告があり[3]，前投薬が奏

功していた児や術中に麻薬を投与した場合は特に術後の無呼吸や上気道閉塞に注意する。
- 疼痛管理に関して，ダウン症児は痛みや不快な感覚に対する反応が健常児に対して遅いという報告がある。しかし，痛みを感じないわけではないため，適切な痛みの管理が必要である[9]。特に肺高血圧を有する児においては，痛みによって肺高血圧が増悪する可能性があるため注意する。

DOs & DON'Ts

- 環軸椎の不安定性について術前に評価を行う。
- 上気道閉塞に注意するとともに，吸入導入時の徐脈に注意する。
- 気管挿管に際して，想定される気管チューブよりも1-2サイズ細いサイズが必要となる可能性がある。
- 術前評価で肺高血圧を有する児に対しては，術中・術後を通じて十分な疼痛管理を行う。

Pros & Cons

▶ 声門下狭窄

最近のコホート研究によると，気道系の臨床症状（喘鳴，クループ，誤嚥，手術後の抜管困難）をみとめないダウン症児において声門下狭窄をみとめる割合は5.9%であるが，上の症状を認めるダウン症児における声門下狭窄の割合は42.4%まで増加していた[10]。

▶ 頸椎の不安定性の評価

頸椎不安定性の頻度は8-64%と文献によってさまざまである[11]。かつて米国小児科学会は3-5歳時に頸部X線による頸部椎弓の精査を推奨していたが，高いレベルのエビデンスに乏しく，最新のガイドラインでは3歳以下の無症状児に対するルーティンでの精査は不要となっている。症状を認める（頸部痛，根症状，筋力低下，麻痺，腸管および膀胱機能の変化）場合には，頸部の単純X線撮影を含む術前の精査が必要である[3,12]。施設や麻酔科医によってその対応はさまざまであるが，術前のディスカッションと術後のフォローが推奨されている。

▶ 吸入導入時の徐脈

麻酔関連合併症を検討した症例対照研究において吸入導入時の高濃度セボフルラン使用による徐脈は，ダウン症児群では25%にみとめられ，対照群の9%と比して明らかに頻度が高かった。しかし，低血圧の頻度，薬物（アトロピンなど）による介入の必要性といったアウトカムには両群で有意差を認めなかった。導入から気管挿管までの時間が心拍数の最低値と相関していたことから，吸入麻酔薬の濃度の低下や気道確保が心拍数の回復に寄与していたのではないかと考察されている[7]。徐脈となる原因は明らかではないが，ダウン症児においては心自律神経系の機能障害があり，徐脈に対する自律神経機能の応答が緩慢であるという報告がある[13]。

▶ 術後鎮痛の麻薬の投与量

1998年，心臓血管外科手術後のダウン症児においては，術後管理におけるモルヒネと筋弛

緩薬の必要量が非ダウン症児よりも多いという報告がカナダの研究班によってなされた[14]。しかし，その後の研究では，ダウン症児における術後麻薬の必要量は，非ダウン症児のそれと比較して有意差は認めなかった[15,16]。ダウン症児における術後麻薬の必要量については，明確な結論はでてはいない。

▶ 覚醒下抜管

ダウン症児の麻酔管理をまとめたレビューのなかには，声門下狭窄や睡眠時無呼吸症候群の合併を考慮して覚醒下抜管を推奨しているものもある[17]。しかし，その根拠となる高いレベルのエビデンスは乏しく，ダウン症児に対して覚醒下抜管と深麻酔下抜管の周術期呼吸関連有害事象を比較した研究はない。口蓋扁桃・アデノイド摘出術を受ける1歳以上の小児患者880人を対象として，覚醒下抜管時と深麻酔下抜管時の周術期呼吸関連有害事象を比較した研究では，抜管方法は周術期呼吸関連有害事象のリスク因子とはならなかったが，ダウン症・頭蓋顔面奇形・脳性麻痺は術後回復室での周術期呼吸関連有害事象のリスク因子であった[18]。すなわち，ダウン症候群は周術期呼吸関連有害事象のリスク因子となりうるが，抜管方法の差異はリスク因子になるとはいえず，必ずしも覚醒下抜管が強く推奨されるわけではない。

口咽頭エアウェイを準備のうえ，吸入導入により麻酔を導入し，声門上器具を挿入した。術中はセボフルランと空気で維持し，手術開始前にアセトアミノフェン坐薬（15 mg/kg）を挿肛し創部には外科医に局所麻酔を依頼した。手術は15分程度で終了した。深麻酔下でラリンジアルマスクを抜去し，予見されていた上気道閉塞に対して口咽頭エアウェイを挿入し術後回復室へ搬送した。術後回復室で覚醒を確認し，気道・呼吸に問題ないことを確認し，一般病棟に帰室。術後経過に問題なく，予定された化学療法が開始された。

参考文献

1) Yang Q, et al. Lancet 2002；359：1019-25.
2) Claud S, et al. Eur J Med Gen 2015；58：674-80.
3) Bull MJ, et al. Pediatrics 2011；128：393-406.
4) Jacobs JN, et al. Arch Otolaryngol Head Neck Surg 1996；122：945-50.
5) Smith OP, et al. Paediatr Child Health 2013；23：497-500.
6) McDowell KM, et al. J Pediatr 2011；158：319-25.
7) Bai W, et al. J Clin Anesth 2010；22：592-7.
8) Shott SR. Laryngoscope 2000；110：585-92.
9) Hennequin M, et al. Lancet 2000；356（9245）：1882-7.
10) Jane H, et al. Int J Pediatr Otorhinolaryngol 2016；81：1-4.
11) Hankinson TC, et al. Neurosurgery 2010；66（Suppl. 3）：A32-A38.
12) Cohen WI, et al. Am J Med Genet 2006；142：141-8.
13) Agiobalsitis S, et al. Res Dev Disabil 2011；32：2102-7.
14) Gakhal B, et al. Ped Anesth 1998；8：229-33.
15) Valkenburg AJ, et al. BJA 2012；108：295-301.
16) Van Driest SL, et al. Pediatr Crit Care Med 2013；14：862-8.
17) Meitzner MC, et al. AANA journal 2005；73：103-7.
18) Baijal RG, et al. Paediatr Anaesth 2015；25：392-9.

（脇本 麻由子）

50 ウィリアムス症候群
Williams syndrome

症例 2歳男児，体重10 kg。精査目的に心臓カテーテル検査が予定された。
現病歴：10ヵ月時にウィリアムス症候群と診断。
術前心エコー検査：心収縮能良好，中等度大動脈弁上狭窄，末梢性肺動脈狭窄。

ウィリアムス症候群の概要と合併症

- ウィリアムス症候群は染色体7q11.23領域の半接合体部分欠失により起こる遺伝子疾患でありエラスチン動脈疾患に分類される[1]。
- 特徴的な小妖精顔貌，心血管異常，精神発達遅滞，陽気で独特な性格，特発性高カルシウム血症などが主な合併症である。
- エラスチン形成の減少によりさまざまな心血管異常が約80%の患者でみられ，そのうち40%でカテーテル治療や手術治療が必要となる（**表1**）。
- ウィリアムス症候群の患者では，突然死のリスクが通常より25-100倍も高く[2]，麻酔中や周術期死亡例も多数報告されている[3,4]。
- 周術期における心停止の原因は冠動脈血流の減少が主な原因と考えられており[3]，両心室流出路狭窄や冠動脈病変を有する症例，乳幼児期に治療介入を必要とする症例などは特に周術期における心血管イベントのリスクが高い[5]。
- 大動脈弁上狭窄により左室肥大が起こると酸素需要が増えるとともに，心内膜下への酸素供給が減るため心筋虚血のリスクが上昇する。さらにエラスチンの形成が不十分であることにより血管コンプライアンスが低下し，調節能が障害され冠動脈血流が制限を受ける。酸素需要の増加に対し酸素供給が不十分となるため，ウィリアムス症候群では心筋虚血のリスクが高い[6]。

術前評価と周術期管理

❶ 術前評価

- 術前診察を手術1-2週間前に行う。循環器系をメインにリスク評価を行い（**表2**），リスクが高いと判断された症例は小児循環器チームがいる病院への転送を考慮する。
- 周術期管理チームにより管理計画を立て，特に術後の帰室先などバックアップ体制を整えておく。

❷ 周術期管理

- 冠血流の維持に努め，心筋の酸素需給バランスを保つことがもっとも重要である（**表3**）。

1）術前管理
- 適切な前負荷維持のため，絶飲食時間をできる限り短くし，高リスク症例では術前から補液を行う。
- β遮断薬の服用は当日も継続させ，必要に応じて前投薬を投与する。

2）術中管理
- 5誘導の心電図を含めたモニタリングを行ってから麻酔導入を行う。

表1 ウィリアムス症候群でみられる心血管異常とその頻度

大動脈弁上狭窄（45-75％）

ST junction レベルに見られる。狭窄部位により Coanda 効果が起こり右上肢の血圧が左上肢に比べ高くなる[13]。狭窄は大動脈にびまん性に広がることもある。

肺動脈狭窄（37-75％）

末梢側でみられることが多いが，中枢側でみられることもある。肺動脈弁上狭窄を大動脈弁上狭窄とともに認めた場合，周術期リスクが非常に高い。

冠動脈異常（5-9％）

大動脈弁上狭窄を認める症例ではその45％で冠動脈異常も認める[14]。

その他

左室肥大（40％），高血圧（55-60％），腎動脈狭窄（60％），胸部大動脈狭窄・中部大動脈症候群（30％），僧帽弁逸脱症（9-27％），QTc 延長（14％）など

(Matisoff AJ, et al. Pediatr Anesth 2015；25：1207-15.
Collins RT 2nd, et al. Circulation 2013；127：2125-34 より引用)

表2 ウィリアムス症候群のリスク分類

低リスク	・正常心電図，正常心エコー所見，軽度の心外異常
中リスク	・軽度の末梢性肺動脈狭窄　・高血圧　・軽度左室肥大 ・軽度～中等度の大動脈弁上狭窄（圧格差 40 mmHg 以下） ・VSD など軽度の心内異常　・軽度～中等度の孤立した肺動脈弁上狭窄 ・残存圧格差のない大動脈・肺動脈弁上狭窄の修復術後（残存圧格差なし） ・困難気道や重症の胃食道逆流など重度の心外異常
高リスク	・重度の大動脈弁上狭窄（圧格差 40 mmHg）　・虚血による心電図異常や症状 ・冠動脈異常　・高度の左室肥大　・両心室流出路狭窄　・QTc 延長

(Matisoff AJ, et al. Pediatr Anesth 2015；25：1207-15 より改変引用)

表3 麻酔管理目標

① **適正な心拍数を保ち頻脈を避ける**
- アトロピンやケタミンの使用をなるべく避ける。筋弛緩拮抗薬にスガマデクスを使用する。
- 術後疼痛やシバリング，覚醒時興奮による頻脈を予防し酸素需要の増加を避ける。

② **洞調律の維持**
- 上室性不整脈は積極的に治療する。β遮断薬やアデノシンは低血圧が起こる可能性があり，同期電気ショックが好ましい。

③ **前負荷の維持**
- 絶飲食時間を可能な限り短くし，必要なら術前より輸液を開始しておく。
- 前負荷を低下させる薬剤を使用する際は投与量に注意する。
- 高度の左室肥大を認める場合，急激な容量負荷により左房圧が上昇し，肺うっ血を起こすことがあるため注意する。

④ **収縮力の維持**
- 心収縮力を低下させる鎮静薬や吸入麻酔薬などは投与量に注意する。

⑤ **体血管抵抗の維持**
- 後負荷を低下させる薬剤を使用する際は投与量に注意する。
- 低血圧は積極的に治療する。徐脈を認める場合はエフェドリンや少量のアドレナリンを使用し，それ以外はフェニレフリンを使用する。

⑥ **肺血管抵抗の増加を避ける**
- 高二酸化炭素血症や低酸素血症を避ける。
- 右室流出路狭窄を認める場合，適切な分時換気量を維持しつつ気道内圧を低く保つ。

- 昇圧薬や蘇生薬を準備しておき，高リスク症例では体外式膜型人工肺（extracorporeal membrane oxygenation：ECMO）のスタンバイも考慮する。
- 低リスク症例ではマスクによる慎重な吸入麻酔薬による導入が可能であるが，高リスク症例では循環変動を最小限に抑えるよう慎重に点滴導入を行う。
- 大手術や長時間手術の場合には経食道心エコーの使用を考慮する。
- 低血圧やST変化には積極的に対処し，適切な冠動脈血流を維持する。
- 通常の方法で蘇生が困難な場合，早めにECMOを導入する。

3）術後管理

- 高リスク症例は十分な監視下のもとで麻酔から覚醒させ，覚醒時の頻脈や心電図変化をモニターしておく。
- 酸素需要の増加を防ぐため，術後疼痛やシバリングは積極的に予防，治療を行う。
- 低リスク症例では2時間，中リスク以上の症例では6時間以上，心電図を含めたモニタリングを行う。高リスク症例はICUなど適切な場所で観察を行う。軽症例でも可能な限り手術当日は入院させる。

DOs & DON'Ts

- 循環器科を含めた周術期管理チームで情報を共有し周術期管理計画を立てる。
- 軽症例に対し鎮静を行う場合でも，蘇生薬や昇圧薬を準備し，手術室など蘇生が行える場所で導入を行う。
- 高リスク症例では常に蘇生が行えるように準備を行い，ECMOがいつでも導入できるよう準備または待機させておく。
- 術中は循環変動を最低限に抑え，低血圧やST変化などには積極的に対処し冠動脈血流を維持する。

Pros & Cons

▶ QT延長

ウィリアムス症候群ではQT延長の合併も多く[7]，不整脈もウィリアムス症候群患者における突然死の原因の一つと考えられている[8]。ウィリアムス症候群におけるQT延長と先天性のQT延長症候群やチャネロパチーとの関係を示す明らかなエビデンスはなく[9]，torsade de pointesを示した報告はない[10]。

▶ ウィリアムス症候群に対する日帰り手術

ウィリアムス症候群患者が日帰り手術や，鎮静下での検査後に当日帰宅可能かどうかは議論の余地がある。未診断の冠動脈疾患がウィリアムス症候群患者にある可能性が高いことや[11]，術後1日経過した後でも心停止が起こりうることを留意し[4]，帰宅可能かどうかの判断は慎重に行うべきである。中等度以上のリスクがある場合は心電図などをモニタリングし，少なくと

も 1 泊は入院させるべきである。

　入院前の心電図検査で軽度左室肥大の所見を認め，心エコー検査の結果などから中リスク患者と判断。急変時に備え集中治療科，循環器科を含めて検査前に，当日のバックアップ体制，帰室先などについて情報共有を行った。

　術前から輸液を開始し，前投薬としてミダゾラム 0.5 mg/kg を経口投与した後に，カテーテル室入室，プロポフォールとフェンタニルを少量ずつ投与しながら麻酔導入，ロクロニウム投与後に気管挿管を行った。

　麻酔導入後デクスメデトミジンの持続投与を 0.7 μg/kg/h で開始し，セボフルランを併用して麻酔維持を行った。

　大きなバイタル変動を認めることはなくカテーテル検査終了。十分な自発呼吸を確認した後，スガマデクスにより筋弛緩薬のリバースを行い，深麻酔下に抜管を行った。

　麻酔回復室で心電図などモニタリングしつつ観察を行い，適切な鎮静が得られていたため 30 分後一般病棟へ帰室した。

　帰室後デクスメデトミジンを 0.5 μg/kg/h に下げ，モニタリングも継続した。翌日早朝にシーネ固定を解除してから持続投与を中止した。数時間で完全覚醒が得られ，カテーテル検査翌日に問題なく退院となった。

参考文献

1) Pober BR, et al. J Clin Invest 2008；118：1606-15.
2) Wessel A, et al. Am J Med Genet A 2004；127A：234-7.
3) Burch TM, et al. Anesth Analg 2008；107：1848-54.
4) Gupta P, et al. Ann Card Anaesth 2010；13：44-8.
5) Latham GJ, et al. Paediatr Anaesth 2016；26：926-35.
6) Matisoff AJ, et al. Pediatr Anesth 2015；25：1207-15.
7) Collins RT, et al. Am J Cardiol 2010；106：1029-33.
8) Collins RT. Am J Cardiol 2011；108：471-3.
9) Czosek RJ, et al. J Cardiovasc Electrophysiol 2008；19：1322-4.
10) Collins RT, et al. Am J Cardiol 2012；109：1671-6.
11) van Pelt NC, et al. Pediatr Cardiol 2005；26：665-7.
12) Collins RT 2nd, et al. Circulation 2013；127：2125-34.
13) French JW, et al. Circulation 1970；42：31-6.
14) Stamm C, et al. J Thorac Cardiovasc Surg 1997；114：16-24.

（釜田　峰都）

索引

和文

あ
アイゼンメンゲル症候群　102
悪性高熱　182
亜酸化窒素　228
アドレナリン　20,235
　——の筋注部位　20
アペール症候群　142
アルファ波　192

い
遺残シャント　104
一酸化窒素　106
　——吸入療法　208
遺伝子組み換え活性型第Ⅶ因子　134
胃破裂　204

う
ウィリアムス症候群　258
運動誘発性横紋筋融解症　23
運動誘発電位　170

え
永久ペースメーカー　106
壊死性腸炎　194

お
横紋筋融解　182
オンダンセトロン　229

か
回収血　174
外傷死の三徴　130
回復基準　245
開腹手術　98
カウンセリング　191
化学受容器引金帯　226
過灌流症候群　164
覚醒下抜管　57
覚醒時興奮　2,222,223,224,225
拡張型心筋症　182
カフ圧管理　77
カフェイン　220
カフリークテスト　77
ガム　10
肝移植適応　146
眼合併症　172
換気血流比　167
換気困難　99
換気分布　167
眼球心臓反射　226

き
環軸椎亜脱臼　255
肝腎症候群　146
間接血行再建術　162
完全心内膜症欠損症　255

き
気管・気管支軟化症　202
気管支喘息　29,58
気管支肺異形成　217
気管支ブロッカー　83
気管支攣縮　58
帰宅基準　237
気道異物　48
気道過敏性　12
気道熱傷　136
機能的残気量　98
気腹　98
虐待　156
急性尿細管壊死　150
吸入麻酔薬　187
凝固管理　148
胸腺摘出術　176
局所麻酔薬中毒　232
筋弛緩モニタリング　178
筋弛緩薬　178,187
近赤外光血管可視化装置　121
筋無力性クリーゼ　176

く
クエンチ　242
クリッペル・フェール症候群　40
クルーゾン症候群　142
グレン循環　110
クロージングボリューム　98

け
経食道心臓超音波検査　104
外科的気道確保　66
血中トリプターゼ　19
血中ヒスタミン　19
献腎移植　150

こ
抗アセチルコリン抗体　176
口蓋形成術　40
口蓋扁桃・アデノイド摘出術　34
口蓋裂　40
高カリウム血症　153
口唇形成術　40
口唇口蓋裂　40
口唇裂　40
硬性気管支鏡　48
喉頭蓋炎　70

後頭蓋窩症候群　168
喉頭気管乳頭腫　44
喉頭痙攣　46,54
高乳酸血症　188
高濃度炭水化物含有飲料　9
広範囲熱傷　136
高頻度振動換気　202,208
硬膜外麻酔　88
誤嚥の発生要因　8
誤嚥の発生率　8
誤嚥のリスクファクター　10
ゴールデンハー症候群　40
呼気終末陽圧　104
呼吸機能検査　96
コデイン　35
コリン作動性クリーゼ　177

さ
再灌流　147
最低酸素飽和度　30
サクシニルコリン　183
酸素飽和度低下指数　30

し
シータ波　192
自己血貯血　172
ジストロフィン　180
自動調節能　157
自発呼吸　50,73,95
脂肪酸代謝　234
脂肪乳剤　233
斜視手術　226
周術期合併症　116
周術期呼吸器関連有害事象　12,28,54
重症筋無力症　176
十分な鎮痛　153
手術室内の抜管　148
受胎後週数　216,236
術後悪性高熱症　26
術後痛　9
術後の悪心・嘔吐　226
術後無呼吸　214,217
術前絶飲食ガイドライン　8,9
術前不安　2
術中覚醒　190
上気道炎　12
小児重症TBIガイドライン　158
静脈空気塞栓　144
静脈透光照明器　121
初期輸液蘇生　137

食道・気管食道瘻　200
食道絞扼術　204
徐脂肪体重　250
心血管系の障害　151
心室中隔欠損症　102
腎性全身性線維症　244
迅速導入　198,213
心的外傷後ストレス障害　191
心電図変化　153
腎動脈血栓症　154
心肺蘇生　90
深麻酔下抜管　57
す
睡眠関連呼吸障害　28
睡眠時無呼吸　255
睡眠紡錘波　193
ステロイド　58
　　──カバー　179
せ
生体腎移植　150
成長障害　151
声門下狭窄　255
声門上器具　64
声門閉鎖　54
先行的腎移植　150
前縦隔腫瘍　92
染色体異常　236
選択的気管支挿管　81
先天性横隔膜ヘルニアの疫学　207
前投薬　4
喘鳴　76
そ
早期抜管　105
早産児　216
側弯症　170
た
体位変換　166
体外式膜型人工肺　96,210
胎児アルコール症候群　40
胎児鏡下気管閉塞術　206
代謝性アルカローシス　212
大豆アレルギー　18
体性感覚誘発電位　168,170
大動脈胸骨固定術　203
大動脈弁上狭窄　259
体肺血流比　103
大量の輸液　152
ダウン症候群
　　29,40,102,106,254

ダブルルーメンチューブ　81
卵アレルギー　18
ダントロレン　24,182
蛋白結合　233
蛋白漏出性胃腸症　109
ち
チェックバルブ　51
チャイルドライフスペシャリスト　3
聴性誘発電位モニター　193
調節換気　51
直接血行再建術　163
鎮静　240,242
　　──の分類　242
　　──レベル　242,243
て
低酸素性肺血管収縮　83
低出生体重児　216
低体温療法　160
低Na血症　152
デキサメタゾン　34,35,229
デクスメデトミジン　245
テストドーズ　233
デルタ波　192
と
頭蓋骨縫合早期癒合症　142
頭蓋内圧　99,156,166
盗血現象　164
頭部外傷　156
特異的IgE抗体測定　18
特発性肺動脈性肺高血圧症　114
トラネキサム酸　35,134,144
トリーチャー・コリンズ症候群　40
ドロペリドール　229
トロンボエラストグラフィー　133
な
ナロキソン　230
に
二相性アナフィラキシー　19
日本麻酔科学会気道管理ガイドライン　65
妊娠週数　216
ね
ネイガー症候群　40
の
脳灌流圧　156
脳血流量　156
濃厚赤血球の投与基準　144

脳代謝率　156
は
肺胸郭比　207
肺高血圧　104,255
肺高血圧症　146,218
肺水腫　154
肺体血流比　103
肺頭囲比　207
肺動静脈瘻　109
肺動脈狭窄　259
肺動脈性肺高血圧症　105
肺分画症　80
バソプレッシン　235
反復性扁桃炎　34
ひ
ピエール・ロバン症候群　40
日帰り手術　5,236
肥厚性幽門狭窄症　212
非侵襲的陽圧換気　181
非挿管下全身麻酔　45
ビデオ喉頭鏡　66
皮内反応試験　18
肥満　10
肥満症　248
非免疫学的アナフィラキシー　19
貧血　217
ふ
ファイファー症候群　142
フェネストレーション　108
フォンタン手術　108
フォンタン循環　108
腹臥位　166
　　──中の心肺蘇生　167
　　──による神経損傷　168
腹腔鏡手術　98
プットイン　147
プラスチック気管支炎　109
プリックテスト　18
フルストマック　213
プレパレーション　3
プロクロルペラジン　229
プロポフォール　245
　　──注入症候群　187
分離肺換気　81
へ
閉塞性睡眠時無呼吸　28,34
ベッカー型筋ジストロフィー　180
扁桃摘出・アデノイド切除　28

ほ
房室ブロック 104
ポリソムノグラフィー 29
ま
麻酔前投薬 4
マスク換気困難 64
末梢静脈路確保困難 120
み
ミダゾラム 4
ミトコンドリア病 186
む
無呼吸 238
　　——低呼吸指数 30
め
メタボリック症候群 249
メトクロプラミド 229,230
免疫学的アナフィラキシー 19
免疫抑制剤 152
も
もやもや病 162
や
夜間オキシメトリ検査 29
薬物療法 191
ゆ
幽門筋切開術 212
輸血 105
ユニベント気管内チューブ 83
よ
羊水過多 200
予定外入院 238
ら
ラテックス・フルーツ症候群 19
り
リアノジン受容体 22,182
理想体重 250
両方向性グレン手術 108
ろ
漏斗胸 29,86
わ
腕神経障害 88

欧文

数
22q11.2 欠失症候群 40
A
α_1-acid glycoprotein 233
ACCM-PALS 127
aepEX 193
AEP モニター 193
AHI 30
American College of Critical Care Medicine-Pediatric Advanced Life Support 127
AMM 92
APC 108
Apert 症候群 142
Artz の熱傷重症度基準 138
ATN 150,154
atriopulmonary connection 108
B
β_2 刺激薬 58
BPD 217
Brice 質問票 191
bronchopulmonary dysplasia 217
burst and suppression 192
C
CBV 156
cerebral blood volume 156
cerebral metabolic rate 156
cerebral perfusion pressure 156
CHARGE 症候群 201
chemoreceptor trigger zone 226
child life specialist 3
cholinergic crisis 177
CHS 164
CLS 3
CMR 156
Coanda 効果 259
coil-up sign 200
controlled RSI 213
CPP 156
Crouzon 症候群 142
CTZ 226
D
damage control surgery 131
DOPE 203,210
Down 症候群 40
E
early goal-directed therapy 127
ECMO 96,210
EDAS 162
EGDT 127
Eisenmenger's syndrome 102
encephalo-duro-arterio-synangiosis 162
ERAS 11
extracorporeal membrane oxygenation 96,210
F
failing Fontan 112
Fanning の式 74
FETO 206
fetoscopic endoluminal tracheal occlusion 206
Fick の法則 103
Fogarty カテーテル 203,204
Fontan conversion 112
G
Goldenhar 症候群 40
Gross 分類 200
H
Hagen-Poiseuille の式 73
Haller index 87
HCHO 11
hemostatic resuscitation 132
HFO 208
high-frequency oscillation 208
Holzknecht's sign 48
I
ICP 156
inhaled nitric oxide 208
iNO 208
intracranial pressure 156
J
JSA 気道ガイドライン 65
K
Kirklin 分類 102
Klippel-Feil 症候群 40
L
Laryngospasm 54
LHR 207
lipid sink 234
LTR 207
lung area to head circumference ratio 207
lung to thorax transverse area ratio 207
M
massive transfusion protocol 132
maximum expiratory pressure 181
MEP 170,181
MGFA 分類 177

modified RSI　213
MR safe　241
MRI 環境　240
MRI 検査　240
MRI 鎮静　244
MTP　132
myasthenic crisis　176

N
nadir/lowest SpO_2　30
Nager 症候群　40
NIRS　163
NPPV　181
Nuss 法　86

O
obstructive sleep apnea　28,34
ODI　30
OSA　28
OSAS　34

P
PCA　216
PCF　181
peak cough flow　181
PEEP　104
perioperative respiratory adverse events　28,54
permissive hypotension　132
Pfeiffer 症候群　142
PFS　168
PH クライシス　117
Pierre Robin 症候群　40
PMA　216
polysomnography：PSG　29
PONV　226
positive end-expiratory pressure　104
postconceptual age　216

posterior fossa syndrome　168
postmenstrual age　216
postoperative nausea and vomiting　226
Potter 症候群　201
Powers 分類　162
PRAE　12,28,54

Q
Qp/Qs　103
qSOFA スコア　126
QT 延長　260
quick SOFA スコア　126

R
rapid sequence induction　198,213
Ravitch 法　86
recurrent respiratory papillomatosis　44
RRP　44
RSI　198,213
RYR1　22

S
SDB　28
SEP　170
Sepsis-3　126
sequential [sepsis-related] organ failure assessment スコア　126
SGA　64,66
sleep-related disordered breathing　28
SOFA スコア　126
SPECT　162
spontaneous respiration anesthesia　45
SRA　45

supraglottic airway device　64
Surviving sepsis campaign guideline（SSCG）　127

T
T&A　28,34
TBI　156
TCPC　108
TEE　104
TEF　200
the pediatric anesthesia emergence delirium scale　222, 223
tonsillectomy & adenoidectomy　34
tonsillectomy and adenoidectomy　28
total cavopulmonary connection　108
tracheoesophageal fistula　200
traumatic brain injury　156
Treacher Collins 症候群　40

V
VACTERL complex　201
ventricular septal defect　102
Vogt 分類　200
VSD　102

W
wake-up test　171

ポイントで学ぶ小児麻酔 50 症例 　　　　　　　　　　＜検印省略＞

2017 年 11 月 15 日　第 1 版第 1 刷発行

定価（本体 7,400 円＋税）

　　　　　　　　　監修者　蔵　谷　紀　文
　　　　　　　　　編集者　小　原　崇一郎
　　　　　　　　　　　　　釜　田　峰　都
　　　　　　　　　発行者　今　井　　　良
　　　　　　　　　発行所　克誠堂出版株式会社
　　　　　　　　　〒 113-0033　東京都文京区本郷 3-23-5-202
　　　　　　　　　電話（03）3811-0995　振替 00180-0-196804
　　　　　　　　　URL　http://www.kokuseido.co.jp

ISBN 978-4-7719-0493-4 C3047 ￥7400E　　　印刷　三報社印刷株式会社
Printed in Japan ©Norifumi Kuratani, Soichiro Obara, Mimeto Kamada, 2017

・本書の複製権・翻訳権・上映権・譲渡権・公衆送信権（送信可能化権を含む）は克誠堂出版株式会社が保有します。
・本書を無断で複製する行為（複写，スキャン，デジタルデータ化など）は，「私的使用のための複製」など著作権法上の限られた例外を除き禁じられています。大学，病院，診療所，企業などにおいて，業務上使用する目的（診療，研究活動を含む）で上記の行為を行うことは，その使用範囲が内部的であっても，私的使用には該当せず，違法です。また私的使用に該当する場合であっても，代行業者等の第三者に依頼して上記の行為を行うことは違法となります。
・ JCOPY ＜（社）出版者著作権管理機構　委託出版物＞
本書の無断複写は著作権法上での例外を除き禁じられています。複写される場合は，そのつど事前に（社）出版者著作権管理機構（電話 03-3513-6969，Fax 03-3513-6979，e-mail：info@jcopy.or.jp）の許諾を得てください。